Alessandra Zurolo

Deutsche medizinische Lehrtexte

Forum für Fachsprachen-Forschung
Hartwig Kalverkämper (Hg.)
in Zusammenarbeit mit Klaus-Dieter Baumann
Band 160

Alessandra Zurolo

Deutsche medizinische Lehrtexte

Eine diachronische Perspektive

Frank & Timme
Verlag für wissenschaftliche Literatur

Gedruckt mit freundlicher Unterstützung des Instituts für Geisteswissenschaften der Universität Neapel „Federico II".

ISBN 978-3-7329-0682-6
ISBN E-Book 978-3-7329-9307-9
ISSN 0939-8945

Herstellung durch Frank & Timme GmbH,
Wittelsbacherstraße 27a, 10707 Berlin.
Printed in Germany.
Gedruckt auf säurefreiem, alterungsbeständigem Papier.

www.frank-timme.de

Die vorliegende Arbeit basiert auf einer 2020 an der Universität Neapel „Federico II" im Rahmen des Doktorats „Mind, Gender and Language" angenommenen Dissertation.

Ai miei nonni, che ci hanno creduto prima di me, a mia madre, che nei momenti più bui ci ha creduto più di me.

Inhaltsverzeichnis

Einleitung

Das Ziel dieser Untersuchung ist es, ausgewählte medizinische Lehrtexte vom 13. bis zum Beginn des 19. Jahrhunderts im Hinblick auf ihre gemeinsame Funktion diachronisch zu beschreiben. Im Rahmen dieser Studie wurden insbesondere Gemeinsamkeiten zwischen solchen Texten umrissen, die funktionell bedingt sein und auf eine spezifische Tradition der Textsortenklasse hinweisen könnten. Es wird angenommen, dass die funktionalen Kategorien, die als Grundlage der Studie ausgewählt wurden, auch zur Beschreibung weiterer (eventuell auch heutiger) medizinischer Lehrtexte dienen könnten bzw., dass eine spezifische Tradition der Textsortenklasse festgestellt werden kann, die unter anderem zur Etablierung der heutigen medizinischen Lehrbücher beigetragen haben könnte.

Wissensvermittlung ist eine stets extrem komplizierte Leistung, die eine große kognitive Herausforderung für Produzenten und Rezipienten darstellt. Wenn der Adressatenkreis besonders heterogen ist, wie eben im Fall von populärwissenschaftlichen Texten, aber auch in der professionalisierenden (inklusive akademischen) didaktischen Kommunikation (zu einer genaueren Bestimmung dessen, was darunter in dieser Arbeit verstanden wird vgl. Kapitel 3.), ist die Realisierung dieser außersprachlichen Funktion (vgl. Kapitel 1.3.) besonders komplex. Die allgemeine Grundfunktion des Textes ist darüber hinaus oft von unterschiedlichen weiteren Nebenfunktionen begleitet, die in unterschiedlichem Grad einen Einfluss auf die sprachliche Struktur des Textes ausüben (können). Die Bestimmung der Grundfunktion des Textes, die sich in einem historisch etablierten Muster widerspiegelt, ist jedoch der grundsätzliche Ausgangspunkt der Textsortendefinition und -beschreibung, und zwar sowohl aus synchronischer als auch aus diachronischer Perspektive (diesem Thema ist das erste Kapitel gewidmet; vgl. aber auch 4.1.). In dieser Hinsicht ist diese Studie auch funktional motiviert. Im Fall historischer Texte sind selbstverständlich viele begriffliche und methodologische Probleme zu berücksichtigen, unter anderem im Hinblick auf die Umsetzung dieser funktionalen Dimensionen in die diachronische Perspektive, sowie die dadurch motivierten Analyseebenen, worauf im zweiten Teil dieser Arbeit eingegangen wird. Trotz dieser Schwierigkeiten ist eine solche diachronische Sicht für die Analyse der Sprache als historisch etabliertes kommunikatives Mittel (bzw. als textuelles Phänomen) unumgänglich: Eine Beschreibung der Sprachgeschichte als Textsortengeschichte ist nicht zufällig ein sehr wichtiges Desideratum der Sprachwissenschaft (vgl. z. B. Linder 2018: 15). Darauf basiert auch diese Studie. Auf Grundlage dieses Desideratums wird nämlich in der vorliegenden Studie der Versuch unternommen, die Geschichte der medizinischen praxisorientierten schriftlichen Lehrkommunikation im Hinblick auf die dazu gehörende Textsortenklasse zu analysieren. Eine solche Zielsetzung benötigt einige Verallgemeinerungen in Bezug auf die geltenden sprachwissenschaftlichen Definitionen. Nicht ungewöhnlich ist es schließlich selbst in der synchronisch orientierten Text(sorten)linguistik sowie Fachkommunikationsforschung, dass wegen der Komplexität und Mehrdimensionalität der Untersuchungsgegenstände bündige Definitionen problematisiert bzw. oft erweitert werden müssen, wie aus den ersten zwei Kapiteln dieser Arbeit ersichtlich wird.

Im ersten Teil werden dementsprechend die wichtigsten theoretischen Grundlagen vor allem im Hinblick auf ihre umstrittenen Aspekte und die für diese Studie vorgeschlagenen Anhaltspunkte behandelt. Es wird insbesondere auf das Problem der Text- und Textsortendefinition (1. Kapitel) und die damit verbundenen sprachlichen und außersprachlichen Kriterien sowie auf die Bestimmung der kommunikativen bzw. textuellen Fachlichkeit (2. Kapitel), vor allem bezüglich der Besonderheiten der professionalisierenden-didaktischen (schriftlichen) Kommunikation (3. Kapitel), eingegangen. Der Übergang zur Diachronie wird im 4. Kapitel umrissen. Wegen der engen Verbindung zwischen Text und Diskurs, die aus diachronischer Perspektive besonders interessant wird, werden dabei in diesem Kapitel auch Einblicke in die medizinische (Sprach-)geschichte gegeben. Aus textlinguistischer Sicht dienen solche Einblicke einerseits der Erläuterung des kommunikativen Entstehungskontexts der angesprochenen Texte, andererseits helfen sie dabei, den diskurslinguistischen Bezug, der auch zu den Analyseebenen gehört, vor allem im Hinblick auf den Gebrauch von Metaphern zu verstehen (vgl. 2.4. und 7.).

Im zweiten Teil (und insbesondere im 6. Kapitel) werden die Ergebnisse der Studie vorgestellt. Ausgehend vom Mittelalter wird die aufgrund der gemeinsamen funktionalen Eigenschaften umrissene Textsortenklasse *deutscher medizinischer Lehrtext* im Hinblick auf drei Phasen der deutschen Sprachgeschichte, und zwar vom Mittelhochdeutschen bis zum Beginn des Neuhochdeutschen anhand der ausgewählten Analyseebenen (Textgestaltung, Didaktisierung, fachkommunikative Postulate und Intertextualität) beschrieben. Zum

Zwecke dieser Analyse wurde ein Korpus medizinischer Lehrtexte hergestellt, die ursprünglich in deutscher Sprache verfasst wurden. Das Korpus wird bezüglich seiner Selektionskriterien und begrifflich-methodologischen Kontroversen im Kapitel 5.1. beschrieben. Dazu werden auch die Autoren in ihrem jeweiligen historischen Kontext und unter Berücksichtigung der Relevanz für diese Studie im Kapitel 5.3. betrachtet. Hauptanliegen der Untersuchung ist, wie schon erwähnt, ausgehend von solchen Texten zu überprüfen, inwieweit eine spezifische Tradition der Textsortenklasse zu erkennen ist. Die methodologischen Ansätze, die in diesem Teil dargestellt werden, stammen eben nicht aus der Forschungstradition der historischen Sprachwissenschaft. Es wird jedoch aus Gründen, die im Folgenden genauer erläutert werden, angenommen, dass sie trotzdem für diese Art Studie angemessen und für eine Erprobung im Laufe der Analyse geeignet sind.

Erster Teil: Theoretische Grundlagen

Es ist immer möglich, daß man im Raum eines wilden Außen die Wahrheit sagt; aber im Wahren ist man nur, wenn man den Regeln einer diskursiven „Polizei" gehorcht, die man in jedem seiner Diskurse reaktivieren muß. Die Diziplin ist ein Kontrollprinzip der Produktion des Diskurses. Sie setzt ihre Grenzen durch das Spiel einer *Identität*, welche die Form einer *permanenten Reaktualisierung* der Regeln hat. [...]

Was ist denn eigentlich ein Unterrichtssystem – wenn nicht eine Ritualisierung des Wortes, eine Qualifizierung und Fixierung der Rollen für die sprechenden Subjekte, die Bildung einer zumindest diffusen doktrinären Gruppe, eine Verteidigung und Aneignung des Diskurses mit seiner Macht und seinem Wissen? Was ist denn das „Schreiben" (das Schreiben der „Schriftsteller") anders als ein ähnliches Unterwerfungssystem, das vielleicht etwas andere Formen annimmt, dessen große Skandalierung aber analog verlaufen? Sind nicht auch das Gerichtssystem und das institutionelle System der Medizin, zumindest unter gewissen Aspekten, ähnliche Systeme zur Unterwerfung des Diskurses?

(Foucault 1974/2014: 25–30)

1 Text- und Textsortenlinguistik

1.1 Der Text als wissenschaftlicher Gegenstand: Zu den Berührungspunkten zwischen konkurrierenden und komplementären Perspektiven

Das wissenschaftliche Interesse an der Dimension des Textes, das die Textlinguistik bewegt, wurde nicht erst von der modernen Sprachwissenschaft geweckt, sondern ist bekanntlich auf eine sehr alte Tradition zurückzuführen. Schon in der Antike, wie traditionell in der Textlinguistik hingewiesen wird (vgl. Adamzik 2016: 8f.; Kalverkämper 2000), lassen sich wichtige Beiträge zur wissenschaftlichen Auseinandersetzung mit Texten erkennen. Die Betrachtung der Rhetorik als „Vorläuferin" der Textlinguistik wird jedoch gleichzeitig in den moderneren textlinguistischen Ansätzen begrifflich relativiert. So bemerkt zum Beispiel Adamzik (2016), dass, trotz der unleugbaren Gemeinsamkeiten sowie der Berührungspunkte mit der Rhetorik, die Textlinguistik sich nicht als Weiterentwicklung ihrer Forschungstradition verstehe, denn sie habe sich unabhängig als eigene Disziplin entwickelt (ebd.: 8). Die Autorin betont aber die wichtigen Berührungspunkte mit den pragmatischen, handlungsbezogenen Ansätzen der Textlinguistik, die auch in der vorliegenden Untersuchung von Bedeutung sind:

> Zusammenfassend betrachtet werden in der antiken Redelehre also alle wesentlichen Faktoren für kommunikativ-erfolgreiches Handeln angesprochen: der Sachbezug, Sprecher und Hörer (Redner-Publikum), aber auch die Kommunikationssituation und die Einbettung in einen umfassenderen Prozess [...] der Gesamtaufbau des Textes (Makrostruktur), die sprachliche Ausgestaltung (Mikrostruktur) und schließlich auch noch die konkrete Aktualisierung eines im Geist entworfenen Textes (ebd.: 12).

Ausgehend von solchen theoretischen Gemeinsamkeiten hat die Textlinguistik dann schrittweise eigene Konzepte und methodologische Ansätze entwickelt, die sie zu einer von der Rhetorik unabhängigen Disziplin gemacht haben.

Gestützt auf solche methodologischen Ansätze werden nämlich auch in der vorliegenden Analyse die Merkmale der ausgewählten Textsorte bzw. Textsortenklasse festgestellt. Die oben genannten Konzepte weisen jedoch, nicht zuletzt wegen der Komplexität des Untersuchungsgegenstands, zahlreiche umstrittene definitorische Probleme auf, die im Folgenden kurz skizziert werden.

Wie aus der oben zitierten letzten textlinguistischen Monographie von Adamzik (2016:54ff.) besonders ersichtlich wird, ist eine bündige Definition des Begriffs *Text* im klassischen bzw. aristotelischen Sinne unmöglich. Das Streben nach einem möglichst eindeutigen Sprachgebrauch, der sich in bündigen Definitionen zeigen ließe, ist zwar ein wichtiges, womöglich das deutlichste Merkmal überhaupt der Fachkommunikation, wie im Folgenden ausführlicher erläutert wird (vgl. Kapitel 2), und das Problem trifft im Prinzip auch auf die Sprachwissenschaft zu, aber die entsprechenden Lösungsvorschläge haben sich im Rahmen der Textlinguistik als relativ unergiebig erwiesen bzw. die Komplexität des Gegenstands aus neuen Perspektiven noch deutlicher gezeigt. Eben das hat Adamzik beispielhaft durch den Vergleich unterschiedlicher Textdefinitionen, die in der Textlinguistik vorgeschlagen wurden, bewiesen, und dabei bemerkt, dass es für einen solchen komplexen und vielseitigen Untersuchungsgegenstand statt der klassischen aristotelischen Definition eher eine explikative Definition sich als angemessen erwiesen habe:

> d. h. eine Zusammenstellung wesentlicher Texteigenschaften. Dabei wird ein „nach Beschreibungsebenen differenziertes Modell“ (Feilke 2000:68) vorgestellt, letzten Endes ein Konglomerat verschiedener Untersuchungsaspekte. (ebd.: 57)

Ausgehend von der Feststellung, jede Definition würde nur Teilaspekte des Phänomens fokussieren und sei letztendlich mit der ausgewählten Perspektive und den damit verbundenen Schwerpunkten verbunden, werden dementsprechend bei der Textbeschreibung und -definition in der jüngeren Textlinguistik eher eine Reihe von Merkmalen aufgelistet, die jeweils als mehr oder weniger zutreffend für den Gegenstand nicht zuletzt im Hinblick auf das fokussierte Problem aufzufassen seien. Eine auf dieser Annahme basierende Textbeschreibung wurde zum Beispiel im Rahmen der Prototypentheorie von Sandig (2000: 108) vorgeschlagen, wobei sie das Merkmal Textfunktion als zentrale Kategorie darstellt (vgl. Schema von Sandig 2006: 311 in: Adamzik 2016: 106). Folgendes Schema in Anlehnung an Adamzik veranschaulicht diesen Ansatz:

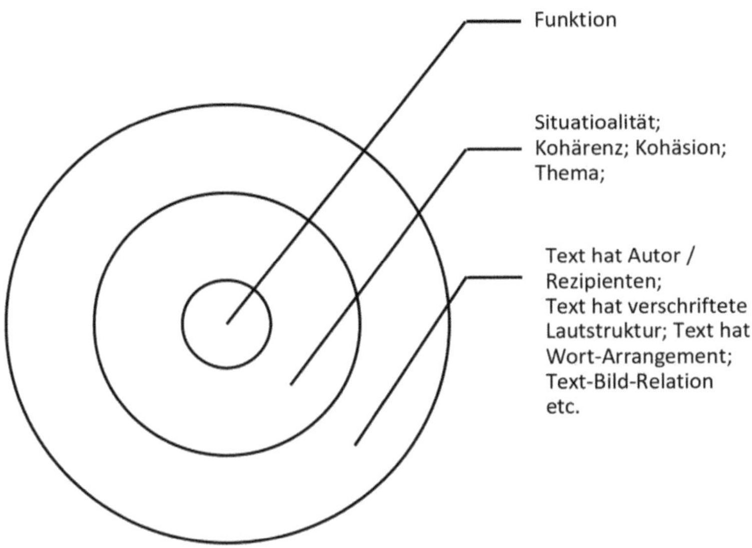

Abb. 1: Textmerkmale nach der Prototypentheorie in Sandig (2000: 108), eigene Darstellung nach dem Schema in Adamzik (2016: 106)

Als Anhaltspunkte jeder Charakterisierung und Analyse von Texten in der heutigen Sprachwissenschaft sind trotz der vielfältigen unterschiedlichen Ansätze immer noch die in der „Einführung in die Textlinguistik" von de Beaugrande/Dressler (1981) vorgeschlagenen sieben Textualitätsmerkmale zu nennen. Sie sind nämlich wichtige Dimensionen der Textbeschreibung, die sich trotz der vielfältigen Problematisierungen immer noch als entscheidende Grundlage der Textdefinition (im explikativen Sinne) erwiesen haben. Eine Zusammenfassung der Kriterien aus Sowinski (1983) wird von Adamzik (2016: 98) wiedergegeben und sei hier auch zitiert:

> Kohäsion als Verbindung der Worte in der Textoberfläche, Kohärenz als vorwiegend semantischer Textzusammenhang (der ‚Textwelt'), [...], 3. Intentionalität als Ausdruck der Textabsicht, 4. Akzeptabilität als Einstellung des Rezipienten, der die vorliegenden Sprachäußerungen als Text anerkennt, 5. Informativität als Kennzeichen der Neuigkeit und Unerwartetheit eines Textes [...], 6. Situationalität als Situationsangemessenheit des Textes, 7. Intertextualität als Ausdruck der Abhängigkeit von anderen Texten. (Sowinski 1983: 53f.)

Adamzik (2016: 99) bemerkt, wie die Autoren selbst betonen, dass der Ansatz keineswegs als geschlossen zu betrachten ist. Es wird sich darüber hinaus im Folgenden zeigen, dass solche Merkmale sich leicht mit anderen Beschreibungsansätzen verbinden lassen. Unter den unterschiedlichen Definitionsvorschlägen ist aber für diese Studie erst einmal die von Heinemann/Viehweger (1991:126) vorgestellte Auffassung von Text als Aktualisierung von Wissen näher zu betrachten:

> Unter Texten werden Ergebnisse sprachlicher Tätigkeiten sozial handelnder Menschen verstanden, durch die in Abhängigkeit von der *kognitiven Bewertung* der *Handlungsbeteiligten*, wie auch des *Handlungskontextes* von Textproduzenten Wissen unterschiedlicher Art aktualisiert wurde, das sich in Texten in spezifischer Weise manifestiert. [...] Der dynamischen Textauffassung folgend, wird davon ausgegangen, dass Texte keine Bedeutung, keine Funktion an sich haben, sondern immer nur relativ zu Interaktionskontexten sowie zu den Handlungsbeteiligten, die Texte produzieren und rezipieren. (Adamzik 2016: 55)

Wichtige Aspekte, die aus dieser Definition ersichtlich werden, sind einerseits die handlungsbezogene sowie kognitive Dimension des Textes (in ihrer gegenseitigen Beeinflussung) und andererseits die Bedeutsamkeit seiner damit verbundenen kommunikativen Einbettung, die die strukturellen Aspekte bestimmt. Die pragmatischen Aspekte, die zum Zweck dieser Untersuchung besonders relevant sind, sind jedoch als wissenschaftliche Einheiten zur Analyse des Texts nicht selbstverständlich, obwohl sie *in nuce* schon in der antiken Rhetorik zumindest theoretisch vorhanden waren. Es wird mit anderen Worten vor allem die Dynamizität des Untersuchungsgegenstands sowie die gegenseitige Durchdringung seiner Untersuchungsebenen ersichtlich, die in den heutigen Auseinandersetzungen mit Texten immer wichtiger wird.

Die Geschichte der Textlinguistik als linguistischer Forschungsbereich wurde nämlich traditionell in drei Phasen untergegliedert, die jedoch aus heutiger Sicht eher als miteinander verbundene Perspektiven, die sich gegenseitig bereichern, aufzufassen sind: die sogenannten *strukturell-grammatischen*, *pragmatisch-funktionalen* und *kognitiven* Phasen bzw. Ansätze (zur kognitiven Wende in der Textlinguistik vgl. Figge 2000). Sie sind natürlich nicht nur theoretische Annährungen zum Problem der Textdefinition, sie spiegeln sich in den methodologischen Auseinandersetzungen mit Texten wider und, wie angedeutet, lassen sich nicht als trennscharfe Momente in der Entwicklungsgeschichte der Textlinguistik auffassen, sondern als voneinander abhängige Perspektiven und Ansätze, die sowohl die Definition als auch die Analyse dieser komplexen Dimension erweitern und genauer bestimmen. Solche begrifflichen und methodologischen Momente der Textauffassung und -analyse werden auch im Rahmen einer sehr empirisch orientierten Auseinandersetzung mit dem Problem der Textualität berücksichtigt, nämlich in der Arbeit von Hausendorf/Kellelheim (2008):

> Wir gehen von drei Maximen aus, die für die Begründung und weitere Entwicklung der Textlinguistik seit den 70er Jahren des vergangenen Jahrhunderts leitend waren und aus denen sich die Grundposition der Textlinguistik für Examen ergeben:
> - Vom Satz zum Text! [...]
> - Vom Sprachsystem zur Sprachverwendung! [...]
> - Von der Intuition zur Rekonstruktion! [...] (ebd.: 15)

Ausgehend von einer am Anfang als vorläufig und absichtlich extrem vereinfacht vorgeschlagenen allgemeinen Definition des Textes als „lesbares Etwas" (ebd.) wird im Laufe ihres Werks die dahinterstehende tatsächliche Komplexität des mehrdimensionalen Untersuchungsgegenstands gezeigt, die textlinguistische Ansätze zwar immer wieder betont, die aber, so die Autoren, im Hinblick auf den empirischen Umgang mit Texten praxisorientiert neu formuliert werden muss (ebd.: 11). Sie schlagen dann folgende Textdefinition vor:

> Ein Text ist also, vereinfachend gesagt, ein lesbares Etwas, das begrenzbar, in seinen Erscheinungsformen verknüpft und thematisch zusammengehörig, pragmatisch nützlich, musterhaft und auf andere Texte beziehbar ist. Textualität kommt dadurch zustande, dass es Hinweise auf diese Merkmale sprachlicher Erscheinungsformen gibt. (ebd.: 23)

Grundlage dieser Auseinandersetzung mit Texten ist die Feststellung, die Lesbarkeit bzw. das Wesen der Textualität selbst zeige sich in bestimmten Texthinweisen, die jeweils mit Textualitätsmerkmalen verbunden sind:

- Abgrenzungs- und Gliederungshinweise → Begrenzbarkeit
- Verknüpfungshinweise → intratextuelle Verknüpfbarkeit
- Themahinweise → thematische Zusammengehörigkeit
- Hinweise auf Textfunktionen → pragmatische Nützlichkeit

- Hinweise auf Textsorten → Musterhaftigkeit
- Intertextualitätshinweise→ intertextuelle Beziehbarkeit (ebd.: 24)

Bei genauer Betrachtung dieser Kategorien lassen sich Gemeinsamkeiten mit den traditionellen Analyseebenen der Textlinguistik leicht erkennen (vgl. Tab. 1). Auch die soziale Dimension, die in den oben aufgelisteten Hinweisen und Merkmalen fehlt, wird dabei eigentlich nicht ignoriert. Die Autoren betonen nämlich, dass diese Kategorien, die die Lesbarkeit des Textes ermöglichen, immer im Hinblick auf „die Wahrnehmbarkeit der sprachlichen Erscheinungsformen und die Vertrautheit des Lesers mit diesen sprachlichen Erscheinungsformen" (ebd.: 12) zustande kommen: Diese weitere Dimension subsumiert die textuellen Quellen. Ein wichtiger Ansatz zum empirischen Umgang mit der Textgestaltung ist auch die Arbeit von Brinker/Cölfen/Papper (2014), vor allem im Hinblick auf den Begriff der Themenentfaltung, die als Verknüpfung bzw. Kombination relationaler, logisch-semantisch definierter Kategorien beschrieben wird, welche die internen Beziehungen der in den einzelnen Textteilen (Überschrift, Abschnitte, Sätze usw.) ausgedrückten Teilinhalte bzw. Teilthemen zum thematischen Kern des Textes (dem Textthema) angeben (z. B. Spezifizierung, Begründung usw.). (ebd.: 57)

Während Hausendorf und Kesselheim (2008) Anhaltspunkte zur Kategorisierung intertextueller Hinweise liefern (vgl. Kapitel 1.3. sowie 5.1.), stellt die „Linguistische Textanalyse" von Brinker, Cölfen und Pappert (2014) die wichtigste methodologische Grundlage zur Erfassung der Textgestaltung in dieser Studie, wobei, wie mehrmals betont, die unterschiedlichen Ansätze keineswegs als inkompatibel zu betrachten sind. Folgende Tabelle stellt diesbezüglich einen Versuch dar, die Komplementarität der drei oben erwähnten wichtigen textlinguistischen und textanalytischen Ansätze zusammenzufassen und zu veranschaulichen. Dabei ist nochmals zu betonen, dass diese Ebenen nicht als isolierte Größen, sondern als aufeinander bezogen und ihre Trennungen als begriffliches Konstrukt aufzufassen seien, was ermöglicht, sie im Hinblick auf spezifische methodologische Ansätze zu analysieren:

<table>
<tr><th></th><th>Beaugrande/Dressler (1981)</th><th>Hausendorf/Kesselheim (2008)</th><th>Brinker/Cölfen/Pappert (2014)</th></tr>
<tr><td rowspan="3">Textintern</td><td rowspan="2">Kohäsion</td><td>Abgrenzungs- und Gliederungshinweise</td><td rowspan="2">Textstruktur: grammatische Aspekte</td></tr>
<tr><td>Verknüpfungshinweise</td></tr>
<tr><td>Kohärenz</td><td>Themahinweise</td><td>Textstruktur: thematische Aspekte</td></tr>
<tr><td rowspan="6">Textextern</td><td>Intentionalität</td><td rowspan="4">Funktionshinweise</td><td rowspan="6">Textfunktion</td></tr>
<tr><td>Akzeptabilität</td></tr>
<tr><td>Informativität</td></tr>
<tr><td>Situationalität</td></tr>
<tr><td rowspan="2">Intertextualität</td><td>Musterhinweise</td></tr>
<tr><td>Intertextualitätshinweise</td></tr>
</table>

Tab. 1: Textualitätsmerkmale im Überblick

Die als „Grundunterscheidung“ dargestellten Kategorien *textintern* und *textextern* referiert z.B. Adamzik (2016: 103) aus der Textlinguistik, das Schema selbst richtet sich nach ihrer Darstellung (vgl. ebd.). Dazu kommen jedoch die textuellen Kategorien von Hausendorf/Kesselheim (2008), die vor allem im Hinblick auf die (syntagmatische) Intertextualität die begriffliche Grundlage dieser Analyseebene in der vorliegenden Studie liefern (vgl. 1.3. und zur genauer Beschreibung der Analyseebenen 5.1.).

Um den folgenden Schwerpunkt der Beschreibung textlinguistischer Anhaltspunkte vorliegender Studie einzuleiten, soll die Frage nach dem Verhältnis zwischen Text und Wissen näher betrachtet werden. Zur Darstellung und Analyse dieses Verhältnisses führen Janich und Brinker (2015) vier Beschreibungsdimensionen von Wissen ein: *Träger*, *Referenz*, *epistemische Qualität* und *Manifestationsebenen*. Anhand der ersten Dimension lassen sich zwei Typen von Wissen erkennen: das *individuelle* und das *kollektive Wissen*. Zum Erwerb des individuellen Wissens lassen sich wiederum zwei verschiedene Prozesse unterscheiden, die sich mit der schon von Russell (1911) eingeführten Unterscheidung zwischen *knowledge by acquaintance*, d. h. „Wissen, das sich kausal aus der Interaktion mit einem Objekt ergibt“ (Janich/Brinker 2015: 200) und *knowledge by description*, d. h. ein „durch Nachahmung oder in Lehr-Lern-Kontexten erworbenes Wissen“ (ebd.) in Verbindung setzen lassen. Individuelles Wissen kann dementsprechend auf der Grundlage subjektiver Erfahrung entweder selbst erkannt oder sprachlich vermittelt werden (vgl. auch Kapitel 2). Diese Unterscheidung ist dagegen im Fall von kollektivem Wissen nutzlos, denn „eine Gemeinschaft von Menschen kann nicht etwas als Gemeinschaft erkennen, sondern nur individuelle Erkenntnisse als Wissen anerkennen." (ebd.). In diesem Zusammenhang ist also eher die Frage nach der Gültigkeit des vom Individuum erkannten Wissens von zentraler Bedeutung, sowie seine Einbettung in die diskursive Dimension, die die Möglichkeiten des Erkenntnisprozesses selbst bestimmt (vgl. 1.2.). Unter kollektivem Wissen verstehen nämlich Janich und Brinker in Anlehnung an Warnke (2009: 118–122) „allgemein anerkannte Aussagesysteme, die bereits sprachlich-diskursiv als wahr konstruiert und argumentativ gerechtfertigt sind und deren Geltungsanspruch distribuiert wird" (Janich/Brinker 2015: 200). Es wird schon dadurch ersichtlich, dass diese beiden Formen von Wissen eine wechselseitige Abhängigkeitsrelation aufweisen, denn einerseits stammt das kollektive Wissen offensichtlich aus dem individuell Erkannten, andererseits aber wird das individuelle Wissen zum großen Teil von der kollektiven Dimension des *Denkstils* beeinflusst (zu diesem Thema vgl. Fleck 1980/2010). Die Autoren betonen jedoch vor allem die Wichtigkeit der beiden Träger im Rahmen des Zusammenhangs zwischen Text und Wissen:

> So ist beispielweise bei der zweckrationalen Wissensvermittlung (z. B. in Lehr-Lern-Kontexten in Schulen, Ausbildung und Universität) die Frage nach dem individuellen (Vor-)Wissen der Rezipienten eine zentrale für die konkrete Gesprächsführung bzw. für Textproduktion und Textgestaltung – die kollektive Dimension ist jedoch in Bezug auf die Auswahl und Perspektivierung des zu vermittelnden Wissens hier ebenfalls hoch relevant (man denke z. B. an das Verhältnis von Schulmedizin zu alternativen Positionen wie der Homöopathie). Umgekehrt scheint in Diskursen, in denen es um die Durchsetzung möglicherweise kontroverser Wissensansprüche geht, vordergründig eher der kollektive Status von Wissen von Bedeutung zu sein – doch sind solche Diskurse zugleich stark geprägt vom Verweis auf Wissensautoritäten und damit letztlich wieder auf individuelle Erkenntnis und den Anspruch ihrer intersubjektiven Gültigkeit. (Janich/Brinker 2015: 201).

Die Ebene der Referenz nimmt auf die bekannte Unterscheidung zwischen propositionalem bzw. *deklarativem* und instrumentellem bzw. *prozeduralem* Wissen Bezug (vgl. auch Kapitel 2). Das sprachlich bedingte deklarative

Wissen spielt offensichtlich die Hauptrolle in der Produktion und Rezeption von Texten, wobei jedoch die Funktion des prozeduralen Wissens, nämlich des „Könnens im Sinne von Fähigkeiten und Fertigkeiten" (Janich/Brinker 2015: 202) nicht zu übersehen ist. Da dieses Wissen sich trotz seiner prinzipiellen Unabhängigkeit von Sprache auch als „explizit lehr- und lernbares Wissen aber auch kollektiv verstehen" (ebd.) lässt, und zwar als „transsubjektiv nachvollziehbare und in ihren Leistungen explizit bestimmbare Handlungsweise" (Janich 2012: 38), spielt es auch in diesem Zusammenhang eine entscheidende Rolle. Ein treffendes von den Autoren eingeführtes Beispiel ist nämlich das prozedurale Wissen, das in Texten in Form einer wissenschaftlichen Methode erscheint (ebd.). Der Unterschied zu dem deklarativen Wissen liegt darin, dass das erste sich nicht anhand sprachlicher Urteile rechtfertigen lässt:

> Allgemein wird also ein Know-how sprachlich durchaus in Theorien gefasst, zählt aber nicht zum propositionalen Wissen, sofern die Sätze der Theorie nicht als Behauptungen genommen werden, sondern als Vorschriften. Als solche sind sie weder wahr noch falsch, sondern bestenfalls als zweckmäßig bewährt bzw. nicht bewährt (und entsprechend gerechtfertigt). (Janich 2012: 39)

Zum prozeduralen Wissen im Rahmen der Text- und Gesprächslinguistik zählt nach Janich und Brinker unter anderem das Textsorten- oder -gattungswissen, da „ihre Bewertung mittels wahr/falsch-Urteilen weniger relevant erscheint als ihre Bewährung im Rahmen kommunikativer Praktiken" (Janich/Brinker 2015: 203). Hinsichtlich der Wissensvermittlung durch Texte bemerken sie, dass sie sich

> auf die Vermittlung von situationsbezogenen Fertigkeiten, darauf aufbauend von situationsunabhängigen Kenntnissen und damit auf intersubjektiv gültiges instrumentelles Wissen beziehen kann, aber auch auf die Weitergabe von propositionalem, nicht im Handeln selbst überprüftem (und oft auch nicht überprüfbarem) Wissen, auf dessen Wahrheit wir aufgrund seiner Gültigkeit vertrauen (ebd.).

Die weiteren Beschreibungsdimensionen sind schließlich, wie oben angedeutet, einerseits die epistemische Qualität, nämlich die „Qualität seiner Begründbarkeit, seiner Begründetheit" (ebd.: 205) und andererseits die Manifestationsebenen von Wissen. Hinsichtlich dieser letzten Dimension unterscheiden Janich und Brinker zwischen dem kognitiven und dem semiotischen Status von Wissen, wobei der erste sich normalerweise auf der Grundlage individueller Erfahrung und der zweite anhand seiner kollektiven Dimension auffassen lässt. Die Autoren betonen jedoch ebenfalls, dass die beiden Manifestationsebenen voneinander abhängen, denn auch die kollektive Dimension ist, wie schon oben erwähnt, zum Teil das Resultat individueller Erfahrungen. In Rahmen dieses Prozesses der Etablierung des ursprünglich individuell anerkannten Wissens in der Gesellschaft, spielt offensichtlich die Sprache eine entscheidende Rolle:

> Sprache kommt hier eine zentrale Rolle zu, nicht nur, weil sie das Medium und Instrument dieser diskursiven Prozesse der Wissensgenese und -durchsetzung ist, sondern auch, weil sich in ihr selbst kollektives Wissen in Form von sprachlichen Routinen und text- und gesprächsbezogenen Handlungsmustern manifestiert (vgl. Coulmas 1981, Feilke 1994, Stein 1995). Damit lassen sich kommunikative Praktiken als Verfestigungen kollektiven Wissens fassen, das sich immer wieder neu in der Realisierung konkreter gesprochener und geschriebener Texte, d. h. in Textsorten und kommunikativen Gattungen, manifestiert (ebd.: 206).

Im Zentrum des Interesses steht bei Janich und Brinker also nicht nur der Text als Instrument der Weitergabe von (meistens deklarativ bestimmtem) Wissen, sondern auch als soziale (zum großen Teil prozedural bestimmte) Praxis. Die Wichtigkeit des oben beschriebenen Ansatzes für die vorliegende Analyse zeigt sich unter anderem im Hinblick auf diese Vereinigung von deklarativem und prozeduralem Wissen, die sich in Texten manifestiert bzw. manifestieren kann. Diese praxisbezogene Dimension verdeutlicht sich nämlich in den Textmustern, die sich historisch entwickelt haben.

1.2 Intertextualität als Ausgangspunkt der Textsorten- und Diskurslinguistik

Die oben dargestellte Verbindung zwischen Text und Wissen, bzw. die Auffassung des Textes als Instrument und Praxis der Wissenskonstitution und Wissensweitergabe eröffnet die weite Dimension der Intertextualität. Kein Text existiert als isolierte Einheit, sondern jeder ist auf unterschiedliche Weisen mit anderen Texten eng verbunden. Bezüglich der unterschiedlichen Dimensionen der Texte-Verbindungen widmet Adamzik (2016) ein einheitliches Kapitel den Problemen der Intertextualität, Textsortendefinition(en) und Diskurs. Diese drei Dimensionen sind nämlich unterschiedliche Manifestationen der innerlichen Verbundenheit eines Textes bzw. zwischen Textwelten, die sich begrifflich sowie methodologisch vielfältig erfassen lässt.

Das Kriterium der Intertextualität in der Formulierung von de Beaugrande/Dressler (1981) bezieht sich nämlich nicht auf den direkten Verweis auf andere Texte, sondern eher auf die Textsortenzugehörigkeit (also auf die paradigmatische Intertextualität). Dabei bleibt die Ebene der Textsortenvernetztheit unbeachtet:

> Zwar wird spätestens seit Beaugrande/Dressler (1981) Intertextualität selbst oft als Textualitätskriterium genannt, damit sind jedoch meist gerade nicht syntagmatische Beziehungen zwischen aufeinander folgenden Texten gemeint, die durch ihre Verbindung wiederum eine höhere Einheit konstituieren. Beaugrande/Dressler haben vielmehr primär die Textsortenbezogenheit im Blick und fokussieren dementsprechend die Typologisierung von Texten. Ob die Zugehörigkeit eines Textes zu einer Textsorte […] überhaupt unter dem Begriff Intertextualität subsumiert werden sollte, ist umstritten. Sicher ist, dass man eine solche ‚virtuelle' Relation zwischen konkretem Text und abstrakter Klasse von Texten abgrenzen muss von konkreten Bezügen zwischen einzelnen Texten. (Adamzik 2007: 3).

Aus einer eher diskurslinguistischen Perspektive hatten schon Spitzmüller und Warnke (2011) ein Modell zur methodologischen Erfassung der (linguistischen) Dimension des Diskurses vorgeschlagen, das DIMEAN (ebd.: 201):

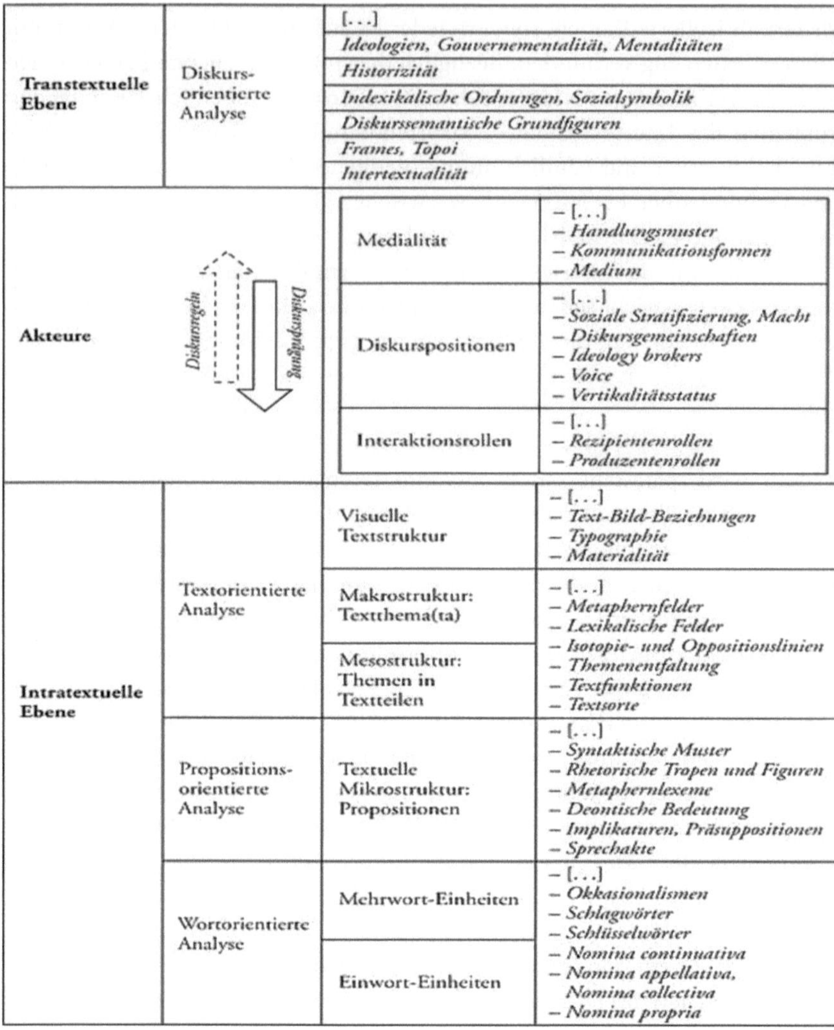

Abb. 2: DIMEAN (Spitzmüller/Warnke 2011: 201)

Diskurse sind jeweils extrem komplexer Dimension und können auf unterschiedlicher sprachlicher Ebene analysiert werden, wobei der Textanalyse natürlich eine besondere Rolle zukommt. Die für die Textlinguistik schon betonten theoretischen Probleme vermehren sich aber nicht zufällig maßgeblich im Fall der Diskurslinguistik. Diesbezüglich stellen Spitzmüller und Warnke fest:

> Die linguistische Diskursanalyse ist kein homogenes sprachwissenschaftliches Programm, sie ist ein Sammelbegriff, hinter dem sich zahlreiche, nicht immer miteinander harmonisierende Varianten verbergen, welche wiederum jeweils unterschiedliche Erkenntnisinteressen und -ziele verfolgen. [...] Diskurslinguistik ist und bleibt [...] ein offenes Programm. (Spitzmüller/Warnke 2011: 4).

Der Begriff *Diskurs* selbst wurde je nach theoretischen Standpunkten, und auch innerhalb der Linguistik, unterschiedlich bestimmt. Spitzmüller und Warnke nennen zum Beispiel vier Varianten des Diskurskonzepts, die sich im Rahmen der Sprachwissenschaft entwickelt haben. In erster Linie lässt sich eine bildungssprachliche Diskursdefinition erkennen, die den Gegenstand als „soziolektal geprägtes Synonym für Debatte oder Gespräch" (ebd.: 9) bezeichnet. Im Rahmen der germanistischen Linguistik bezieht man sich außerdem oft auch auf das Werk von Habermas, sowie auf die Ansätze, die sich in der angloamerikanischen Tradition entwickelt haben:

> Habermas versteht unter „Diskurs" einen herrschaftsfreien, gleichberechtigten, konsensorientierten Meinungsaustausch, bei dem allein die Qualität der Argumente und nicht etwa die soziale Position der Diskursteilnehmer zählt. [...] Zweitens hat sich in der Linguistik, ausgehend von angloamerikanischen Arbeiten aus dem Umfeld der conversation bzw. discourse analysis, ein Diskursbegriff fest etabliert, der – je nach Textbegriff – als Ober- oder Komplementärbegriff zu „Text" fungiert. Diskurs in diesem Sinne bezeichnet entweder eine größere gesprochensprachliche Äußerungseinheit oder aber eine durch Interaktivität gekennzeichnete größere (gesprochen- oder schrift-)sprachliche Entität. [...] Von verwandten Teildisziplinen wie Gesprächs- und Konversationsanalyse bzw. der Textlinguistik grenzt sich diese Form der Diskursanalyse dadurch ab, dass es ihr sehr viel stärker als jenen um kulturell verankerte Muster sprachlichen Handelns geht. (ebd.: 7–8).

Der entscheidende Beitrag zur Diskursauffassung wurde vom Werk des französischen Historikers und Philosophen Michel Foucault geleistet, der diesen Gegenstand als „Formationssystem von Aussagen [bestimmt], das auf kollektives, handlungsleitendes und sozial stratifizierendes Wissen verweist" (ebd.: 9). Solche Aussagen gewinnen ihren kollektiven Wert und (folglich) ihre historisch-diskursive Dimension nur in Form von Texten. Text- und Diskurslinguistik sind, wie schon angedeutet, eng verbundene Forschungsbereiche, die trotz ihrer gemeinsamen theoretischen Voraussetzungen aus methodologischen Gründen bzw. zu Forschungsszwecken abzugrenzen sind. Die meisten Ansätze, die sich mit dem Problem des Verhältnisses zwischen Text- und Diskurslinguistik befasst haben, sehen im Begriff Intertextualität den Ausgangspunkt zu einer solchen Analyse. So bestimmt Wichter zum Beispiel Diskurs als „ein Geflecht von Texten in synchroner und diachroner Ausbreitung“ (Wichter 1999: 266). Warnke sieht Diskurs als „nichts anderes als ein Bündel von Texten mit gleicher Handlungsabsicht“ (Spitzmüller/Warnke 2011: 115; vgl. auch Warnke 2000):

> Intertextuelle Verweisstrukturen sind zwar sehr wichtige Phänomene, bei deren Analyse die Diskurslinguistik auf textlinguistische Methoden zurückgreift, sie sind aber nur eine formale Ausprägung der epistemischen Strukturen, deren Beschreibung die Diskursanalyse sich zur Aufgabe gemacht hat. So bestimmt Wichter zum Beispiel Diskurs als „ein Geflecht von Texten in synchroner und diachroner Ausbreitung“ (Wichter 1999: 266). Warnke sieht Diskurs als „nichts anderes als ein Bündel von Texten mit gleicher Handlungsabsicht“ (Spitzmüller/Warnke 2011: 117).

Die an sich angenommene Voraussetzung, Diskurse seien primär an Texte gebunden und nur durch Texte analysierbar, hat jedoch in manchen Fällen zur Auffassung des Diskurses als ein virtuelles Textkorpus geführt. Eine Gleichsetzung von Diskurs und Korpus wird zum Beispiel von Busse und Teubert (1994) vertreten, die Diskurse eben als „virtuelle Textkorpora, deren Zusammenhang durch im weitesten Sinn inhaltliche (bzw. semantische) Kriterien bestimmt wird“ (Busse/Teubert 1994: 14) bezeichnen. Ansätze, die Texte und Diskurse in ein Inklusionsverhältnis setzten, sind aber problematisch, vor allem, wenn die beiden Gegenstände (Korpus und Diskurs) gleichgesetzt werden: Zwar können die Ergebnisse einer korpusbasierten Analyse offensichtlich von erheblicher Bedeutung für die Diskurslinguistik sein; diese letzte umfasst aber weitere Probleme, die die Grenzen der Korpuslinguistik notwendigerweise überschreiten. Die theoretischen Ausgangspunkte sowie die Arbeitsmethode der beiden Disziplinen sind darüber hinaus verschieden, sodass man sich im Rahmen der Diskurslinguistik normalerweise der korpusbasierten Analyse eher als Hilfsmaterial für empirische Evidenzen bedienen könnte:

> Es ist offensichtlich, dass der Diskurs als linguistischer Gegenstand mehr als ein erweiterter Text ist, dass er auch nicht mit Korpora gleichzusetzen ist, wenngleich die Transtextualität das entscheidende Kennzeichen der Diskursivität ist und die Korpusanalyse ein methodisch hervorragendes Instrument der Diskurslinguistik darstellt. Daneben bezieht sich der linguistische Diskursbegriff auf die wissenskonstitutive Funktion von Aussagen in einem funktionalen und regulativen Feld. (Spitzmüller/Warnke 2011: 63–64).

Im Rahmen dieses weiten Spektrums an Forschungsansätzen fokussiert jede Studie bestimmte Schwerpunkte, die aus dem Ziel der Studie selbst entstehen. Stichwörter bei dem oben dargestellten Modell (DIMEAN), die im Rahmen vorliegender Studie von großer Bedeutung sind und ausführlicher behandelt werden, sind zum Beispiel: *Textsorte*, *Textfunktion*, *Themenentfaltung*, *Metaphernfelder* (vgl. Kapitel 2.4.) aber auch *Text-Bild-Beziehungen* (vgl. auch Kapitel 5). Hinsichtlich der Beziehung zwischen Text und Bild betont Nöth (2000), dass Bilder „nicht nur den nonverbalen Aspekt der zwischenmenschlichen Kommunikation, sondern auch die visuellen Aspekte von Gegenständen, Sachverhalten und Ereignissen im Umfeld und jenseits von Kommunikationssituation" (ebd.: 490) darstellen. Sie können also nicht nur den Inhalt des verbalen Textes verdeutlichen, sondern sie werden selbst manchmal konstitutiver Teil des Inhalts, indem sie dazu notwendige Informationen einfügen. Die Unterschiede zu dem verbalen Text ergeben sich aus kognitiver und semiotischer Sicht:

> Nur das Bild ist ein genuin zweidimensionales Medium. Seine Elemente nehmen wir simultan und holistisch wahr, auch wenn unsere Aufmerksamkeit nicht sofort auf alle Details gleichermaßen gerichtet sein kann. (...) Der geschriebene Text hingegen wird wie die gesprochene Sprache linear produziert und sukzessiv rezipiert (ebd.: 490).

Die beiden Dimensionen werden auch neuronal anders repräsentiert:

> Dominant bei der Verarbeitung von Bildinformationen ist die rechte Gehirnhälfte. Sie ist auch die Instanz für die Verarbeitung von Emotionen. Bei der Sprachverarbeitung dominiert die linke Hemisphäre, die ansonsten stärker die Prozesse des analytischen und rationalen Denkens steuert. Auch die Gedächtnisleistung ist für Bild- und Sprachinformati-

on unterschiedlich. Bilder werden schneller als sprachliche Texte rezipiert, haben größeren Aufmerksamkeitswert, und ihre Information bleibt länger im Gedächtnis (vgl. Schnitzler 1994: 64). Ferner können wir Bezeichnungen für Objekte besser auf der Grundlage von Bildern als von Wörtern behalten und uns Wörter für konkrete Gegenstände besser als Wörter für Abstrakta merken (ebd.).

Unter einem semiotischen Gesichtspunkt ergeben sich die Unterschiede daraus, dass sprachliche Zeichen sich typischerweise in „bedeutungsleere Minimaleinheiten" (ebd.) zerlegen lassen und eine „arbiträre Beziehung zwischen dem Zeichenträger und dem Bezeichneten" (ebd.) aufweisen. Bilder können dagegen nicht zerlegt werden und zeigen keine arbiträre Beziehung, sondern eine Ähnlichkeitsrelation mit dem Bezeichneten. Nach Nöth weisen darüber hinaus beide Dimensionen auch große Unterschiede auf hinsichtlich des „semiotischen Potenzials", d. h. „die Möglichkeiten und Grenzen, durch Bilder und Texte Ideen, Gedanken oder Sachverhalte darzustellen" (ebd.). Bilder können nämlich räumliche, visuelle und konkrete Inhalte sogar besser als verbale Texte repräsentieren, denn sie enthalten auch einen größeren Informativitätsgrad bei der gleichen Wahrnehmungszeit als Texte. Verbaler und nichtverbaler Text können unterschiedlich vernetzt werden:

> Bild und Text sind also in vielerlei Hinsicht komplementär. Was dem Bild fehlt, kann durch den verbalen Text ergänzt werden. (…) Bilder illustrieren Texte, Texte kommentieren Bilder. Mal ist dabei die Information des Textes wichtiger, mal dominiert die Information des Bildes (ebd.: 492).

Das Verhältnis zwischen den beiden Dimensionen kann aus unterschiedlichen Perspektiven analysiert werden. Aus einer semantischen Perspektive kann man insbesondere auf die Frage der Beziehung beider Medien zueinander eingehen, und dabei sich den Problemen der Redundanz, Komplementarität und Dominanz widmen. Als redundant bezeichnet man Bilder, wenn sie „bloß textergänzend" sind (Kalverkämper 1993: 207): „Sie tragen zwar nicht zum besseren Verständnis des Textes bei, aber sie können wegen der zweifachen Kodierung der Botschaft zu einer besseren Behaltensleistung führen" (Nöth 2000: 492, vgl. auch Eberleh 1990: 74). Unter dominant ist die wichtigste Information zu verstehen, d. h. diejenige, die „allein ohne die andere verständlich ist" (ebd.: 493). Als Beispiel für Bilddominanz nennt Nöth enzyklopädische Illustrationen, „wenn ohne das Bild eine Vorstellung von der bezeichneten Sache nur schwer zu gewinnen ist“ (ebd.). Falls es schließlich um eine ergänzende Relation zwischen den Medien geht, dann redet man von Komplementarität. In diesem Fall hängt das Verständnis des Inhalts von beiden Elementen ab: „[...] der Text hat Lücken, die vom Bild geschlossen werden und umgekehrt“ (Molitor et al. 1989: 21). Roelcke (2010) betont, dass gerade im Fall der Fachkommunikation nonverbale Textelemente „von erheblicher Bedeutung“ (Roelcke 2010: 99) sind, wobei sie in Form von Abbildungen, Schemata oder Aufstellungen auftreten. Er weist lediglich auf zwei Hauptfunktionen solcher Elemente hin, indem er zwischen nonverbalen Komponenten mit *illustrativem* oder *konstitutivem* Charakter unterscheidet: Die ersten „tragen im Idealfall zu einer Verbesserung oder Erleichterung der Rezeption des betreffenden Fachtextes bei“ (ebd.), und die zweiten besitzen einen eigenen Symptom-, Symbol oder Appellgehalt neben demjenigen der sprachlichen Einheit und leisten so einen eigenen funktionalen Beitrag zu der kommunikativen Gesamtfunktion des Textes: „[...] sie sind also nicht (allein) rezeptionsfördernd, sondern (darüber hinaus auch) rezeptionsbestimmend“ (ebd.). In der vorliegenden Studie kommen Bilder nur in einem Text vor. Dabei sind sie jedoch besonders interessant, weil sie eben einen eigenen funktionalen und informativen Beitrag zur Wissenskonstitution leisten (vgl. Kapitel 6.3.2.1.).

Auch die Bezeichnung *Intertextualität*, die in dem oben vorgestellten (Diskurs-)Modell auf transtextueller Ebene erscheint, lässt sich im Rahmen der Textlinguistik auf unterschiedliche Phänomene zurückführen und kann aus verschiedenen Perspektiven betrachtet werden, die sich jedoch im Allgemeinen mit zwei Forschungstraditionen verbinden lassen:

> Da der Ausdruck Intertextualität heute überwiegend als Oberbegriff verwendet wird (und selten in der radikalen Lesart), umfasst er viele verschiedene Relationen. In der weiteren Debatte ging es hauptsächlich darum, diese zu systematisieren. Dabei kristallisieren sich zunächst zwei grundlegend unterschiedliche Arten heraus: Bei der einen geht es um das Verhältnis zwischen Text und Gattung oder Textsorte. Hier spricht man von *allgemeiner*, *paradigmatischer*, *globaler*, *textklassifizierender*, *texttypologisierender*, *typologischer* oder auch *generischer* Intertextualität. Der zweite Typ betrifft das Verhältnis zwischen Text und Text, wofür man Ausdrücke wie *spezielle*, *referentielle*, *syntagmatische*, *lineare*, *engere*, *textbezogene* oder *thematische* Intertextualität benutzt. (Adamzik 2016: 324)

Wenn im Rahmen dieser Studie von *Intertextualität* geredet wird, wird darunter der zweite Typ verstanden, nämlich die direkten Hinweise auf andere Texte (vgl. Kapitel 5.2.). Die erste Art Intertextualität wird jedoch im Prinzip nicht ignoriert, denn das Ziel der Studie besteht letztendlich darin, diese ersichtlich zu machen: Sie ist mit der Frage nach der Textsortenbestimmung verbunden, die übrigens die tatsächliche Auffassung der Intertextualität in dem Modell von Beaugrande/Dressler (1981) ist.

Hausendorf/Kesselheim (2008: 187f.) unterscheiden zwischen zwei großen Klassen von Texthinweisen: Text-Text-Hinweise (ebd.: 189) und Text-Textwelt-Hinweise (ebd.:196). Da die zweite Kategorie „eine unscharfe, nicht klar abgrenzbare Menge von Texten als relevanter Hintergrund der Lektüre" (ebd.) darstellt, wird sie in dieser Studie nicht ausdrücklich berücksichtigt. Viel interessanter zu den Zwecken der vorliegenden Untersuchung sind die unterschiedlichen Formen von Text-Hinweisen, denn gerade sie sind in der heutigen wissenschaftlichen Schriftkommunikation in der Regel normiert und textsortenspezifisch. In diesem textanalytischen Ansatz werden vier Arten von Hinweisen beschrieben: metakommunikative Kommentare, Textnachweise, Textwiedergabe und Anspielungen. Die letzte Subklasse spielt in dieser Studie keine Rolle, die anderen werden dagegen genauer betrachtet, denn sie kommen mit unterschiedlicher Ausprägung in den Texten vor. Metakommunikative Hinweise bezeichnen Beziehungen, die Hinweise nicht nur anzeigen, sondern auch thematisieren, wobei die Autoren betonen, dass

> insbesondere im Funktionsbereich der Wissenschaft [...] solche metakommunikativen Text-Text-Hinweise geradezu musterhaft ausgeprägt [sind ...] Die Art der Identifizierung der fraglichen Texte [...] führt dann bereits zu den Textnachweisen [...] Metakommunikative Thematisierungen von Text-Text-Bezügen implizieren die Möglichkeit, einen anderen Text als abgrenzbare Einheit zu identifizieren. Dafür gibt es eine große Vielfalt unterschiedlicher Nachweisformen, die in vielen Fällen formell und musterhaft ausgeprägt sind. Im Funktionsbereich der Wissenschaft ist diese Art des »Literaturhinweises« bekanntermaßen normiert, und sie divergiert z. T. von Disziplin zu Disziplin. Intertextualitätshinweise sind deshalb auch Musterhinweise [...] Textnachweise sind immer dann gehäuft anzutreffen, wenn die Thematisierung eines anderen Textes bzw. anderer Texte (im Sinne ihrer Kommentierung, Auslegung, Deutung, Erläuterung, Bewertung oder Beschreibung) für die Textnützlichkeit von besonderer Bedeutung ist und z. T. den Rang einer

> Texthandlung hat. Wir haben es dann mit speziellen Ausprägungen von »Sekundärliteratur« zu tun, in denen andere Texte zum Ausgangs- und Fluchtpunkt (zur »Quelle« der eigenen Darstellung gemacht werden. Für den Umgang mit Textnachweisen haben sich in diesen Fällen spezielle Textroutinen entwickelt, aber auch »Anmerkungen« und »Fußnoten« sind dafür prägnante Belege. [...] Ein anderer Text, der für einen vorliegenden Text relevant ist, kann im Text nicht nur thematisiert und/oder identifiziert, sondern auch wiedergegeben werden. Die Wiedergabe kann einer wörtlichen Übereinstimmung entsprechen. Dann handelt es sich um ein Zitat. Sie kann sich aber auch stärker vom Wortlaut entfernen und eine nur sinngemäße (freie) Wiedergabe darstellen. Dann wollen wir von einer Paraphrase sprechen. (ebd.: 189–191).

Hausendorf und Kesselheim machen auf einen wichtigen Punkt aufmerksam, nämlich auf den musterhaften Charakter solcher Hinweise, der für das Ziel dieser Studie natürlich besonders relevant ist. Mit anderen Worten ist die Intertextualität nicht nur als konstitutives Merkmal des Textes als linguistischer Gegenstand, der auf syntagmatischer und paradigmatischer Weise mit anderen Texten verbunden ist, zu betrachten, sie stellt auch einen wichtigen Anhaltspunkt zur Klassifikation der unterschiedlichen Textklassen dar, weil die Art und Weise, wie sie vor allem in der Fachkommunikation mehr oder weniger fest geregelt wird und die Funktion, die sie ausübt, zur Konstitution eines Musters beiträgt, das dann als Grundlage der Textsortenklassifikation dient.

Damit kommen wir also zum nächsten Punkt dieses Kapitels, der auch die wichtigste und problematischste Fragestellung der ganzen Studie darstellt, nämlich, wie sich Texte angemessen klassifizieren lassen. Ein elementares Anliegen der wissenschaftlichen Auseinandersetzung mit der Dimension des Textes, wie sie heute in der Linguistik geführt wird, ist nämlich nicht nur, sich der Frage nach den konstitutiven Merkmalen bzw. nach dem Wesentlichen eines Textes selbst zu widmen, sondern auch mögliche Klassifikationsprinzipien der vielen und vielfältigen konkreten Realisierungen der Texte zu formulieren und die entsprechenden unterschiedlichen textuellen Manifestationen zu systematisieren. Entsprechend der Vielfalt an Textdefinitionen sind auch unterschiedliche Ansätze zur Beschreibung von Textsorten in der Textlinguistik entwickelt worden. Der Textsortenbegriff ist dabei keineswegs als rein theoretisches Problem aufzufassen, denn Textorten dienen als „Orientierungsrahmen für Prozesse der Textproduktion und des Textverstehens“ (Heinemann 2000a: 507; Heinemann 1991: 14). Trotz der allgemeinen Verständlichkeit und des allgemeinsprachlichen Gebrauchs des Begriffs *Textsorte*, die eben dieser Orientierungsfunktion für Textproduktion und -rezeption (Heinemann 2000a: 507; Heinemann 1991: 14) dient, zeigt sich dieser Problemkreis

> als ein Schnittpunkt unterschiedlicher Fragestellungen sprachlicher, sozialer und kognitiver Art. Vagheit und Unschärfe des Begriffs, ja die ‚Fast-Beliebigkeit', mit der häufig die Anzahl potentieller Textsorten, relevante Kriterien und Merkmale sowie Überlappungen postulierter Textsorten fixiert werden, finden vor diesem Hintergrund eine vorläufige Erklärung (Heinemann 2000a: 509).

Ausgehend von der sehr abstrakten Definition Hartmanns (1971: 22), die Textsorten seien als „Teilmenge von Texten, die sich durch bestimmte relevante gemeinsame Merkmale beschreiben und von anderen Teilmengen abgrenzen lassen" zu erfassen, fasst Heinemann (2000a: 509f.) die unterschiedlichen Ansätze zusammen, die sich konkreter der Frage nach einer spezifischeren Textsortenabgrenzung gewidmet haben.

Angesichts der drei Phasen bzw. Ansätze zur Textbeschreibung sind dabei auch entsprechende Klassifikationskriterien entstanden. Drei unterschiedliche Strömungen in der Geschichte der Textsortenlinguistik lassen sich nämlich auch diesbezüglich erkennen: strukturell-grammatische, thematische und pragmatische Ansätze. Im Zuge des grammatisch-strukturalistischen Textverständnisses wurden Textsorten in erster Linie

> als ausschließlich oder dominant formale und strukturelle Einheiten verstanden, die nach bestimmten – von einer Textgrammatik zu liefernden – Merkmalen bzw. Merkmalbündeln voneinander abzugrenzen sind. Diese Merkmale werden als klassenindizierende Signale verstanden (ebd.)

Ein weiteres Modell, das Textsorten immer noch primär anhand struktureller Merkmale betrachtet, wird semantisch-inhaltliches oder Thema-Modell genannt (ebd.: 510). Dabei werden die

> regelhaften Reihenfolgebeziehungen zwischen Sätzen in komplexen Texten […] als Ausdruck […] bestimmter ‚Texttypen' gefasst. […] Textsorten werden aber auch unmittelbar als semantische Basiseinheiten [als Komplexe semantischer Bausteine] bestimmt. Ausgehend vom

> jeweiligen Textthema [dem ‚Hyper-Thema'] reflektieren Textstrukturen nach diesem Modellansatz [...] unterschiedliche Grade und Formen der ‚Entfaltung' des Themas (ebd.).

Infolge der sogenannten *pragmatischen Wende* wurde das Situations-Modell entwickelt, das Texte und Textsorten anhand der außersprachlichen Faktoren der Kommunikation analysiert:

> Wichtiger für Textsortenbestimmungen wurden Arbeiten, in denen einzelne Aspekte des ‚Situativen' im Hinblick auf ihren Einfluss auf die Textgestaltung im Rahmen eines bestimmten Textmusters untersucht wurden. Hervorhebung verdienen dabei die folgenden Komponenten: das Medium – der Kanal (Dimter 1981) [...]; der Handlungsbereich (Brinker 1988: 128ff.)/die Umgebungssituation (Hartung 1983: 360; der Verwendungsbereich/der Kommunikationsbereich/die Institution (ebd.: 511).

Schließlich weist Heinemann auf die Funktions-Modelle hin, die

> das kommunikative Funktionieren von Texten als grundlegendes Textsortenkonstituens ansehen, da Texte ja immer nur produziert werden, wenn Sprecher bei Partnern etwas bewirken wollen (Veränderungen in ihren Einstellungen, in ihrem Kenntnisstand und nicht zuletzt in daraus resultierenden Handlungen). (ebd.: 511).

Angesichts der „Vielfalt und Uneinheitlichkeit von Textsortenbeschreibungen" (ebd.) spricht Heinemann von einem „Dilemma der Textsortenklassifikation" (ebd.).

In der moderneren Textlinguistik geht man schließlich in der Regel von integrativen Mehrebenen-Modellen aus, die den gegenseitigen Abhängigkeitsrelationen zwischen den textuellen Dimensionen Rechnung tragen:

> Abweichend von Heinemann/Viehweger (1991) plädiere ich heute für die vier genannten Basis-Ebenen (eine formal-grammatische, eine inhaltlich-thematische, eine situative und eine funktionale Ebene), die auch mit handlungstheoretischen Ansätzen kompatibel sein dürften. (Heinemann 2000b: 16)

Textsorten lassen sich außerdem auf unterschiedlichen Abstraktionsebenen beschreiben (vgl. Heinemann 2000a: 514): *Texttyp – Textsortenklassen – Textsorten – Textsortenvarianten*. Die höchste Abstraktionsstufe dieser Hierarchisierung ist der *Texttyp*, der unterschiedliche *Textsortenklassen* einbezieht. Zu jeder *Textsortenklasse* gehören *Textsorten*, die sich wiederum als *Textsortenvariante* konkret zeigen. Die Textsortenspezifik wird aufgrund von Differenzierungskriterien und Merkmale bestimmt, die in der Analyse der Textebenen zum Vorschein kommen:

> Für die situative Ebene z. B. können als differenzierende Rahmenkategorien angenommen werden: der Kommunikationsbereich, das Medium, der allgemeine Tätigkeitsrahmen der Kommunizierenden, die konkrete Umgebungssituation, die Anzahl der Partner, die sozialen Rollen der Interagierenden, der Grad ihrer Bekanntheit (ebd.: 17).

Die Bestimmung der Merkmale auf unterschiedlichen Analyseebenen und die damit verbundene Hierarchisierung würde laut Heinemann die Übereinstimmungen und Unterschiede zwischen den Textexemplaren systematisch berücksichtigen und sie am deutlichsten hervorheben:

> Ich plädiere daher dafür, dass Textsortenbeschreibungen nicht mehr nur nach dem Auffälligkeitsprinzip (und damit dem Zufallprinzip) im Sinne additiver Reihungen isolierter Merkmale vorgenommen werden sollten; erstrebenswert erscheint vielmehr (leider ist das vorerst nur ein Postulat) die systematische Erfassung der aus solchen (und ähnlichen) Skalierungen resultierenden Merkmale und deren Bündelung (bei gleichzeitiger Gewichtung) zu je charakteristischen Merkmalskomplexionen. Erst die Bündelung und Integration solcher Einzelmerkmale mit unterschiedlicher Prominenz lässt m. E. Übereinstimmungen und Unterschiede zwischen Textexemplaren deutlich hervortreten und kann daher als zureichende Basis für Textsorten-Zuordnungsprozesse fungieren (ebd.: 18).

Ausgehend von diesen theoretischen Grundlagen wird folgende Definition des Begriffs Textsorte vorgeschlagen:

> Textsorten erweisen sich als begrenzte Mengen von Textexemplaren mit spezifischen Gemeinsamkeiten. Diese Gemeinsamkeiten sind zugleich

> auf mehrere textkonstitutive Ebenen bezogen: auf charakteristische Struktur- und Formulierungsbesonderheiten […], inhaltlich-thematische Aspekte, situative Bedingungen und die kommunikative Funktion. Die auf der Basis mehrerer Differenzierungskriterien dieser Ebenen (und damit auf niederer Abstraktionsstufe) zu ermittelnden Merkmale sind aufeinander bezogen und bedingen sich wechselseitig, sie bilden je charakteristische Ganzheiten (Merkmalskomplexionen), wobei die sprachlichen Strukturen und Inhalte prägend sind. Prototypisch gebildete Textexemplare als Repräsentationsformen von Textsorten erweisen sich als effektive kommunikative Mittel zur Lösung spezifischer kommunikativer Aufgaben (ebd.: 19).

Aus dem Ansatz Heinemanns wird nicht nur die Komplexität der Abgrenzung des Begriffs *Textsorte,* sondern auch die Rolle, die in diesem Zusammenhang der Begriff *Funktion* spielt, ersichtlich. Die Textsorten sind nämlich auch hier Ausdruck einer bestimmten kommunikativen Handlung und lassen sich deshalb ohne den Bezug auf ihren kommunikativen Wert nicht angemessen beschreiben.

Im Hinblick auf die begrifflich-methodologischen Probleme dieser Untersuchung (vgl. Kapitel 5), geht es in dieser Studie um die Beschreibung einer Textsortenklasse, die womöglich eine Kontinuität mit den heutigen Hochschullehrbüchern als Textsorte aufweist. Besonders interessant für das Ziel der vorliegenden Studie ist auch die Textsortendefinition von Brinker/Cölfen/Pappert (2014):

> Textsorten sind konventionell geltende *Muster* für komplexe sprachliche Handlungen und lassen sich als jeweils typische Verbindungen von *kontextuellen* (*situativen*), *kommunikativ-funktionalen* und *strukturellen* (*grammatischen und thematischen*) Merkmalen beschreiben. Sie haben sich in der Sprachgemeinschaft historisch entwickelt und gehören zum Alltagswissen der Sprachteilhaber; sie besitzen zwar eine normierende Wirkung, erleichtern aber zugleich den kommunikativen Umgang, indem sie den Kommunizierenden mehr oder weniger feste *Orientierungen* für die Produktion und Rezeption von Texten geben. (ebd.: 139)

Eine solche Definition ist vor allem im Hinblick auf den Musterbegriff für die diachronische Perspektive interessant. Bei der vorliegenden Analyse werden nämlich die funktionalen, notwendigerweise abstrakten Merkmale auf textueller Ebene gesucht, die dazu beigetragen haben, das Muster „medizinisches Lehrbuch" in deutscher Sprache zu entwickeln. Deswegen wurden Übersetzungen aus dem Latein ausgeschlossen und nur Texte einbezogen, die ursprünglich in deutscher Sprache verfasst wurden, denn es wird hier angenommen, dass die Tradition sich vermutlich gerade aus diesen Texten entwickelt hat.

1.3 Die Funktion als entscheidendes Kriterium der Textsorten(klasse)beschreibung

Trotz Unterschieden haben die moderneren textlinguistischen sowie textanalytischen Ansätze (auch infolge der pragmatischen Wende) gemeinsam, dass sie die erhebliche Bedeutung der funktionalen Dimension zur Klassifizierung und Analyse des untersuchten Gegenstands anerkennen.

Aus der Funktion, die die untersuchten Textsorten in den besonderen außersprachlichen Kontexten ausüben, sind auch die jeweils typischen sprachlichen Merkmale abzuleiten, die die entsprechende Textsorte bestimmen. Darüber hinaus ist die Funktion in der Regel das erste Element, das aktiv vom Rezipienten erwartet und wahrgenommen wird:

> In der Regel nehmen die Rezipienten diese Funktion nicht allein durch das sprachliche Material des Textes wahr, sondern im Zusammenspiel mit einer aktiven, erwartungsgesteuerten Kategorisierung: Der Text wird nicht als „irgendein" Text gelesen, sondern als Exemplar einer bestimmten Textsorte – was unter anderem auch eng mit der Funktion des Textes zusammenhängt. (Stede 2018: 31)

Die funktionalen Ansätze gehen oft von der Unterscheidung zwischen drei Grundfunktionen sprachlicher Zeichen aus, die vom Kognitionspsychologen Karl Bühler (1965) gemacht wurde. Das Organon-Modell wurde als Ausgangspunkt der funktionalen Textanalyse im Rahmen der pragmatischen Wende gewählt:

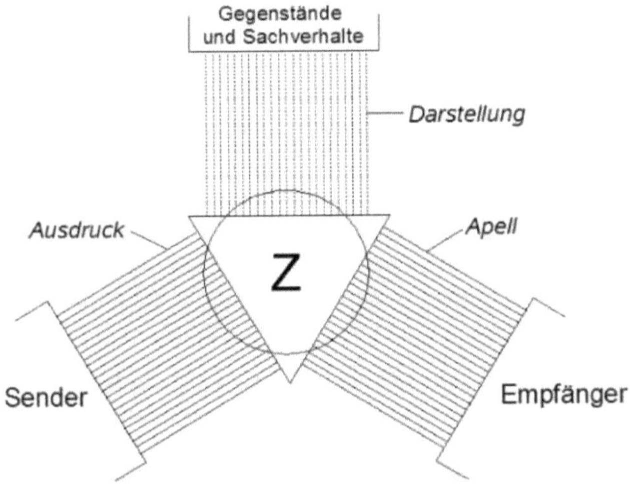

Abb. 3: Organon-Modell (Bühler 1965: 28)

Dabei lassen sich drei funktionale Dimensionen sprachlicher Zeichen in Bezug auf die drei Ebenen der kommunikativen Wirklichkeit unterscheiden: Darstellungsfunktion, Appellfunktion und Ausdrucksfunktion. Das Modell Bühlers wurde bekanntlich u. a. von Roman Jakobson (1960/1979) erweitert: Er unterscheidet zwischen *referentieller*, *emotiver* und *konativer* Funktion (die der Darstellungs-, Ausdrucks- und Appellfunktion entsprechen), und dabei fügt er in der ursprünglichen Klassifikation die (auf die Relation zwischen Zeichen bezogene) *poetische*, die (auf die Relation zwischen Zeichen und System bezogene) *metasprachliche* und die (auf den Kontakt zwischen Sender und Empfänger bezogene) *phatische* Funktion hinzu (vgl. Adamzik 2004: 107–108). Im Rahmen der Sprechakttheorie, bei der „die Sprache als Form von Handeln angesehen werden kann, mit dem die Welt verändert wird" (ebd.), werden neben den Illokutionstypen *Repräsentativa*, *Expressiva* und *Direktiva*, die in der Klassifikation von Brinker (2001) als *Informations-*, *Kontakt-* und *Appellfunktion* vorkommen, den theoretischen Voraussetzungen gemäß auch zwei weitere Kategorien eingeführt: die *Deklarationen*, die „soziale Tatsachen schaffen" (ebd.) und die *Kommissiva*, die Obligationen seitens des Sprechers darstellen. Sie erscheinen als *Deklarationsfunktion* und *Obligationsfunktion* in der Klassifikation Brinkers. Adamzik betont, dass diese beiden Klassifikationstypologien sich dadurch unterscheiden, dass die von Bühler/Jakobson die Polyfunktionalität, während die von Searle/Brinker die Unifunktionalität von Texten voraussetzt:

> Bühler und Jakobson vertreten ausdrücklich die Ansicht, alle Funktionen kämen einer sprachlichen Mitteilung/einem Text gleichzeitig zu, es könne die eine oder andere dominieren; Jakobson legt überdies besonders Gewicht darauf, dass die poetische Funktion keineswegs an literarische Texte gebunden sei (...) Für die sprechakttheoretischen Ansätze gilt es dagegen als fundamental, dass die Typen als alternative, einander ausschließende Kategorien zu verstehen sind. (Adamzik 2004: 109).

Textfunktion ist also auch ein komplexer Begriff, der in der Literatur noch umstritten bleibt, wie unter anderem aus den Worten Brinkers, der auch in Bezug hierauf eine wichtige, immer wieder zitierte Definition vorgeschlagen hat, ersichtlich wird:

> Der Terminus Textfunktion bezeichnet die im Text mit bestimmten, konventionell geltenden, d. h. in der Kommunikationsgemeinschaft verbindlich festgelegten Mitteln ausgedrückte Kommunikationsabsicht des Emittenten. Es handelt sich also um die Absicht des Emittenten, die der Rezipient erkennen soll. [...] Diese Definition der Textfunktion entspricht weitgehend dem sprechakttheoretischen Begriff des illokutiven Akts, indem sie den intentionalen und den konventionellen Aspekt sprachlicher Handlungen in ähnlicher Weise miteinander verknüpft. [...] Dem illokutiven Akt (bei einfachen Sprechhandlungen) entsprechend ist somit auch die Textfunktion von der wahren Absicht des Emittenten zu unterscheiden. Die wahre Absicht, die geheime Intention [...] kann zwar der Textfunktion entsprechen; sie muss aber nicht mit ihr übereinstimmen. [...] Für die Bestimmung der Textfunktion ist allein entscheidend, was der Emittent zu erkennen geben will, indem er sich auf bestimmte Regeln (Konventionen) sprachlicher und kommunikativer Art bezieht. (Brinker 2001: 95f.)

Diese Definition der Funktion betont also nochmals den musterhaften konventionell geregelten Charakter der Textsortenanerkennung. Sie weist außerdem auf die problematische gemeinsprachliche Gleichsetzung von Funktion mit Autorabsicht hin, deren Unangemessenheit auch von Adamzik betont wird, weil:

> der Sinn, den der Autor mit seinem Text verbindet und den er vielleicht auch einem anderen gegenüber auszudrücken beabsichtigt, sich sowohl

ihm selbst in verschiedenen Momenten unterschiedlich darstellen kann, als auch bei den Lesern verschiedenartig ankommen kann, insbesondere natürlich, wenn er von vornherein mehrfach adressiert ist. (Adamzik 2004: 116)

Sie schlägt in diesem Zusammenhang die Einführung einer neuen, der Intention übergeordneten Kategorie vor, die sie *Ertrag* nennt:

> Der Ertrag ist das, was Rezipient und Produzenten aus dem Text gewinnen können, er schließt also auch die selbstbezogenen Funktionen ein und kann sich sowohl von Individuum zu Individuum unterscheiden als sich auch mit der Zeit etwa bei wiederholter Rezeption durch ein und dasselbe Individuum verändern. (Adamzik 2004: 116)

Dabei unterscheidet sie systematisch acht Typen von Erträgen, die normalerweise „miteinander kombiniert auftreten" (ebd.): *intellektuelle*, *praktische*, *handlungsorientierende*, *emotional-psychische*, *soziale*, *geistig-moralische*, *fremdbezogene* und *metakommunikative* (ebd.).

Aus den oben beschriebenen Ansätzen zur Funktionsbestimmung wird ersichtlich, dass ein solcher Begriff innerlich untergliedert ist, weil er sich auf unterschiedliche relationale Dimensionen bezieht bzw. beziehen kann. Autoren können darüber hinaus gleichzeitig in der Regel mehrere Ziele verfolgen (vgl. Stele 2018: 39). Die Bedeutsamkeit dieses Punktes, nämlich der Unterscheidung zwischen der allgemeineren zum Teil konventionell und gesellschaftlich bestimmten Funktion des Textes und der erweiterten zum Teil subjektiv konnotierten Nebenfunktion, wird auch aus der Analyse der Texte dieser Studie ersichtlich (vgl. Kapitel 6).

1.4 Zum Begriff Textsorte in Anlehnung an die Systemtheorie

Ein weiteres integratives Modell zur Textsortenbeschreibung, das der funktionalen Dimension viel Aufmerksamkeit schenkt, wird von Gansel (2011) vorgeschlagen. Sie betont diesbezüglich, dass jede Textsortenanalyse von der Analyse der sozialen Dimension ausgehen soll und plädiert für ein integratives Analysemodell, das die Kategorien der Systemtheorie von Luhmann die der Textsortenlinguistik ergänzt. Dieser Ansatz würde sich am besten für die synchronische Analyse heutiger Hochschullehrbücher eignen, denn eine solche Verbindung ist natürlich aus diachronischer Sicht schwer zu erfassen. Dennoch liefert er interessante Denkanstöße und Anhaltspunkte für diese Studie. Der konstruktivistische Ansatz Luhmanns geht davon aus, dass Wahrnehmung nicht unmittelbar, sondern durch mentale Konstrukte, die in manchen Fällen sprachlicher Natur sind, erfolgt. Die Theorie Luhmanns ist an sich nicht sprachwissenschaftlich angelegt, seine Auffassung von Sprache ist jedoch trotzdem für textlinguistische Zwecke interessant. Er erfasst Sprache nicht als System, sondern als Medium struktureller Kopplung:

> Sprache ist in seiner Systemtheorie interessant als Medium struktureller Kopplung. Über Sprache stellen wir Beziehungen zu anderen her, wir orientieren uns auf unser Meinen, auf Sinn. Über Sprache ist dies sehr gut möglich, weil sie „vieles ausschließt, um weniges einzuschließen, und aus diesem Grunde selbst komplexes werden kann" (Luhmann 2004: 123). Strukturelle Kopplung benutzt einfache Muster, um damit hochkomplexe Kombinationen zu ermöglichen. [...]
>
> Beobachten ist eine Form des Unterscheidens, der Differenz. Erst wenn wir Differenzen ausmachen, können wir auch bezeichnen. Beobachten bedeutet also auch, etwas zu bezeichnen. Die Einheit der Unterscheidung gibt es nur im beobachtenden System (z. B. im Bewusstsein). (Gansel 2011: 19–21)

Der Begriff ‚strukturelle Kopplung' bezieht sich auf ein Beobachtungsinstrument, das die dynamische Interaktion zwischen dem operativ geschlossenen System und dem Umfeld beschreibt. So schlägt Gansel die Unterscheidung zwischen Text und Kontext, zwischen System und Umwelt vor, die dem Begriff „auto-referentielles System" zugrunde liegt, nämlich die „Fähigkeit, Beziehungen zu sich selbst herzustellen und diese Beziehungen zu differenzieren gegen Beziehungen zu ihrer Umwelt" (Luhmann 1988:31). Zu diesem System gehören neben den lebenden Systemen auch die Sinnsysteme, die jeweils aus psychischen und sozialen Systemen bestehen. Die sozialen Subsysteme (Medizin, Recht, Wirtschaft usw.) identifizieren und erfüllen Funktionen, die für die Gesellschaft wichtig sind, und basieren auf dem Prinzip der Mitgliedschaft, das sich durch Textsorten verwirklichen lässt. Wenn man das Prinzip der Mitgliedschaft nicht im Sinne gesetzlich geregelter, sondern in erster Linie wissensbasierter Zugehörigkeit zu einer (Diskurs-)Gesellschaft versteht, liegt auf der Hand, dass die zum Korpus gehörenden Lehrtexte auch eine solche mitgliedschaffende Funktion im weitesten Sinne erfüllen. Gansel unterscheidet darüber hinaus in ihrer Klassifikation den Begriff *Textsorte* von *Handlung*:

> Textsorten sind auf Kommunikation bezogene Strukturen, die Wiederholbarkeit der Kommunikation sichern und damit zur Selbstkonstitution eines sozialen Systems beitragen. Sie sollen vom Kommunikationssystem her erschlossen werden.
>
> Handlungen hingegen sind sprachliche Mitteilungen, die mit einem Text (Textexemplar) vollzogen werden können, oder nicht-sprachliche Handlungen. Sie unterliegen der Selbstbeobachtung des Handlungssystems und sind zeitlich fixiert. (ebd.: 30)

Dabei lassen sich drei Kategorien von Textsorten unterscheiden:

- Wir sprechen von Kerntextsorten, wenn es um Textsorten geht, die offensichtlich in einem spezifischen kontextuellen Rahmen fungieren, der systemtheoretisch als Interaktion, Organisation oder funktional ausdifferenziertes gesellschaftliches Teilsystem beschrieben wird. Kerntextsorten sind konstitutiv für das Kommunikationssystem derartiger sozialer Systeme. In Kerntextsorten wird auf der Grundlage der Sinnverarbeitungsregeln eines sozialen Systems kommuniziert. D. h., in der Kommunikation müssen das jeweilige Erfolgsmedium des Systems und der Code mitgeführt werden. Sie müssen erkennbar sein. In Kerntextsorten werden die spezifischen Elemente des eigenen Systems immer wieder gekoppelt (System-zu-sich-selbst-Beziehungen). [...] In Kerntextsorten werden die spezifischen Elemente des eigenen Systems reproduziert. Sie dienen der Autopoiesis (der Selbstreflexion und Selbstreproduktion) des Systems. (Gansel 2011: 53)
- Als Textsorten der konventionalisierten, institutionell geregelten Anschlusskommunikation bezeichnen wir Textsorten, die die Reaktion auf das Kommunikationsangebot des eigenen Systems bedeuten und diese erfordern (Beziehungen zwischen Subsystemen). Selbstverständlich führen auch diese Textsorten die Sinnverarbeitungsregeln des Systems jeweils mit. (ebd.: 55)
- Als Textsorten der strukturellen Kopplung sollen diejenigen bezeichnet werden, die zur Kommunikation im Rahmen von Beziehungen zwischen Systemen dienen [...]. Und auch in diesen Textsorten werden sich Merkmale des Systems niederschlagen. (ebd.: 56)

Zum Zweck der vorliegenden Studie ist darüber hinaus die Beschreibung der Universität als autopoietisches System von Bedeutung:

> Das Organisationssystem „Universität" sieht Luhmann nun als ein System, das die Verbindung zwischen zwei funktional ausdifferenzierten Systemen herstellt – zwischen dem System „Wissenschaft" und dem System „Erziehung". Einer Hochschule obliegen deshalb zwei wesentliche Aufgaben: die Erzeugung neuen Wissens und die Bereitstellung dieses Wissens für Studierende auf der einen Seite (Wissenschaft) sowie die Produktion von Zertifikaten, die für Karriere selektieren (Erziehung), auf der anderen. (Gansel 2011: 47)

Eine solche Definition ist mit der funktionalen Bestimmung des Hochschullehrbuchs als Textsorte kompatibel (vgl. Kapitel 3). In dieser Studie werden zwar zumindest bis zum 18. Jahrhundert keine Texte, die für die Universität gedacht wurden, also Hochschullehrbücher im eigentlichen Sinne, analysiert. Es wird jedoch angenommen, dass die hier festgestellten funktional bedingten Kategorien, die die Textsortenklasse bestimmen, auch für jene Textsorte zutreffend sind, deshalb ist diese Verbindung interessant. Ausgehend von der Systemtheorie schlägt Gansel folgenden Funktionsbegriff vor, der für Textsortenklassifikation relevant ist:

> In der Systemtheorie Luhmanns erfolgt eine Umkehrung in Funktionsstrukturalismus, d. h., dass nicht die Struktur der Ausgangspunkt der Betrachtung ist, sondern die Funktion [des jeweiligen Systems]. [...] Prozesse und Strukturen (z. B. Textsstrukturen) werden dann im Hinblick auf die Funktion des sozialen Systems untersucht, in denen sie als Kommunikationsstrukturen eine Rolle spielen. Textsorten stellen Strukturen dar, die sich als adäquat im Sinne der Funktion eines sozialen Systems erweisen. Die Funktion eines sozialen Systems besteht darin, für ein spezifisches Problem „funktional äquivalente Problemlösungen" (Krause 2005: 151) anzubieten. Auch Textsorten als Strukturen der Kommunikation müssten also in Hinblick auf die Funktion des Systems betrachtet werden. Auf diese Weise könnte es gelingen, den von Brinker aufgeführten kontextuellen Indikatoren als textexternen Faktoren für den Funktionsbegriff auf die Spur zu kommen. (ebd.: 67)

Sie unterscheidet diesbezüglich die Bereichsfunktion, die den Prozess der Informationsselektion betrifft, und zwar entweder im Hinblick darauf, was für das eigene System relevant erscheint (im Fall von Kerntextsorten), oder auf die Herstellung von Beziehungen zu anderen Systemen, nämlich im Fall von Textsorten der strukturellen Kopplung (Gansel 2011: 69) mit der Bewirkungsfunktion, die dagegen schwer vorhersehbar aber hoch konventionell ist (ebd.: 70).

2 Fachsprachenforschung: Kernbegriffe und Forschungsschwerpunkte

2.1 Fachsprache, Fachkommunikation, Fachwissen und Fachtext

Der Begriff *Fachsprache* könnte als gutes Beispiel für konstruktivistisch geprägte Sicht auf die wissenschaftliche Realität angenommen werden (vgl. Adamzik 2018: 31). Unterschiedliche Ansätze wurden im Rahmen dieses relativ jungen Forschungsbereichs der Linguistik entwickelt und, wie oben für die Textlinguistik erläutert, lassen sich als komplementäre Perspektiven betrachten, die sich gegenseitig nicht ausschließen, sondern bereichern. Eine solche Komplementarität wird besonders deutlich in der Arbeit „Fachsprachen" von Adamzik (2018), die den zutreffenden Untertitel „Die Konstruktion von Welten" trägt. Dabei wird auf solche konstruktivistischen Ansätze oft Rücksicht genommen, ohne dabei die weiteren Perspektiven zu vernachlässigen, die dagegen oft in Bezug auf ihre Berührungspunkte vorgestellt werden. Deshalb wird im vorliegenden Kapitel oft auf diese Arbeit verwiesen. Fachsprache ist nämlich keine selbstverständliche Gegebenheit, sie entsteht genau wie die anderen wissenschaftlichen Phänomene durch eine bestimmte abgrenzende Perspektive, die ein theoretisch fundiertes bzw. begreifbares und methodologisch bearbeitbares Konstrukt herstellt. Sie ist mit anderen Worten ein vom Menschen umrissener Untersuchungsgegenstand, der je nach Perspektive besondere (einzelne oder mehrere) Schwerpunkte aufweist. Diesbezüglich betont Adamzik nämlich mehrmals, dass jede Disziplin ihren eigenen Gegenstand schafft (ebd.) bzw. die Aspekte auswählt und fokussiert, die für ihre eigenen Forschungszwecke relevant sind, und die Arbeitsmethoden entwickelt, die dafür funktional sind. Stichworte für die Bestimmung einer Disziplin und ihrer Untersuchungsgegenstände sind nämlich einerseits die Auswahl der *Weltausschnitte* und andererseits die handlungsbezogenen Aspekte, die die wissenschaftliche Annährung an solche Ausschnitte, bzw. ihre Beschreibung, Analyse und Problematisierung ermöglichen. Gerade diese Abgrenzung (und seine sprachlichen Implikationen) analysiert die Fachsprachenforschung im Hinblick auf ihre Untersuchungsgegenstände. Das macht sie jedoch auch als eigenen Wissenschaftsbereich aus. Mit anderen Worten, die Fachsprachenforschung musste sich selbst von den weiteren linguistischen und nichtlinguistischen Forschungsbereichen abgrenzen, ihren Untersuchungsgegenstand bestimmen, ihre Arbeitsmethode entwickeln und eine eigene *Identität* als sprachwissenschaftliche Disziplin mit den entsprechenden Forschungszielen schaffen.

Ausgangspunkt der modernen Auseinandersetzungen mit Fachsprachen im deutschsprachigen Wissenschaftsraum ist die bekannte Arbeitsdefinition Hoffmanns (1985: 53), die, wie Adamzik betont, gerade diese Funktion zu erfüllen scheint:

> Fachsprache – das ist die Gesamtheit aller sprachlichen Mittel, die in einem fachlich begrenzbaren Kommunikationsbereich verwendet werden, um die Verständigung zwischen den in diesem Bereich tätigen Menschen zu gewährleisen.

Betrachtet man diese grundlegende Definition näher,

> wird Fachsprache als spezifisch linguistisches Untersuchungsobjekt konstituiert bzw. konstruiert. Die Definition ist [...] heuristisch. Auf ihrer Grundlage lässt sich nämlich ein Forschungsprogramm skizzieren. [...] In diesem Sinne ist Fachsprachenlinguistik die Anwendung aller linguistischen Untersuchungsverfahren auf einen bestimmten Ausschnitt sprachlicher Äußerungen. (Adamzik 2018: 29)

Sie eignet sich außerdem besonders gut, um die theoretischen Schwerpunkte der kontinentalen und vor allem germanistischen Forschungstradition in diesem Bereich zusammenzufassen, die zum Teil anders ausgeprägt ist als die englische:

> Sicher ist aber, dass Fachsprachenforschung sich in verschiedenen sprachlich-kulturellen Traditionen unterschiedlich darstellt [...] Während Fachsprache in Kontinentaleuropa als Untergebiet der Sozio- und Varietätenlinguistik erscheint, ordnet die englischsprachige Welt sie [...] der Fremdsprachendidaktik [zu]. [...] Fachsprache an und für sich [...] spielt dort fast keine Rolle. (ebd.: 27)

Die Perspektive, die Adamzik auswählt, um die begrifflichen und methodologischen Ansätze in der Fachsprachenforschung vorzustellen, richtet sich nach denselben Gegenpolen (ebd.: 15): Einerseits trennt sie die Theoretische Linguistik (bzw. die Sprachtheorie im engeren Sinne, wobei die Tradition der Sprachphilosophie besonders einflussreich ist) von der Angewandten Linguistik und andererseits die deskriptive Linguistik von der präskriptiven, nur, um in einem zweiten Schritt zu zeigen, dass dabei keine trennscharfen Grenzen zu ziehen sind. Dass in den Wissenschaften solche trennscharfen Grenzen trotz definitorischen Versuchen kaum zu finden sind, lässt sich darüber hinaus auch aus der Auseinandersetzung mit dem Problem der Bestimmung von Fachwissen erkennen, und zwar sowohl aus synchronischer als auch, und noch deutlicher, aus diachronischer Sicht (vgl. auch Kapitel 4).

Fachkommunikation entsteht nämlich überall, wo Menschen, die zu einem bestimmten meistens (aber nicht ausschließlich) professionellen Bereich gehören, besondere, von der Standardvarietät einer Einzelsprache mehr oder weniger abweichende oder unterschiedlich distribuierte Mittel entwickeln oder bevorzugen, die die Auseinandersetzung mit den entsprechenden Gegenständen und Sachverhalten ermöglichen und eventuell erleichtern (vgl. Handbuch zur Fachkommunikation von Hoffmann/Kalverkämper/Wiegand 1998/1999, aber auch Fluck 1996; Roelcke 2010 u. a.). Fachkommunikation dient also, nach dieser sehr verallgemeinernden Formulierung, der Versprachlichung und Weitergabe von Fachwissen. Bevor wir auf die Frage nach dem Wesen des Fachbegriffes eingehen, sollten wir uns dementsprechend der Frage nach dem Wesen des Wissens selbst widmen. Wie lässt sich Wissen beschreiben, und was genau meinen wir, wenn wir behaupten, etwas zu wissen?

Der Verbindung zwischen Sprache und Wissen wurde in den letzten Jahren viel Aufmerksamkeit geschenkt, und zwar auch infolge der sogenannten kognitiven Wende in der Linguistik. Wie Adamzik (2018) in Anlehnung an Felder/Gardt (2015: 3) betont, lassen sich zwei grundsätzliche Orientierungen bezüglich dieses Problems feststellen: einerseits diejenige, die Sprache als Abbild der Wirklichkeit betrachtet und mit sprachunabhängiger Erkenntnis rechnet. „Diese Auffassung deckt sich mit der vorwissenschaftlichen, intuitiven, bisweilen auch naiven Überzeugung von der Möglichkeit eines objektiven sprachlichen Zugriffs auf die Welt" (Felder/Gardt 2015b: 3). Dem stehen auf der anderen Seite gegenüber Auffassungen, die Sprache als unhintergehbare Voraussetzung von Erkenntnis ansehen. Verschiedene Spielarten davon werden „unter dem Begriff des Konstruktivismus zusammengefasst", sie bilden „aktuell das vorherrschende Paradigma" (ebd.: 4). (Adamzik 2018: 20).

Wie Konerding (2015) erklärt, kann das Verhältnis zwischen Wissen und Sprache ausgehend von der etymologischen Grundlage des Wortes verstanden werden. Dabei wird insbesondere ein solches Verhältnis durch den Vergleich zwischen Wissen und Kennen ersichtlich. Das Wort *Wissen* stammt nämlich aus dem Indogermanischen **voida* (< ahd. wizzan, mhd. wizzen) das wortwörtlich *gesehen haben* bedeutet, während *Kennen* eine Verwandtschaft mit dem Verb können aufweist, denn die beiden Verben stammen aus dem Indogermanischen **genə/gno*, das zu dem Germanischen **kann* führt. Kennen ist jedoch das Resultat der historischen Entwicklung der Kausativbildung des althochdeutschen Verbs *kunnan*, das eine „passivische Variante von Wissen im Sinne von bekannt geworden sein mit [...] vertraut [gemacht worden] sein mit“ (Konerding 2015: 58) ausdrückt. Wissen hat demzufolge ursprünglich mit der physischen Erfahrung des Sehens zu tun: „Das, was man selbst sieht bzw. gesehen zu haben meint, hält man für gesichert bzw. rechtfertigungsfähig hinsichtlich seiner Geltung“ (ebd.). Die Rechtfertigung ist wiederum sprachlich bedingt, denn sie erfolgt durch „die Kategorie des Grundes bzw. der Begründung von Aussagen“ (ebd.: 59). Es ist deshalb davon auszugehen, dass Wissen ursprünglich einerseits mit der sensorischen Erfahrung des Sehens und andererseits mit einer mithilfe der Rhetorik realisierten Rechtfertigung zu tun hat. Die Dichotomie zwischen den unterschiedlichen „verbal-kognitive[n] Reflexe[n] von grundlegenden Welterfahrungen“ (ebd.) lässt sich interessanterweise noch in der heutigen Unterscheidung zwischen dem „vorstellungsgebundenen Wissen von der Welt“ und den „praktischen Fähigkeiten, erfolgreich zu handeln“ (ebd.) erkennen, d. h. in der heutigen Differenzierung zwischen prozeduralem und deklarativem Wissen, die schon im ersten Kapitel dieser Arbeit angesprochen wurde und im Hinblick auf Fachwissen zu wiederholen ist:

> Deklaratives Wissen ist ein Wissen, das uns orientiert, und zwar für unsere Handlungen. Es ist seiner Natur nach durch ein symbolisch vermitteltes Repräsentationsformat bestimmt. (ebd.: 63)

Dieses Repräsentationsformat muss nicht unbedingt sprachlicher Natur sein, aber diese Form ist die einzige, die uns als Menschen ermöglicht, „unsere Welterfahrung“ bewusst wahrzunehmen und sie mit den anderen Menschen zu teilen:

> Deklaratives Wissen ist, falls es sprachlich vermittelt wurde, ein konzeptionell gefasstes Wissen in propositionaler Prägung, das einen Ausschnitt aus einer Lebenspraxis oder aus der Welterfahrung syntax- und semantisch geleitet modelliert und darüber hinaus ‚re'-präsentiert, d. h. mental vergegenwärtigt. Deklaratives Wissen bleibt mittelbar jedoch immer auf präsymbolische Erfahrungen und Verhaltensaktivitäten des menschlichen Organismus und damit auf prozedurales Wissen bezogen [...]. Jede Form von Wissen gründet damit mittel- oder unmittelbar in Handlungen bzw. Verhaltens- und Handlungsmustern. Das gilt für das Wissen der alltäglichen Lebenswelt wie auch für fachliches Wissen (ebd.: 63)

Das implizite bzw. prozedurale Wissen bezieht sich hingegen auf das „praktische Können" (ebd.: 61), und es ist im Prinzip von der Sprache und jeder weiteren symbolischen Repräsentation unabhängig. Es weist trotzdem auch eine wichtige Verbindung mit der Sprache auf, indem es sich für eine sprachliche Repräsentation zu didaktischen Zwecken eignet (und dieser Aspekt ist für diese Studie besonders relevant):

> Prozedurales Wissen kann partiell und selektiv in Form von sprachlichen Handlungsanweisungen repräsentiert werden (Prototyp hier wäre der Algorithmus, ein alltägliches Beispiel aus der Lebenswelt das Kochrezept). Derartige Anweisungen erfassen das zugehörige Wissen, das Können, aber nur peripher und unvollständig, sie sind zudem als sprachliche Direktive immer in zugehörige Verhaltens- bzw. Handlungszusammenhänge empraktisch eingebettet. Sie dienen hier die der Steuerung bzw. Regulation des Erwerbs oder der Aktualisierung von Fähigkeiten über sprachlich bestimmte Konzeptualisierungen. Sie dienen besonders der aufmerksamkeitsgebundenen (Selbst-)Kontrolle und Orientierung bei der individuellen Koordination von Sensorik und Motorik [...]. Sprachliche Handlungsanweisungen sind integrierter Bestandteile der Lehr- und Lernintegration im Zusammenhang praktischer Unterweisung im Laufe des Erwerbs einschlägiger Fähigkeiten (ebd.: 62).

Die Tatsache, dass das deklarative Wissen immer eine gewisse Abhängigkeit vom prozeduralen Wissen aufweist, ist übrigens auch daran erkennbar, dass der menschliche Sprachgebrauch selbst immer handlungsbezogen ist. Dieses

Phänomen spiegelt sich zum Beispiel im Metapherngebrauch und in den unterschiedlichen Funktionen von Metaphern, die in dieser Studie auch fokussiert werden (vgl. Kapitel 2.4.). Die Verbindung zwischen Sprache und Handeln lässt sich außerdem auch in der Ontogenese erkennen. So bemerkt Konerding in Anlehnung an Tomasello (2006), dass Kinder neue Wörter immer in Zusammenhang mit den entsprechenden Handlungskontexten lernen:

> Ursprünglicher Sprachgebrauch ist empraktisch. Er ergänzt, begleitet, steuert und elaboriert nonverbale (prozedural bestimmte) Interaktion in direktiv-deiktischer Funktion. Fortgeschrittener Sprachgebrauch übernimmt, situationsentbunden, zunehmend repräsentationale Funktionen und damit wesentlich die Artikulation des Wissens (ebd.: 71).

Bei Lernprozessen wird demzufolge das prozedurale Wissen „fortschreitend konzeptuell artikuliert und darüber zweckspezifisch modifiziert und elaboriert“ (ebd.: 67). In diesem Zusammenhang lässt sich die entscheidende Rolle der Sprache am deutlichsten erkennen, denn „sprachliche Symbole [...] forcieren den Prozess der konzeptuellen Artikulation, das heißt den Prozess der Generierung von deklarativem Wissen und den Ausbau von artikuliert strukturiertem prozeduralem Wissen, erheblich“ (ebd.). Mit anderen Worten ermöglichen sprachliche Symbole, wie schon oben angedeutet, nicht nur die bloße Weitergabe von Wissen, sondern seine Entwicklung selbst im Sinne einer durch Abstraktion bedingten Manipulation seiner prozedural bestimmten und handlungsorientierten Gegenstände, die unter anderem auch kultureller Natur sind:

> Das sprachliche Symbol, in seiner ursprünglichen Funktion als direktiv-indexikalische Geste, orientiert Sprecher und Hörer kognitiv wie prozedural in sozial geteilten konzeptionellen Strukturen mit handlungsleitender Funktion, das heißt in habituell korrelierten Wissensrahmen. Das sprachliche Symbol konserviert qua Gebrauchshabitualität diese praxisbezogene Korrelation als semantisch konventionalisierte Bindung, dies im Sinn einer kollektiv kongruenten Repräsentation [...]. Sprachliche Symbole und sprachliche Äußerungen sind letztlich ökonomische und präzise Instrumente für den Zweck, sich selbst oder Kooperationspartner unmittelbar in die Lage zu versetzten, eine thematische Bezugssituation (oder Bestandteile von dieser) in vertrauter, kulturell vorbestimmter Weise aufzufassen und zugehörige Einstellungen, Verhaltens-

und Handlungsdispositionen zu aktivieren (Tomasello 2006: 154f., Barsalou 2008). Das heißt mit anderen Worten, sprachliche Symbole sind Mittel für Anweisungen, ein kulturell weitgehend vorbestimmtes wahrnehmungs- und handlungsbezogenes Rahmungsprogramm auf eine jeweils thematische Situation anzuwenden (ebd.: 70).

In dieser Hinsicht lässt sich darüber hinaus die Wichtigkeit der didaktischen mündlichen sowie schriftlichen Kommunikation im Rahmen der Fachkommunikation erkennen, wobei „fachbezogenes Wissen" als „kulturspezifisches Wissen" (ebd.: 72) aufzufassen ist. Besonders hervorzuheben ist in diesem Zusammenhang auch die Tatsache, dass sich auf dieser Grundlage (nämlich der Trennung zwischen prozeduralem und deklarativem Wissen) auch die Experten- und Laienwissen unterscheiden:

> Expertenwissen ist häufig in weiten Teilen deklarativ verfügbar und in schriftlichen Texten ausführlich dokumentiert, im Sinne einer symbolisch detailliert reflektierten bzw. differenziert modellierten Praxis. Laienwissen hingegen ist in der Mehrzahl nur implizit-prozedural verfügbar und an personale Wissensträger gebunden (ebd.: 73).

Trotz der Grundsätzlichkeit des prozeduralen Wissens scheint seine deklarative Form eine wichtigere Rolle in der heutigen Gesellschaft zu spielen, weil diese eben von zunehmenden fachlichen Spezialisierungen reguliert ist:

> Fachwissen [...] ist ebenfalls ein Wissen primär prozeduraler Natur [...] Allerdings wird dieses Wissen in den modernen, differenziert entwickelten Gesellschaften wesentlich durch deklaratives Wissen strukturiert, elaboriert, ergänzt und gesichert. (Konerding 2009: 85)

Daraus entstehen extrem komplexe „Diskursuniversen", die zwar hauptsächlich deklarativ bewahren und weitergegeben werden (und zwar eben im Rahmen der didaktischen Kommunikation), aber ihre ursprüngliche prozedurale Natur behalten. Neue Erkenntnisse im Bereich der kognitiven (Neuro-)Psychologie haben nämlich gezeigt, so Konerding, dass,

> Sprach- bzw. Situationsverstehen wie Gegenstandskonstitution und -identifikation, und damit letztlich jede Form von Kategorisierung und Wissen nicht dazu dient, Informationen abzuspeichern bzw. zu aktuali-

sieren, sondern unmittelbare Handlungsfähigkeiten in ökologisch einschlägigen Kontexten zu sichern (ebd.: 91).

Zusammenfassend lässt sich Folgendes festhalten: Wissen ist ursprünglich prozeduraler Natur, nur in einem zweiten Moment (und nur teilweise) kann es deklarativ verfügbar gemacht, bzw. versprachlicht werden. In diesem Bezug sind die hier untersuchten Texte besonders interessant, denn sie fokussieren gerade auf diese Art Wissen, das jedoch nur teilweise aus der eigenen Erfahrung stammt, denn es wurde notwendigerweise auch zum Teil historisch deklarativ weitergegeben.

Die kognitiven Aspekte der Fachsprache und Kommunikation waren nicht von Anfang an Schwerpunkte der Fachsprachenforschung, sondern rückten im Rahmen dessen, was Roelcke (2010) auch als deren dritte Phase betrachtet, ins Blickfeld. Er unterscheidet nämlich drei Ansätze zur Beschreibung und Analyse von Fachsprachen, die gleichzeitig die verschiedenen Etappen der geschichtlichen Entwicklung dieses seit den 1920er Jahren in der Linguistik etablierten Forschungsbereichs darstellen. Dabei geht es, genau wie in den anderen sprachwissenschaftlichen Bereichen, um Perspektiven, die sich auf keinen Fall gegenseitig ausschließen, sondern als komplementär zu betrachten sind. Das von dem Strukturalismus geprägte *systemlinguistische Inventarmodell* betrachtet Fachsprachen in erster Linie als Zeichensysteme und stellt die Analyse der sprachlichen lexikalischen und syntaktischen Besonderheiten in den Vordergrund. Im Rahmen dieser Konzeption entstand nämlich auch die schon oben eingeführte Fachsprachendefinition von Lothar Hoffmann als

> die Gesamtheit aller sprachlichen Mittel, die in einem fachlich begrenzbaren Kommunikationsbereich verwendet werden, um die Verständigung zwischen den in diesem Bereich tätigen Menschen zu gewährleisten (Hoffmann 1985: 53).

Roelcke betont diesbezüglich, dass Hoffmanns Ansatz sich leicht mit der Auffassung von Fachsprachen als funktionale (oder im Sinne einer Gruppensprache soziale) Varietät verbinden lässt, wobei er darunter ein „sprachliches System" versteht,

> das einer bestimmten Einzelsprache untergeordnet und durch eine Zuordnung bestimmter innersprachlicher und außersprachlicher Merkmale gegenüber weiteren Varietäten abgegrenzt wird (Roelcke 2010: 16).

Die Stelle der Fachsprache im Varietätenspektrum wird im Folgenden genauer erläutert.

Interessanterweise schlägt Adamzik (2018), wie oben angedeutet, im Unterschied (bzw. teilweise daran anschließend) zu Roelcke eine weitere Perspektive auf die Fachsprachenforschung und ihre Ansätze vor, nämlich die Unterscheidung zwischen „Sprachtheorie (bzw. Theoretischer) gegenüber Angewandter Linguistik sowie deskriptiver (gegenüber präskriptiver) Sprachwissenschaft" (ebd.: 11) als Ausgangspunkt. Unter Angewandte Linguistik, so Adamzik, rechnet man heute im Prinzip alle praxisrelevanten Arbeiten der Sprachwissenschaft, in diesem Sinne wird sie als Gegensatz zur Systemlinguistik aufgefasst (ebd.: 12). Sprachphilosophische Ansätze gehen stattdessen auf die Frage nach der Verbindung zwischen Sprache, Denken und Wirklichkeit ein. Eine solche Verbindung richtet sich nach dem sog. sprachlichen Relativitätsprinzip (Sapir-Whorf-Hypothese), das ursprünglich von Whorf formuliert wurde. Das Problem bei einer solchen Verbindung, ist jedoch, dass die handlungsbezogene Dimension der Sprache nicht angemessen berücksichtigt wird:

> die Menschen sind nicht in erster Linie kontemplative Wesen, die lediglich beobachten, denken und sprechen, sondern Handelnde. Sie müssen in der Welt (über)leben und sich mit ihrer Umgebung auseinandersetzen. Wahrnehmen, Fühlen, Denken, Handeln und Sprechen gehen Hand in Hand (ebd.: 16)

Sprachen sind eben deswegen keine homogenen oder statischen Gebilde, weil Menschen Sprachmittel je nach dem jeweiligen spezifischen Bedarf entwickeln (ebd.). In dieser Hinsicht wird das Relativitätsprinzip für Fachsprachen relevant:

> Denn zur Bildung von Fächern kommt es eben deswegen, weil bestimmte Menschen sich mit bestimmten Weltausschnitten immer intensiver auseinandersetzen. Dabei nehmen sie Differenzierungen vor, die ‚normalen Menschen' nicht in den Sinn kämen. Ferner kreieren sie in diesem Zusammenhang unweigerlich neue Kategorien, schaffen also Fachsprachen und bauen davon viele kontinuierlich weiter aus. Wir

> können uns damit zunächst die Relativität als eine quantitative vorstellen, als Skala zwischen einer minimalen und einer sehr ausgeprägten sprachlichen Gliederung eines Weltausschnitts. [...] Ein Gegenstand oder Weltausschnitt ist nicht naturgemäß mit einem bestimmten Fach verbunden, sondern lässt sich unter sehr vielen verschiedenen Perspektiven mehr oder weniger intensiv bearbeiten, es besteht also eine Fächervielfalt. Hier ist zudem der Einfluss der (Fach-)Sprache auf das Denken unabweisbar. Besteht nämlich erst einmal ein Fach, so werden diejenigen, die sich darin ausbilden, in genau die Denkschemata gezwungen, die darin zu einem gegebenen Zeitpunkt gültig sind. Sie lernen die Fachsprache sowie mit ihr und durch sie, die Welt bzw. einen bestimmten Ausschnitt davon in einer bestimmten Weise zu sehen, zu kategorisieren, entsprechend zu fragen und zu handeln. (ebd.: 16–17)

Hieraus wird die Relevanz der kommunikativen Ebene, die in dieser Studie fokussiert wird, am deutlichsten ersichtlich: Die Besonderheit der Kommunikation in Lehrkontext(en) besteht eben darin, dass sie die Expertenperspektive, die fachlichen Denk- und Handlungsmuster, (mit)schafft bzw. zu schaffen versucht. Die Adressaten dieses kommunikativen Geschehens sind nicht nur am Fachwissen aus persönlichen, subjektiven Gründen interessiert, sie möchten Experte in diesem Bereich werden, was auch bedeutet, dass sie bestimmte Denkmuster entwickeln sollen.

Die zwei Positionen – Realismus und Konstruktivismus – werden schließlich von Adamzik verbunden, sie bestimmt sie dann „als kognitive Instrumente, die man gewissermaßen ein- und ausschalten kann bzw. muss – je nach dem Handlungskontext, in dem man gerade agiert. Es sind selbst Werkzeuge des Denkens“ (ebd.: 22).

Nun dürfen wir uns der Frage nach den unterschiedlichen Auffassungen und Klassifikationsmodellen von Fachsprache genauer widmen. Vorwissenschaftlich erfahren alle SprecherInnen im alltäglichen Umgang mit kommunikativen Situationen, dass ihre Sprache kein homogenes Gebilde, sondern nach unterschiedlichen außersprachlichen Faktoren jeweils unterschiedliche Ausprägungen aufweist. Der Terminus Varietät ist deshalb ursprünglich von alltäglichen Erfahrungen geprägt und wurde erst ab der zweiten Hälfte des 20. Jahrhunderts systematisiert. Dabei spielte der Modellvorschlag von Coseriu eine entscheidende Rolle: Er operiert zunächst mit dem Begriff funktionelle Sprachen und unterscheidet dabei eine diatopische, diastratische und diaphasische Dimension. Nabrings und Dittmar setzten diese funktionellen Sprachen mit Varietäten gleich und versuchen, mit diesem Ordnungsraster einen Überblick über das Varietätenspektrum zu geben. Sie betonen jedoch, „dass die Trennung der verschiedenen Dimensionen nur heuristischen Wert haben kann und eine reinliche Scheidung verschiedener Dimensionen und sprachlicher Varietäten recht problematisch ist“ (Nabrings 1981: 89).

> [...Vom heutigen Diskussionsstand lässt sich festhalten], dass die Einteilung in Anlehnung an Coseriu sich weitgehend durchgesetzt hat. (Adamzik 2018: 30)

Die extralinguistischen Dimensionen, die bei der Klassifikation und Analyse von Varietäten eine Rolle spielen, sind dementsprechend im Prinzip fixiert worden: „Zeit, Raum, soziale Schicht [...] und soziokommunikative Situation“ (Berruto 2004: 193 in Adamzik 2018: 38). Diesbezüglich lassen sich Fachsprachen als Varietäten z. B. wie Dialekte beschreiben. Eine solche Ansicht ist vor allem in Kontinentaleuropa vertreten:

> Während Fachsprache in Kontinentaleuropa als Untergebiet der Sozio- und Varietätenlinguistik erscheint, ordnet die englischsprachige Welt sie der Angewandten Disziplin English Foreign Language oder English Language Teaching zu, also der Fremdsprachendidaktik [vgl. Adamzik 2001: 15]. Fachsprache an und für sich, „the phenomenon of special language as such“ spielt dort keine Rolle. (Adamzik 2018: 27)

Dabei geht es genauer gesagt um Varietäten funktionaler Natur, wie Löffler (2010), der sich systematisch mit dem Varietätenspektrum des Deutschen auseinandergesetzt hat, betont. In seiner „Soziolinguistik des Deutschen“ beschreibt er Varietäten als

> gebündelte Textexemplare, deren sprachliche Merkmale in der Hauptsache von Redekonstellationstypen oder sozio-pragmatischen Bedingungen wie Individuum, Gruppe, Gesellschaft, Situation, Milieu oder Funktion geprägt sind (Löffler 2010: 79).

In der tatsächlichen Sprachrealität ist jedoch zwischen den dadurch unterschiedlichen Varietäten nicht scharf zu trennen, wie er auch graphisch durch sein berühmtes Modell zeigt:

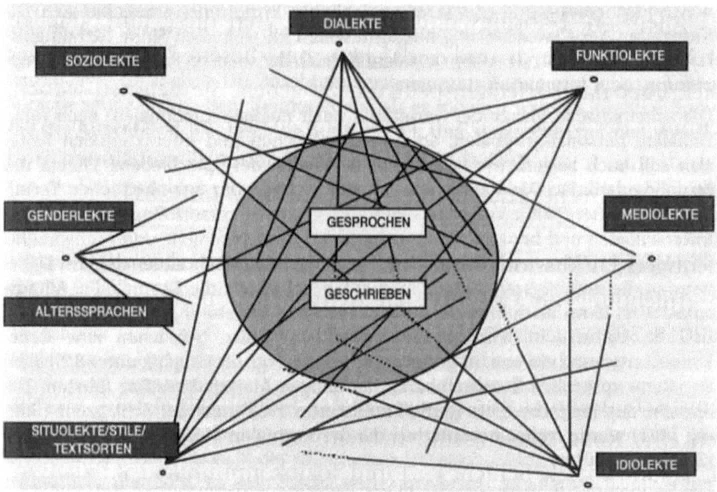

Abb. 4: Varietätenmodell (Löffler 2010: 79)

Saubere Grenzen zwischen Kategorien sind auch in diesem Bereich weder möglich noch wünschenswert und solche Kategorien sind nur als theoretisch operationalisierbare Konstrukte aufzufassen. Die Schwierigkeiten, einen solchen grundsätzlichen Begriff zu definieren, fasst Berruto wie folgend zusammen:

> Die Hauptschwierigkeiten der strengen Definition von Varietät liegen darin, (a) dass es nicht ganz klar ist, welche Menge und welche Typen sprachlicher Merkmale erforderlich sind, um von einer eigenständigen Varietät zu sprechen […] (b) dass die soziale und/oder situationsspezifischen Faktoren, die in signifikanter Weise mit einer gewissen Menge sprachlicher Merkmale konkurrieren, sehr breit gespannt und mannigfaltig sind. Hinzu kommt die Tatsache, […] dass erhebliche Probleme bestehen bezüglich der genauen Abgrenzung, Einordnung und Unterscheidung von Sprachvarietäten. (Berruto 2004: 189 in Adamzik 2018: 53).

Entscheidend bei der wissenschaftlichen Auseinandersetzung mit Varietäten ist jedoch notwendigerweise eine

> Operationierung des Begriffs […], die Variablen, Varianten und Varietäten unterscheidet (vgl. von Polenz 1991: 60f.). Varietät bezeichnet eine Menge von Varianten, die in Bezug auf Variablen fixiert sind. (Becker/Hundt 1988: 119 in Adamzik 2018: 53).

Nach dem oben eingeführten Modell von Löffler (2010) werden Fachsprachen, wie erwähnt, als *funktionale* Varietäten beschrieben, wobei er den Funktionsbegriff im Sinne der von Riesel (1963) vorgeschlagenen Einteilung der Sprache in fünf Domänen bzw. Vorkommensbereiche (Alltagsverkehr und die Alltagssprache, Belletristik und die Literatursprache, Wissenschaft und die Wissenschafts-/Fachsprache, Amtsverkehr und die Instruktionssprache, Pressewesen und die Zeitungssprache) als Ausgangspunkt benutzt. Diese fünf Funktionsdomänen werden anhand unterschiedlicher sozialer und interaktionaler Beziehungen und zugehöriger sprachlicher Erscheinungsformen charakterisiert.

Die Wissenschaft weist zum Beispiel „sozial-kollegiale Beziehungen, die auch elitär sind" auf, und zur Wissenschaftssprache gehört dementsprechend die Sachprosa (Löffler 2010: 95–96). Löffler betont darüber hinaus, dass jede von diesen Varietäten wiederum innersprachlich weiter differenziert werden kann, sie selbst gelten also als „Oberbegriffe für eine Reihe von Varietäten" (ebd.: 103). Zu der Wissenschaftssprache gehören nämlich in erster Linie Theoriesprache und fachliche Umgangssprache, die sich nach dem Medium (schriftlich einerseits und mündlich andererseits) unterscheiden: Diese beiden Ebenen dienen der Wissensvermittlung zwischen Experten und setzen deshalb auch Vorkenntnis der Terminologie voraus. Die Lehrbuch- und Unterrichtssprachen, die sich auch hinsichtlich ihres Mediums differenzieren, dienen dagegen dem Erwerb nicht nur der fachlichen Kenntnisse, sondern auch der entsprechenden Terminologie. Schließlich weist die Wissenschaftssprache auch eine Außen- oder Verteilersprache auf, die der Vermittlung fachlicher Kenntnisse an das relativ breite Publikum der Laien dient, ohne aber ihnen eine systematische Einführung ins Fachbereich bzw. in die zugehörige Terminologie anzubieten (vgl. ebd.). Damit ist auch die Komplexität der Wissenschaftssprache im Hinblick auf ihre Binnendifferenzierung angesprochen, wobei die hier fokussierte Schicht eine Zwischenebene im Hinblick auf die zwei Pole (*Theoriesprache* und *Verteilsprache* bzw. *fachinterne* und *fachexterne* Kommunikation) darstellt (vgl. Kapitel 3).

Auch im Modell Felders (2009) spielen die funktionalen Bedingungen bei der Beschreibung von Fachsprachen (sowie Fachtexten und -diskursen) eine entscheidende Rolle: Dabei gelten sie nämlich als funktionale Varietäten, gerade, weil „die Strukturierung der Semantik den zentralen Aspekt des Systems darstellt" (Felder 2009: 33). Felder (2009) unterscheidet in Anlehnung an Steger (1988) drei Dimensionen der Beschreibung von Varietäten: *sozialräumliche*, *funktional-zweckhafte* und *historische*. Durch die Kopplung der drei Dimensionen ergeben sich eine horizontale und eine vertikale Klassifikation von Varietäten:

> vertikal lässt sich das Ausdruckssystem gliedern einerseits nach hoher, mittlerer und kurzer Reichweite (als Kontinuum modellierter Übergang von Standard, Regiolekt und Dialekt). Andererseits kann das Inhaltssystem nach seinen Funktionsvarianten im Kontinuum von hohem Fachlichkeitsgrad (eng begrenzter Expertenkreis), mittlerem Fachlichkeitsgrad (fachextern ausgedehnte Verstehbarkeit) und geringem Fachlichkeitsgrad (weiter Rezipientenkreis) unterteilt werden. Horizontal zu gliedern sind die verschiedenen Semantiktypen (Felder 2009: 47).

Diese horizontale und vertikale Gliederung findet auch im Bereich der Fachsprachenforschung Verwendung, wobei sich einerseits die unterschiedlichen fachlichen Bereiche voneinander trennen und andererseits die verschiedenen kommunikativen Ebenen innerhalb der einzelnen Fachbereiche erkennen lassen. Während die horizontale Gliederung sich relativ leicht mit den strukturalistischen Ansätzen zur Fachsprachenbeschreibung verbinden lässt, wird im Folgenden ersichtlich werden, dass die vertikale Gliederung eher mit den funktional-pragmatischen bzw. kommunikativ-textuellen Ansätzen verbunden ist, die sich von der anfänglichen „lexikozentrische[n] Orientierung" der Fachsprachenforschung distanziert.

Nach Steinhoff (2007) ist diese Orientierung, bzw. die Auffassung der Fachsprache im Sinne eines hierarchisch strukturierten Systems und die darauf basierende relativ unmittelbare Verbindung des Phänomens mit der Terminologie als Folge des Gegenstandsbindungsideals aufzufassen. Er betont nämlich in Anlehnung an Gardt (1998), dass diesem Postulat eine „realistische erkenntnistheoretische Position zugrunde liegt" (Steinhoff 2007: 10):

> Die Rede von Gegenständen, auf die sich Fachsprachen beziehen […], scheint eine bestimmte Sicht des Verhältnisses von Fachsprache und Welt zu beinhalten. Die Wirklichkeit wird als gegeben vorausgesetzt, und die Sprache bezieht sich auf sie (Gardt 1998: 33).

Dadurch werden Fachsprachen als die „sachlichste ontologisch zuverlässigste aller Varietäten" (ebd.) aufgefasst. Infolge dieses Postulats hatte die Fachsprachenforschung bis zur sogenannten „pragmatischen Wende" der 1980er Jahre eine „lexikozentrische Orientierung" (vgl. Steinhoff 2007: 11).

Infolge der oben genannten Wende wurde dagegen das pragmalinguistische Kontextmodell entwickelt, das Fachsprache als Textäußerungen betrachtet und, entsprechend der Textauffassung selbst, ihre Eigenschaften insbesondere im Hinblick auf die zugrundeliegenden kommunikativen Bedingungen analysiert. Ein solcher Schwerpunkt lässt sich eigentlich schon in den Worten von Lothar Hofmann erkennen, der Fachtext sieht als

> Instrument und Resultat der im Zusammenhang mit einer spezialisierten gesellschaftlich-produktiven Tätigkeit ausgeübten sprachlich-kommunikativen Tätigkeit; er besteht aus einer endlichen, geordneten Menge logisch, semantisch und syntaktisch kohärenter Sätze (Texteme) oder satzwertiger Einheiten, die als komplexe sprachliche Zeichen komplexe Propositionen im Bewusstsein des Menschen und komplexen Sachverhalten in der objektiven Realität entsprechen (Hoffmann 1985: 233f).

Obwohl diese Definition die oben beschriebene Mehrdimensionalität des Textes nicht ausdrücklich berücksichtigt, ist das Stichwort dabei auch *Komplexität*. Bei einer solchen Auffassung der Fachsprachen können natürlich nicht nur innere Merkmale des sprachlichen Systems in Betracht gezogen und hierarchisch beschrieben, sondern müssen externe Faktoren fokussiert und mit ihnen verbunden werden. Dabei geht es in erster Linie um soziologische Gesichtspunkte, die die unterschiedlichen Kommunikationspartner im Hinblick auf Alter, Geschlecht, sozialen Status (Symmetrie und Asymmetrie), fachlichen Status, Grad an Vertraulichkeit, persönliche Nähe und Distanz und kulturelle Einbettung bestimmen. Es werden aber auch psychologische Aspekte beachtet, da auch ihre intellektuellen Fähigkeiten und Fertigkeiten, fachsprachliche Kompetenz, ihr situativer, psychischer und physischer Zustand, die Kommunikationsmotivation und -intention sowie der sich aus der Kommunikation selbst ergebende Grad an Verbindlichkeit einen großen Einfluss auf die Gestaltung des kommunikativen Events ausüben können. In Bezug auf eine solche pragmatisch bzw. funktional geprägte Auffassung von Fachsprache als Kommunikationsmittel ist nämlich auch ihre vertikale Schichtung zu interpretieren.

Im Hinblick auf diese Schichtung wurden auch die Fachtexte bzw. Fachtextsorten anhand der Unterscheidung zwischen *fachexterner* und *fachinterner* Kommunikation klassifiziert und beschrieben. Die Problematik einer solchen Klassifikation wird dadurch ersichtlich, dass sie die in dieser Studie fokussierte

Textsorten(klasse) nicht angemessen berücksichtigen kann, und zwingt uns dazu, begriffliche Kompromisse zu schließen (vgl. Kapitel 3).

Das kognitionslinguistische Funktionsmodell stellt die bisher letzte Etappe der wissenschaftlichen Auseinandersetzung mit Fachkommunikation dar und ist in erster Linie an dem mit der Kognition eng verbundenen Prozessen des Erwerbs, der Verarbeitung und Wiedergabe von fachlichen Kenntnissen interessiert. Dabei beschreibt Hoffmann die Fachkommunikation als

> die von außen oder von innen motivierte bzw. stimulierte, auf fachliche Ereignisse oder Ereignisabfolgen gerichtete Exteriorisierung und Interiorisierung von Kenntnissystemen und kognitiven Prozessen, die zur Veränderung der Kenntnissysteme beim einzelnen Fachmann und in ganzen Gemeinschaften von Fachleuten führen (Hoffmann 1993: 614).

Fachsprache zu lernen und verwenden zu können, bedeutet demzufolge nicht nur, sich einem System zu nähren. Die Arbeitsweise der menschlichen Kognition, die Prozesse der Abstraktion und Konkretisierung sowie Erwerb und Vermittlung des fachlichen Wissens dürfen nicht unbeachtet bleiben (Roelcke 2010: 23–24). Es liegt auf der Hand, dass dieses letzte Moment in der Geschichte der Fachsprachenforschung das Interesse an der hier untersuchte Textsortenklasse in besonderem Maße fordert. In den zum Korpus gehörenden Werken geht es nämlich gerade um eine besondere Form von Wissensvermittlung, die, wie oben schon angedeutet, kognitiv besonders herausfordernd, und zwar sowohl für den Produzenten als auch für den Rezipienten, sowie funktional sehr komplex ist (vgl. Kapitel 3 und 5).

2.2 Zu den begrifflichen Schwierigkeiten der Fachlichkeit (Bestimmung)

Die definitorischen Schwierigkeiten betreffen auch den Begriff Fach, der das grundlegende Parameter zur Herstellung der vertikalen Schichtung der Fachkommunikation darstellt. Die Definition von Fachlichkeit nach Gläser (1990: 16) präzisiert solche Schwierigkeiten:

> Fachlichkeit existiert nicht abstrakt, sondern ist an ein Trägermedium materieller oder idealer Art gebunden. Sie nimmt Gestalt an als Begriffssystem (Fachsystematik), Bezeichnungsinventar in Form des

> Fachwortschatzes (mit seiner Binnengliederung von der Terminologie über Halbtermini zu Jargonismen als umgangssprachlicher Fachlexik) und schließlich als Fachtext (mit einer möglichen Abstufung der Fachlichkeit im Hinblick auf verschiedene Kommunikationssituationen und Adressanten).

Bei diesem Begriff geht es also um eine Zusammenstellung von Merkmalen, deren Vorkommen jeweils auch innerlich differenziert ist. Konkret umformuliert bedeutet das, dass es nicht (nur) um das Vorkommen von Fachwortschatz geht, sondern auch um dessen innere Gliederung, die jeweils unterschiedliche Funktionen hat, die mit weiteren außersprachlichen Parametern zu verbinden sind. Solche Funktionen sind mit jeweils spezifischen Weltansichten verbunden:

> Zur Bildung von Fächern kommt es eben deswegen, weil bestimmte Menschen sich mit bestimmten Weltausschnitten immer intensiver auseinandersetzen. Dabei nehmen sie Differenzierungen vor, die ‚normale Menschen' nicht in den Sinn kämen. (Adamzik 2018: 16)

Die Art und Weise, wie die Welt „ausgeschnitten" wird, lernen die Studierenden eben auch durch Texte, die ihre Ausbildung bestimmen, die dementsprechend solche Denkschemata widerspiegeln und verstärken (vgl. Kapitel 3). Adamzik (2018) schlägt folgende Fachdefinition vor:

> Ein Fach ist ein Gegenstandsbereich, auf dessen (kommunikative) Bearbeitung unter einer bestimmten Perspektive sich in einer Gesellschaft bestimmte Menschen spezialisiert haben. Die Aufgliederung in verschiedene Fächer variiert historisch und kulturell sehr stark (ebd.: 95)

Solche Definition betont zwei wichtige Aspekte, die für die vorliegende Arbeit von Bedeutung sind: Erstens, dass die Abgrenzung historisch bedingt und deshalb dem historischen Wandel unterworfen ist, und zweitens (daran anknüpfend), dass die Einteilung eben selbst ein menschliches Konstrukt ist. Der zweite Aspekt bedeutet jedoch keineswegs, dass Fächer nicht „real" sind, den Wirklichkeitsstatus solcher Konstrukte erläutert nämlich Adamzik in Anlehnung an Berger/Luckmann (1980):

> Konstruktheit und reale Existenz schließen sich ja nicht aus, im Gegenteil: Wenn wir etwas konstruiert haben, dann existiert es als Konstrukt und ist damit Teil der Wirklichkeit geworden. Ein soziales Konstrukt (Stereotyp, Institution) ist ebenso wichtig wie ein technisches (Maschine) oder ein intellektuelles (Theorie). Sekundär können wir den Sinn all dieser Dinge auch wieder hinterfragen, Revolutionen machen und eine neue Staatsform einführen, Behörden schließen oder zusammenlegen, Maschinen verschrotten und neue bauen, linguistische Theorien für obsolet erklären usw. Zu einer gegebenen Zeit und für eine gegebene Gemeinschaft gilt jedoch das Bestehende. Es hat reale Existenz innerhalb einer Bezugswelt. Mit dem Werk von Berger/Luckmann haben wir die Theorie, die wir für die funktionale Dimension gesucht haben, eine, die den Wirklichkeitsstatus von Gegenständen betrifft. Vor allem haben wir damit auf der außersprachlichen Seite auch eine Kategorie, die zu der Dichotomie Fach- vs. Gemeinsprache passt, nämlich neben „spezialisierten Tätigkeitsbereichen" die Alltagswelt. (Adamzik 2018: 98)

Der Grad an Fachlichkeit löst erhebliche Schwierigkeiten bei der Textsortenklassifikation aus, die nicht zufällig im Hinblick auf die Unterscheidung zwischen populärwissenschaftlichen Texten und Lehrbüchern besonders ersichtlich werden:

> In populärwissenschaftlichen Texten kann die Fachlichkeit durch die Umschreibung von Termini mit Hilfe von Alltagslexik sowie durch Alltagsbeispiele modifiziert werden. In didaktisierenden Fachtexten muss der Fachlichkeitsgrad dem Wissensstand bzw. der Altersstufe des Adressatenkreises angepasst sein. Beide Vermittlungsformen von Fachwissen haben eine Reihe funktionaler Gemeinsamkeiten, unter denen metakommunikative Äußerungen und wirkungsvolle Stilmittel eine wichtige Rolle spielen. (Gläser 1990: 17)

Das Phänomen der Popularisierung trifft auf diese Studie nicht unmittelbar zu, aber Berührungspunkte mit Texten „fachexterner" Kommunikation im weitesten Sinne bzw. Texten, die für den breiteren Adressatenkreis gedacht waren, der kein Interesse hatte, sich in einem bestimmten Fachbereich auszubilden, aber trotzdem Interesse hatte, sich über ein (oder mehrere) Phänomen(e) des Bereichs zu erkundigen, dürften erwartet werden (zu den Schwierigkeiten der Umsetzung heutiger wissenschaftlicher Kategorien für ältere Texte vgl. Kapitel 4).

2.3 Die fachsprachlichen Postulate und ihre Relativierung

Im Rahmen der heutigen synchronisch orientierten Fachsprachenforschung werden insbesondere die sogenannten Postulate der Fachkommunikation fokussiert, nämlich *Exaktheit*, *Ökonomie* und *Anonymität* (vgl. Baumann 1998b; Fijas 1998; Oksaar 1998). Paradoxerweise sollen in der Fachkommunikation im Idealfall vor allem diese Probleme, und zwar die Mehrdeutigkeit und Ambiguität, die wir eigentlich bei vielen theoretischen Bestimmungen der Begriffe *Fach* und *Fachsprache* sowie *Text* festgestellt haben, vermieden werden. Das Streben nach Exaktheit ist nämlich die wichtigste Eigenschaft der Fachkommunikation, sowohl aus synchronischer als auch aus diachronischer Perspektive. Wie Baumann (1998b: 376) bemerkt, ist sie „seit der Antike eine präzise Verständigung zwischen den Fachleuten", und sie wird sowohl mit sprachlichen als auch mit außersprachlichen Mitteln realisiert:

> Die Forderung nach Exaktheit in der fachlichen Kommunikation setzt voraus, daß sich in konkreten Fachgebieten kommunikative Strategien herausbilden, die eine eindeutige und für den Rezipienten unmißverständliche Bindung des sprachlichen und nichtsprachlichen Ausdrucks an den jeweiligen fachwissenschaftlichen Sachverhalt, Gegenstand oder Prozeß ermöglichen (z. B. Verwendung von künstlichen Sprachen, Formeln, Symbolen, Graphika). (ebd.)

Das *Phänomen* betrifft nicht nur die lexikalische Ebene, es geht, wie Baumann noch betont, um eine erkenntnistheoretische Frage, die auch das komplizierte Verhältnis zwischen Sprache und Wissen widerspiegelt:

> Im Weiteren wollen wir unter dem Phänomen der Exaktheit die historisch-konkrete erkenntnistheoretische Qualität des subjektiven Widerspiegelungsbezuges zur objektiven Realität verstehen. Der Prozeß der Vergesellschaftung hat es mit sich gebracht, daß die Individuen entsprechend ihrer verschiedenen Erfahrungen, ihres spezifischen Wissensstandes und ihrer jeweiligen Interessen am widerzuspiegelnden Objekt die Wirklichkeit als Erkenntnisobjekt mehr oder weniger adäquat abbilden. Daraus ergibt sich ein konkreter Grad der Exaktheit bei der Darstellung der Realität. Dieser befindet sich im Schnittpunkt eines komplexen Beziehungsgefüges, in dem sowohl der Mensch als erkennendes

und kommunizierendes Subjekt als auch die Wirklichkeit als Erkenntnisobjekt wichtige Bezugspunkte darstellen. Der erkenntnistheoretische Aspekt der Exaktheit ist somit ein Ergebnis des gesellschaftlichen Erkenntnisprozesses und wird im Kommunikationsprozeß von den Individuen über die verschiedenen Ebenen des Sprachsystems erschlossen. Die sprachliche Existenzform der Exaktheit hingegen wird in der Fachkommunikation vor allem von drei Merkmalen bestimmt. (ebd.)

Hinsichtlich der Frage nach dem Erkennen der Exaktheit in den Texten listet Baumann drei Merkmale auf, darunter auch „die Determination der lexikalischen Bedeutungen, die mit den (fachsprachlichen) Ausdrücken konventionell verbunden sind" (ebd.), d. h. den Gebrauch einer festgelegten (in der heutigen Kommunikation auch institutionell normierten) Terminologie. Im Fall von Fachlehrtexten geht es um eine besondere Form von terminologischem Gebrauch, der darauf abzielt bzw. abzielen sollte, die Termini zu verdeutlichen, leicht einprägsam zu machen und in ihrer diskursiven Einbettung darzustellen. Die „Orientierungsebene" (Bongo 2008: 241), die das Lehrbuch zu schaffen versucht, dient auch dazu, diese konventionelle feste Verbindung zwischen lexikalischen Einheiten und damit bezeichneten außersprachlichen Gegenständen zu veranschaulichen.

Das Phänomen der Exaktheit betrifft jedoch nicht nur die lexikalische Ebene, sondern lässt sich auch in Bezug auf die Textstruktur erkennen, die mit der Frage der Textsortenbestimmung eng verbunden ist:

> Im Bereich der Fachkommunikation haben sich somit strukturell und funktional relativ stark genormte Textsorten herausgebildet (Baumann 1992: 152 ff). Die Normierung betrifft z. B. die Art der Verknüpfung der Aussagen im Text bzw. die Spezifik des Beziehungsgefüges von außer- und innersprachlichen Faktoren im Text (Makrostruktur). Zudem kann nicht übersehen werden, daß sich in bestimmten Fachtexten bereits Textmodelle der Gliederung eines Sachproblems (Textbauplan) herausgebildet haben. Interdisziplinäre Untersuchungen haben gezeigt, daß diese Fachtexte in einzelne inhaltliche Segmente zerfallen, denen bestimmte lexikalische, syntaktische, stilistische u. a. Elemente zugeordnet werden können (vgl. z. B. Fachtextsorten Beipackzettel, Patentschrift, Gebrauchsanweisung). (Baumann 1998b: 378)

Hinsichtlich der anderen Prinzipien der Fachkommunikation, nämlich Anonymität und Ökonomie (vgl. Fijas 1998; Oksaar 1998), muss betont werden, dass sie umstrittene Phänomen sind, die aus diachronischer Sicht noch problematischer erscheinen. Was unter Anonymität in der Regel zu verstehen ist, ist das Streben nach einer möglichst objektiven Beziehung zu den wissenschaftlichen Gegenständen. Es liegt auf der Hand, dass jede subjektiv konnotierte Aussage vermieden werden soll. Im Idealfall soll der Text nämlich so geschrieben und gelesen werden, als ob dahinter kein Autor stecken würde bzw. zu erkennen sei. Da jedoch Sprache bzw. Kommunikation in der Realität immer an SprecherInnen und ihre kulturellen Horizonte gebunden ist und trotz allen Bemühungen zur objektiven Darstellung davon beeinflusst wird, ist das Prinzip der Anonymität schon aus synchronischer Perspektive als relative Größe aufzufassen, die sich aus diachronischer Perspektive wegen der notwendigerweise unterschiedlichen Schreibtradition noch schwerer zu verfolgen wäre. Da es weniger ergiebig gewesen wäre, nach den sprachlichen Mitteln zu suchen, die ein solches Postulat verwirklichen würden bzw. zu verwirklichen versucht hätten, stellte sich eher in dieser Studie die Frage, ob die Autoren versucht haben, dieses Postulat bewusst zu berücksichtigen oder eventuell sich bewusst dagegen geäußert hätten. Subjektiv konnotierte Aussagen können nämlich zum Zweck der Veranschaulichung von Inhalten bewusst verwendet werden, wie es manchmal in der didaktischen Kommunikation der Fall ist. Adamzik betont bezüglich der Relativierung solcher Prinzipien, dass sie eigentlich eher als Ausdruck der Maxime der Kommunikation zu interpretieren seien:

> Sollte es irgendwelche Varietäten geben, die man dadurch charakterisieren könnte, dass sie nicht effizient und ökonomisch sind? Das steht eigentlich in direktem Widerspruch zu einem der kanonischen Theoreme der Pragmalinguistik, nämlich den Konversationsmaximen von Paul Grice. Danach unterstellen wir, dass sich die Leute genau so ausdrücken, „wie es von dem akzeptierten Zweck […] gerade verlangt wird" (Grice 1975/1979: 248); d. h., sie orientieren sich immer an den Maximen Ökonomie, Effizienz, Klarheit usw. Maximale Präzision und Explizitheit sind aber nur in besonderen Fällen effizient bzw. situativ angemessen. (Adamzik 2018: 89)

Sie kommen jedoch in Fachsprachen mit besonderer Ausprägung zu stilistischen, aber vor allem funktionalen Zwecken vor, und diese Besonderheit (wie bei allen Varietäten, die eben nur dadurch als solche überhaupt anerkannt werden können) wird erst durch einen Gegenpol ersichtlich. Nur im Vergleich zu der sogenannten *Gemeinsprache* (die natürlich auch ein Konstrukt ist) scheinen Fachsprachen besonders exakt, ökonomisch und anonym zu sein.

2.4 Metaphern in der (medizinischen) Fachkommunikation

Zu der Relativierung fachsprachlicher Postulate dürfte auch der Gebrauch von Metaphern zählen, die ihrer Natur nach immer eine gewisse (jedoch auch, wie es sich zeigen lässt, funktionell bedingte) Ambiguität aufweisen.

Das in den modernen sprachwissenschaftlichen und psychologischen Auseinandersetzungen mit Metaphern grundlegende, immer wieder zitierte, aber auch unterschiedlich problematisierte Werk von Lakoff und Johnson (1980) hat auf wichtige kognitionspychologische Implikatonen des meist unbewussten Metapherngebrauchs verwiesen und diese anhand der Beispiele aus der Alltagskommunikation empirisch nachgewiesen. Metaphern seien dementsprechend grundlegende Orientierungsschemata des menschlichen Denkens, die die Wahrnehmung alltäglicher Erfahrungen bestimmen und das darauf basierende Handeln beeinflussen. Da wissenschaftliche Gegenstände selbst aus einer spezifischen, funktional bestimmten kanonisierten Auseinandersetzung mit der Welt bzw. einer funktionell determinierten Wahrnehmung der Welt entstehen, liegt auf der Hand, dass auch sie zum Teil metaphorisch geprägt sind bzw. von Metaphern konstituiert werden.

Über die entscheidende Rolle der Metaphern in der Wissenschaftskommunikation lassen sich viele Forschungsarbeiten finden (vgl. z. B. Drewer 2003, aber auch Hermann/Sardinha 2015). Im Folgenden beschränken wir uns jedoch auf den medizinischen Bereich, wobei sich zeigen lässt, dass die zahlreichen Berührungspunkte mit weiteren Disziplinen nicht ignoriert werden dürfen, sondern, dass gerade die Untersuchung dieser Berührungspunkte eigentlich ein wichtiges Desideratum der Metaphernforschung darstellen soll. Metaphern in der medizinischen Kommunikation dienen bekanntlich unterschiedlichen Zwecken, worauf z. B. schon die Arbeiten von Bauer (2006) und Fleischmann (2001) aufmerksam gemacht und was die Studien Goschlers (2008) sowie Schachtners (1999; 2001) empirisch untersucht haben.

Bauer (2006) zeigt, dass die meisten Metaphern des medizinischen Bereichs eigentlich als „tot“ bzw. lexikalisiert vorkommen. Sie gehören zur medizinischen Terminologie, wie *messenger-RNA* und *genetischer Code*. Es geht dabei um Metaphern, deren übertragene Bedeutung (theoretisch) nicht mehr bewusst ist. Andere tote Metaphern der medizinischen Terminologie sind die Benennungen von Phänomenen nach Gestalten aus der griechischen und römischen Sagenwelt, nämlich Mythonyme: Der Titanensohn Atlas bezeichnet zum Beispiel jetzt den obersten Halswirbel und die Götterbotin Iris wird in der Anatomie des Auges verwendet. Metaphern werden aber auch zur Bildung von Theorien verwendet: Dabei werden oftmals nichtmedizinische Phänomene zur impliziten Erläuterung medizinischer Vorgänge, Gegenstände und Sachverhalte herangezogen, und in diesem Zusammenhang stellen die Politik und das gesellschaftliche Leben die wichtigsten Bildspender.

Schon im Mittelalter waren solche Metaphern üblich: im Bereich der Humoralpathologie, die die Gesundheit als Resultat der richtigen Mischung der vier Körpersäfte (Blut, gelbe Galle, schwarze Galle und Schleim) angesehen hat (vgl. Kapitel 4). Da jede fehlerhafte Mischung der Säfte sich in einer Krankheit (pathologische *Dyskrasia*) umwandelte, kam dem Arzt die Rolle eines Steuermanns zu, der das Leben wieder ins Gleichgewicht zurückführen sollte (Bauer 2006: 1309).

Im 19. Jahrhundert wurde die politische Metapher im Bereich der Pathologie angewandt: Bauer weist darauf hin, dass der deutsche Pathologe Rudolf Virchow die Zellen (kleinste funktionsfähige Einheiten des Organismus) mit Individuen einer Gesellschaft verglichen hat. Dieser Auffassung zufolge hängt der Wohlstand des organischen Systems vom Verhalten der einzelnen Zellen ab, genau wie eine Gesellschaft von den einzelnen Individuen. Die Metapher des Zellenstaats in Virchows Werken bzw. die gegenseitige Beeinflussung der politischen und medizinischen Domänen in seinen Werken wurde später ausführlicher von Sander (2012) untersucht. Eine solche Auffassung hat sich eigentlich als Basis auch des modernen Krankheitsverständnisses erwiesen. Sie hatte damals politische Implikationen, die heute nicht mehr gelten, aber sie dient trotzdem immer noch zur Verständlichkeit der komplexen Zusammenhänge, die dem menschlichen Körper zugrunde liegen. Mit der Entstehung der Bakteriologie als medizinischer Teilbereich und der damit verbundenen Entdeckung der „causa externa", d. h. des Krankheitserregers, wurde schließlich die Auseinandersetzung der Mediziner (und nicht des Patienten, dessen Rolle als Träger bzw. als Behälter von Krankheiten marginalisiert wurde) mit der Krankheit als Krieg konzeptualisiert.

Goschler (2008) führt dagegen eine systematische Untersuchung des Gebrauchs von Metaphern in populärwissenschaftlichen Texten der Zeitschrift

„Gehirn und Geist" durch. Einige Beispiele und Überlegungen ihrer Analyse sind auch für das hier angesprochene Problem des (zum Teil) didaktischen Wissenstransfers von großer Bedeutung. Der Ausgangspunkt ihrer kognitivlinguistischen Untersuchung ist der Zusammenhang zwischen der sprachlichen und der konzeptuellen Ebene, der in der Theorie von Lakoff und Johnson eigentlich fehlte. Sie analysiert darüber hinaus nicht nur Metaphern auf Wort- sondern auch auf Konstruktionsebene. In der Analyse werden also folgende Strukturen beachtet (vgl. Goschler 2008: 43–44):

1. Kopulakonstruktionen, wie „das Gehirn ist ein gigantisches Netz", die „transparenteste Metaphern" (ebd.) sind
2. Strukturen, deren Wörter in ungewöhnlicher Weise verwendet werden: „unsere kopfinterne Steuerzentrale muss entscheiden, welche Strategie hier angebracht ist" (ebd.)
3. Metaphorisierungsprozesse auf der Ebene der Argumentstruktur eines Verbs: „Das Gehirn versucht, eine neue Interpretation zu finden" (Verletzung der Selektionsbedingungen) (ebd.)
4. Gebrauch bestimmter Präpositionalphrasen, die zu einer metaphorischen Interpretation des Konstrukts führen: Im Satz „nur solche Inhalte gelangen ins Gedächtnis" führt der Gebrauch der direktionalen Präpositionalphrase zu einer Raummetapher. „Inhalte" und „Gedächtnis" werden als konkrete Gegenstände aufgefasst, die sich in einem Raum bewegen (ebd.)
5. Komposita wie „Rückerinnerungsflut", deren Kopf („Flut") für die metaphorische Übertragung verantwortlich ist (ebd.).

Die Untersuchung Goschlers zeigt, dass laienbezogene Metaphorisierungsprozesse insbesondere auf drei konzeptionelle Domänen zurückzuführen sind: Es geht dabei nämlich um räumliche bzw. reifizierende, technische und personifizierende Metaphern. Sie finden darüber hinaus auf allen Beschreibungsebenen Verwendung: Sie dienen nämlich sowohl zur Veranschaulichung der Funktionen des Gehirns als auch zur Darstellung seiner Bestandteile und Gliederung sowie zu seiner allgemeinen Charakterisierung als Ganzes. Die Autorin stellt im Rahmen der Analyse einige wichtige Tendenzen fest. Im Fall der Hirnfunktionen bemerkt sie folgende „Konstanten" (ebd.: 114):

> Hirnteile werden personifiziert; Inhalte werden reifiziert; Raum-, Weg-, Bewegungs- und Containermetaphern sind allgegenwärtig; Die Erzeu-

> gung oder Prozessierung der Inhalte durch die Hirnstrukturen wird sehr oft in Begriffen der Arbeit oder Bearbeitung gefasst. [...] Wahrnehmung wird sehr oft als ein Vorgang des Eindringens bestimmter Dinge (Signale, Daten, Informationen – teilweise als Dinge mit stofflichen Eigenschaften beschrieben) in den Behälter Gehirn [dargestellt]. Dort werden die Dinge bearbeitet, oft in Form von Berechnungen. Die Instanzen, die diese Aufgaben erfüllen, werden teils als technische Geräte beschrieben und sehr oft personifiziert (ebd.).

Der allgegenwärtige Gebrauch von Raummetaphern und insbesondere die Tendenz zur Reifizierung der Inhalte interpretiert Goschler als ein Zeichen dafür, dass „es sich bei Raum um ein grundlegendes Schema“ handelt, „das unsere Wahrnehmung und unser Denken strukturiert“ (ebd.: 167). Zu einer ähnlichen Schlussfolgerung waren nämlich schon Lakoff und Johnson gekommen, die feststellten, wie solche Metaphern viele abstrakte Konzepte wie Liebe, Emotionen und Beziehungen strukturieren (Lakoff und Johnson 1980, Lakoff 1990, Johnson 1987, 1991). Sie stellen auch in der Wissenschaftskommunikation solcher Metaphern fest, und betonen, dass sowohl die Relativitätstheorie als auch die String-Theorie auf Raummetaphern basiert (Lakoff und Johnson 1999: 160, 227–228, 229–239). Es geht dabei um komplexe konzeptuelle Systeme, die unter anderem mit dem kognitiven Prozess der Reifizierung von abstrakten Gegenständen verbunden sind, denn ihnen liegt offensichtlich die konzeptuelle Metapher IDEAS ARE SOLID OBJECTS zugrunde. Es muss dabei betont werden, dass die Möglichkeit, Ideen als konkrete Gegenstände aufzufassen und als solche zu manipulieren, die Entstehung und Entwicklung des wissenschaftlichen Denkens selbst ermöglicht:

> Understanding our experience in terms of objects and substances allows us to pick out parts of our experience and treat them as discrete entities or substances of a uniform kind. Once we can identify our experiences as entities or substances, we can refer to them, categorize them, group them, and quantify them – and by this means, reason about them (Lakoff und Johnson 1980: 25).

Eine eher kritische, auf Erfahrung basierte Arbeit, die mittlerweile auch grundlegend für die medizinische Metaphernanalyse ist, wurde von Susan Sontag (1990) geschrieben. Als Krebspatientin betont sie die wichtigen psychologischen Auswirkungen der bekannten KRIEGSMETAPHORIK, die sie dann auch in Bezug auf AIDS analysiert. Eine für diese Studie wichtige wissenschaftliche Auseinandersetzung mit Metaphern in medizinischer Praxis stellt aber vor allem die Untersuchung Christina Schachtners (1999; 2001) dar, die auf folgende Fragen eingeht:

> Wie kommen ÄrztInnen zu ihren Diagnosen und zu ihren therapeutischen Entscheidungen? Welcher Logik folgt ihr Handeln, und worauf stützt sich diese? Zur Erforschung dieser Fragen wurden das qualitative Interview und die Methode der Visualisierung benutzt. Die ÄrztInnen fertigten Zeichnungen an, mit denen sie den Prozess der Diagnosesuche sowie der Arzt-Patient-Beziehung darstellten. (Schachtner 2001: 61)

Anhand ärztlicher Gespräche und von den Ärzten selbst gemachter Zeichnungen stellt sie Folgendes fest:

> Das Ergebnis der Studie, auf einen kurzen Nenner gebracht, lautet: Ärztliches Handeln generiert sich auf der Basis von Metaphern. Die gestaltende Kraft von Metaphern zeigt sich bereits im ersten Blick, den ÄrztInnen auf ihre PatientInnen werfen; sie wirkt weiter in der Auswahl und Handhabung diagnostischer Verfahren und therapeutischer Instrumente sowie in der Gestaltung der Arzt-Patient-Beziehung. Die metapherngestützen Handlungsmuster konkretisieren bestimmte Krankheits- und Gesundheitsbilder und tragen so zu einer Festigung und Ausdifferenzierung dieser Bilder bei (ebd.: 63).

Die in der Studie festgestellten Metaphernschemata verbindet Schachtner mit drei Handlungsschemata, die „eine Nähe zum biomedizinischen, soziopsychosomatischen und salutogenetischen Paradigma zeigen“ (ebd.).

Dass Metaphern eine Verbindung zu unterschiedlichen Paradigmen des medizinischen Denkens aufweisen (können), wurde übrigens auch von Schiefer (2005) festgestellt, und zwar anhand einer Analyse ärztlicher Briefe. Die Studie Schachtners ist aber besonders interessant, weil sie einen tieferen Einblick in die Verbindung zwischen Kognition, Kommunikation und Handeln anbietet. Eine solche Verbindung wurde übrigens von Steen (2008) betont, aber auch problematisiert, und zwar im Rahmen der Delibetare Metaphor Theory (DMT):

> I propose that a metaphor is used deliberately when it is expressly meant to change the addressee's perspective on the referent or topic that is the

> target of the metaphor, by making the addressee look at it from a different conceptual domain or space, which functions as a conceptual source. […] Deliberate metaphors are those cross-domain mappings that involve the express use, in production and/or reception, of another domain as a source domain for re-viewing the target domain. Deliberate metaphor is a relatively conscious discourse strategy that aims to elicit particular rhetorical effects. This is what distinguishes deliberate metaphor from all nondeliberate metaphor. (ebd.: 222–223)

Die Bedeutsamkeit dieser Theorie für die vorliegende Studie lässt sich vor allem im Hinblick auf die Problematisierung des Konventionalisierungsprozesses und seine sprachlich-kognitiven Implikationen zeigen. Nach der traditionellen Auffassung von konzeptuellen Metaphern lassen sich diese in erster Linie als Resultat eines Kanonisierungsprozesses interpretieren: Sie seien in der Regel als neue (occasional) Metaphern geboren und hätten sich dann als relativ feste Muster zur Konzeptualisierung bestimmter Phänomene etabliert. Der Grad an Bewusstsein, den SprecherInnen beim Gebrauch solcher Metaphern zeigen (können), würde sich mit der Erhöhung des Kanonisierungsgrads vermindern: Je älter eine Metapher, desto weniger wird sie den SprecherInnen bewusst. Steen plädiert dagegen dafür, angesichts solches an sich unleugbar historisch bedingten Prozesses sowie aller psycholinguistischen Arbeiten, die den unbewussten Gebrauch von sehr konventionellen Metaphern untersucht haben, die kommunikative Dimension bzw. die von den SprecherInnen bewusst gezeigte Entscheidung, Metaphern zu bestimmten kommunikativen Zwecken zu verwenden, als Ausgangspunkt genuin linguistischer Untersuchungen nicht zu vernachlässigen. Diesbezüglich unterscheidet er zwischen zwei Gebrauchstypen von Metaphern, deliberate und non-deliberate:

> a metaphor is used deliberately when its structure signals that the addressee has to move away their attention momentarily from the target domain of the utterance or even phrase to the source domain that is evoked by the metaphor-related expression. […]
>
> Deliberate metaphor use hence reveals a communicative dimension of metaphor, pertaining to the value of a metaphor as a specific means of communication between language users […] Metaphors are not only a matter of thought (with conceptual structures bridging conceptual domains or mental spaces) and a matter of language (with linguistic expressions in context indicating at least one aspect of such cross-domain

> mappings in thought), but also of communication, with linguistic expressions in context suggesting whether the metaphor has a specific value to the interlocutors as a distinct communicative (typically: rhetorical) device – or not. (Steen 2015: 1–2).

Die Daten dieser Studie zeigen, dass auch sehr konventionelle Metaphern beabsichtigt verwendet werden (können), und zwar, wenn sie bestimmte kommunikative Funktionen ausüben bzw. typischerweise, wenn sie didaktisch oder argumentativ motiviert sind. Trotz Veränderungen in den medizinischen Paradigmen werden bestimmte Metaphern immer neu verwendet und in manchen Fällen neu interpretiert bzw. in neue begriffliche Kontexte integriert. Deshalb könnten sie einerseits tatsächlich als Spiegel von grundlegenden (womöglich auch fachübergreifenden) Denkmustern interpretiert werden, andererseits aber zwingen sie weder die Fachleute noch die PatientInnen, sie zu verwenden, sondern bleiben trotz Konventionalisierungsgrades und Orientierungsfunktion eine relativ freie Ausdrucksmöglichkeit. Eine wissenschaftliche Auseinandersetzung mit ihnen, vor allem auf der Ebene der Ausbildung, ermöglicht stattdessen einen bewussteren Umgang mit ihnen. Die Arbeit von Schachtner (2001) zeigt eben zum Beispiel sehr deutlich, dass ÄrztInnen unterschiedliche, zum Teil konkurrierende metaphorische Schemata zur Konzeptualisierung von Krankheit und Gesundheit verwenden, die mit unterschiedlichen Handlungsmodalitäten sowohl in der Gestaltung des Arzt-Patient-Verhältnisses als auch in der Diagnose- und Therapieformulierung verwendet werden.

Die Auffassung von KRANKHEIT ALS NORMABWEICHENDE URSACHE-WIRKUNGS-KETTE, bzw. als „linearer Prozess, der auf eine eindeutige Ursache zurückzuführen ist“ (Schachtner 2001: 64), die mit dem biomedizinischen Paradigma verbunden ist (ebd.), impliziert z. B., dass Krankheit sich auf „Schienen und Bahnen“ bewegt (ebd.). In diesem Schema spielen eigentlich unterschiedliche metaphorische Muster eine Rolle: Krankheit wird in erster Linie in das für die Wissenschaftskommunikation grundlegende Denkschema REISEMETAPHORIK (bzw. die Auffassung der PROZESSE ALS REISE) integriert. Dazu wird sie im Sinne eines DEFEKTS aufgefasst bzw., um Fleischmann zu zitieren, als „outrage“ (vgl. Fleischmann 2001), als Verletzung der normalen Ordnung. Die in diesem Schema enthaltenen Bahnen spiegeln sich in den Daten von Schachtners Studie in der Art und Weise, wie ÄrztInnen mit den PatientInnen umgehen:

> Schon im ersten Blick auf den Patienten steckt die Intention, eine Schiene zu eröffnen, auf der der Arzt vorwärts, nicht etwa seitwärts kommen will. Verweigerungen müssen ihn nicht interessieren, denn Krankheitsverläufe sind für ihn geradlinige Verläufe. (ebd.)

Auch die Diagnosesuche ist von diesem Schema geprägt:

> Die im Zuge des ersten Blicks gestellte Anhiebsdiagnose verweist in dem von dem Arzt geschilderten Fall auf eine mögliche Kreislauf-, Stoffwechsel- oder Schilddrüsenschädigung. Mit Blick auf diese möglichen Schienen – die ausschließlich auf das Organische abstellen – untersucht der Arzt eine Vielzahl von Körperteilen und -funktionen mit dem Ziel, die Anhiebsdiagnose durch eine vorläufige Diagnose zu ersetzen [...] Die Schienenmetapher (Schachtner 1997) erlaubt ein systematisches, planvolles, regelgeleitetes, rational begründbares Denken und Handeln, das auf die Identifizierung kausaler Zusammenhänge zielt. (ebd.)

Die Therapie basiert dementsprechend auf einer „Gegenschiene" (ebd.), die die PatientInnen gehorsam zu befolgen haben. In diesem Schema ist das Verhältnis zwischen ÄrztInnen und PatientInnen stark asymmetrisch geprägt, und die Beziehung ist durch die fachliche Autorität geregelt und bestimmt (ebd.: 65–66).

3 Medizinischer praxisorientierter Lehrtext: Umriss einer Textsortenklasse

Anknüpfend an die bisher beschriebenen textlinguistischen und fachkommunikativen Fragestellungen, und vor allem ausgehend von Arbeiten, die im Folgenden noch genauer zu erläutern sind, wird in diesem Kapitel der Versuch unternommen, die Textsortenklasse *medizinischer praxisorientierter Lehrtext* theoretisch zu umreißen. Insbesondere dienen die Versuche, die heutigen Hochschullehrbücher theoretisch zu bestimmen, als Ausgangspunkt dieser Analyse, obwohl, wie im Kapitel 5 betont und genauer betrachtet wird, manche der in dieser Studie analysierten Texte keine Hochschullehrbücher waren. Die Gründe dieser Wahl werden noch im Folgenden besprochen.

In erster Linie muss man jedoch betonen, dass die Ebene der professionellen Ausbildung in den unterschiedlichen Fachbereichen sowohl aus synchronischer als auch aus diachronischer Perspektive relativ vernachlässigt worden ist. Trotz einer solchen relativen Vernachlässigung dieser Ebene der Fachkommunikation lassen sich wichtige Beiträge erkennen, die als Anhaltspunkte vorliegender Analyse dienen. Insbesondere wird aus der Literatur zum Thema ersichtlich, dass die funktionale Dimension das entscheidende Differenzierungskriterium darstellt, woraus dann die anderen sprachlichen Dimensionen (die Makro- und Mikrostruktur des Textes) sich ableiten lassen. Erst einmal könnte man vorwissenschaftlich davon ausgehen, dass das Hochschullehrbuch einer besonderen Art des Wissenstransfers dient, der darauf abzielt, die natürlicherweise asymmetrisch geprägte Beziehung zwischen Experten und Laien in eine möglichst symmetrische umzuwandeln oder weitgehend umzuorientieren. Es geht also nicht nur um das Schließen einer oder mehrerer Informationslücken, sondern um das Erwerben von grundlegenden Fachkompetenzen, die linguistischer, aber teilweise auch außerlinguistischer Natur sind.

Die pragmatische Fachtextsortenklassifikation aus dem Bereich der Naturwissenschaft und Technik von Göpferich (1995) unterscheidet nach abnehmendem Fachlichkeitsgrad zwischen vier großen Klassen von Fachtexten: *juristisch-normative Texte*, *fortschrittsorientiert-aktualisierende Texte*, *didaktisch-instruktive Texte* und *wissenszusammenstellende Texte*. Die Funktion didaktisch-instruktiver Texte, sowohl in Lehrbüchern als auch populärwissenschaftlichen Texten, besteht darin, „den aktuellen Wissenstand zur intellektuellen Bereicherung oder zum Zwecke der praktischen Anwendung zu verbreiten“ (ebd.: 195). Die beiden Textsorten werden in dieser Klassifikation anhand der „Art der optischen und sprachlich-stilistischen Informationspräsentation“ (ebd.: 199) voneinander getrennt, denn die Autorin unterscheidet zwischen *mnemotechnisch organisierten* Texten und *Interesse weckenden* Texten. In die erste Kategorie fallen eben Lehrbücher, denn hier „wird Wissen durch sprachliche und graphisch-gestalterische Mittel, wie z. B. Lehrreime, farbig unterlegte Zusammenfassungen und Wiederholungen sowie Textfragen so präsentiert, dass es sich möglichst leicht einprägen lässt“ (ebd.: 201).

Eine weitere Fachtextsortenklassifikation wird von Gläser (1990) vorgeschlagen. Sie unterscheidet in erster Linie zwischen Texten der *fachinternen* Kommunikation, nämlich solchen „mit einem hohen Spezialisierungs- und Fachlichkeitsgrad, die auf Seiten der Kommunikationspartner die entsprechende Fachkompetenz voraussetzen“ (Gläser 1990: 47), und der *fachexternen* Kommunikation, und zwar solchen, „mit einem abnehmenden Fachlichkeitsgrad, der maßgeblich durch Strategien der Didaktisierung, Popularisierung und Werbung beeinflusst“ (ebd.) wird. Auf der nächsten Ebene werden die Textsorten nach der kommunikativen Funktion gegliedert, sodass bei der fachinternen Kommunikation zwischen *fachinformationsvermittelnden*, *interpersonalen/kontrastiven*, *direktiven* und *didaktisierenden Textsorten* sowie im Rahmen der fachexternen Kommunikation zwischen *didaktisierenden*, *popularisierenden* und *verhaltenssteuernden* Textsorten unterschieden wird. Besonders auffällig bei dieser Klassifikation ist natürlich der doppelte Verweis auf die sogenannten *didaktisierenden* Texte:

> Die doppelte Aufnahme didaktisierender Textsorten im Grenzbereich der fachinternen und fachexternen Kommunikation verdeutlicht eine sachbedingte Übergangszone, die ihrerseits zu einem typologischen Kompromiss zwingt. (ebd.)

Zu den didaktisierenden Textsorten der fachinternen Kommunikation zählen nämlich nach dieser Typologisierung Hochschullehrbücher, während die Schullehrbücher in die Kategorie der fachexternen Kommunikation fallen. Die dritte Abstraktionsstufe ist insbesondere für die Frage der Textsortenvernetzung relevant. Hierbei listet Gläser nach den „Standards der Textualität“, die sich auf die Kategorien von de Beaugrande/Dressler (1981) beziehen, Textsorten, die „nach strengen Textualitätskriterien nicht als Fachtexte gelten dürfen, weil sie kohäsionslos oder kohäsionsarm sind, aber auf Grund ihrer Situativität, Informativität, Intentionalität und Akzeptabilität als fachsprachliche Äußerungen durchaus ihren kommunikativen Zweck erfüllen" (ebd.: 48). Auf dieser Einordnungsstufe lassen sich Primärtextsorten (wie Monographie, wissenschaftliche Artikel usw.), abgeleitete Textsorten (z. B. Rezension, Abstrakt), Prä-Textsorten (wie Konferenzabstrakt) und Quasi-Textsorten (Krankenblatt, Arztrezept, Vorlesungsverzeichnis usw.) erkennen. Es ist hervorzuheben, dass dabei die Vernetzung von Texten berücksichtigt wird bzw., dass ein besonderer Typ als „eigenständige Klasse von Fachtexten (Gläser 1990: 48) angesetzt wird, nämlich abgeleitete bzw. Sekundärtextsorten" (Adamzik 2007: 14).

Aus diesen beiden Modellen scheint außerdem die Ebene der akademischen Ausbildung eine hybride Dimension von Fachwelten zu sein, die in ihrer Verknüpfungsfunktion von *externen* und *internen* Diskurswelten seine theoretische Fundierung erlangt. Wie eine solche theoretische Fundierung in der Praxis umgesetzt wird bzw. wie das Hochschullehrbuch als Textsorte erscheint, muss noch empirisch erforscht werden.

Erst einmal bleiben wir jedoch noch bei dem Problem seiner theoretischen Bestimmung. Die definitorischen Schwierigkeiten, die die Textlinguistik im Allgemeinen quälen bzw. bereichern, betreffen, wie angedeutet, auch die angesprochene Textsorte, wobei, genau wie aus den oben beschriebenen komplexen und teilweise widersprüchlichen Forschungsansätzen der Textlinguistik ersichtlich wurde, auch in diesem Bereich wiederkehrende Elemente zu erkennen sind, die als Anhaltspunkte für eine explikative Definition dienen können (s. Adamzik 2016: 43f.). Gläser (1990: 150) bezeichnet das Hochschullehrbuch als „Bindeglied" zwischen fachinterner und fachexterner Kommunikation: Das betont einerseits den theoretischen Kompromiss, zu dem diese Textsorte im Hinblick auf die Kategorien *extern* und *intern* zwingt, andererseits aber auch ihre besonders ausgeprägte und sogar konstitutive funktionelle Dynamizität in Bezug auf solche Kategorien.

Was die zwei Ansätze gemeinsam haben, ist die pragmatisch bestimmte Feststellung, dass die innere dynamische Funktion der Textsorte in der Umwandlung von Fachinhalten, in einem für den entsprechenden Bereich nützlichen und vor allem nutzbaren Wissen besteht. Und genau solch einer Feststellung liegt auch die Untersuchung der Funktion aller Texte, die zu dieser Studie gehören, zugrunde, abgesehen von den Gebrauchskontexten, die wegen der historischen Distanz (vgl. Kapitel 5) und der zwei Ausbildungstraditionen (mit zwei Sprachen und zwei Kontexten, die den medizinischen Bereich bis zum 18. Jahrhundert bestimmt haben) notwendigerweise anders sind. Es liegt auf der Hand, dass in dieser Textsortenklasse die intertextuelle Dimension von besonderer Bedeutung ist.

Als Grundlage jeder Charakterisierung des Lehrbuchs wird, wie schon erwähnt, der funktionale Aspekt hervorgehoben, dass dieser Text „abgesicherte wissenschaftliche Einsichten“ (Heinemann 2000: 706) vermitteln soll. Er wird nämlich auch von Gläser (1990: 150) als „Wissensspeicher“ bezeichnet, der „dem Studierenden systematisiertes, gesichertes theoretisches und faktengestütztes Wissen“ bietet. Die Art und Weise, wie ein solches Wissen vermittelt wird, kann aber in den unterschiedlichen Lehrbüchern anders sein. Zech (2007) betont in diesem Zusammenhang, dass, obwohl diese Texte oftmals als eine Art Zusammenfassungen der „Klassiker“ einer Disziplin wahrgenommen werden, sie eine (pragmatisch bestimmte) komplexere Beziehung zu den Originaltexten aufweisen. Um dieses Verhältnis angemessen zu beschreiben, bezieht sie sich auf das „sprachtheoretische Grundmodell der Funktionalen Pragmatik“. Das sogenannte „P-Π-p-Modell“ (Zech 2007: 50) berücksichtigt nämlich „den mentalen Bereich der Aktanten“ (ebd.):

> Der ‚Π Bereich‘ ist vielfältig und repräsentiert die komplexe Menge psychischer Strukturen, die die Widerspiegelung der Wirklichkeit ebenso leisten wie die Kombination von Wissenselementen zu neuen Erkenntnissen, die dann selber als Wissen abgelagert werden, wie aber auch die komplexen Bewertungsprozesse anhand von deontischen und anderen Hierarchien und Systemen usw. (Zech 2007: 51, in Anlehnung an Ehlich/Rehbein 1986: 97).

Durch dieses Modell lässt sich die Wissensvermittlung in Forschungs- und Lehrbuchtexten anhand pragmatischer und kognitiver Faktoren am besten erfassen:

> In Forschungstexten versprachlicht ein Wissenschaftler Wissen über Sachverhaltszusammenhänge aus der Wirklichkeit P, so wie sie in seinem mentalen Bereich (ΠA) wiederholungsgespielt sind bzw. sie sich ihm durch seine Forschungsarbeit zeigen und sie ihm für seinen prospektiven Leser bzw. dessen mentalen Bereich (ΠL) adäquat erscheinen. […] In Lehrbuchtexten ändern sich die Bezüge der Wirklichkeitsdimensionen P-Π-p zueinander auf charakteristische Weise […]. Denn der Autor des Lehrbuchtextes kann (vermittelt über seinen mentalen Bereich) Aussage treffen:

- über die im Forschungstext dargestellten Sachverhaltzusammenhänge in der Wirklichkeit P [...];
- über das im Forschungstext dargestellte mentale und praktische Forschungshandeln des Forschungstextautors;
- aber auch über nicht im Forschungstext dargestelltes mentales und praktisches Forschungshandeln;
- oder über Sachverhalte aus der Nachgeschichte des Forschungstextes. (ebd.: 51–52)

Obwohl solche Faktoren in dieser Studie nicht fokussiert werden können, denn sie würden einen systematischen Vergleich mit der Quellenliteratur der jeweiligen Texte erfordern, betonen solche theoretischen Grundlagen die Wichtigkeit dieser Dimension für die umrissene Textsortenklasse, die womöglich im Rahmen weiterer Studien genauer untersucht werden könnte. Es wird auch, obwohl es natürlich sehr spannend wäre, nicht untersucht, wie sich diese Funktion im Hinblick auf den damit verbundenen institutionellen Raum, was übrigens, wie im Folgenden noch betont wird, zu abstrahieren ist, verändert hat und wie diese Veränderungen sich in den Texten widergespiegelt haben. In diesr Studie wird nach einer textsortenklasse-spezifischen Tradition gesucht. Es werden allgemeine abstrakte Merkmale betrachtet, die zu allen der untersuchten Texte gehören und sie im Hinblick auf eine gemeinsame allgemeine Funktion, die jenseits der unterschiedlichen historischen Veränderungen gleichgeblieben ist, bestimmen. Eine solche Funktion kann ausgehend von folgender Lehrbuchdefinition, die im Hinblick auf das Korpus noch zu erweitern ist, gesucht werden:

> Ein (Hochschul-)Lehrbuch [...] hat die Funktion (das Ziel), Studierende in eine wissenschaftliche Disziplin einzuleiten, und dabei die Funktion (die Aufgabe), zum einen [...] wissenschaftliche Grundkenntnisse zu vermitteln, zum anderen eine Orientierungsebene dafür zu schaffen. (Bongo 2008: 241)

Wie aus der Beschreibung des Korpus ersichtlich wird, ist eine solche Definition zu eng an den Gebrauchskontext gebunden, um den Besonderheiten der unterschiedlichen Texte Rechnung tragen zu können. Ihre Angemessenheit zum Zwecke der vorliegenden Untersuchung wird im Kapitel 5 genauer erläutert.

Wie oben angedeutet, spielen bei der Beschreibung einer Textsorte unterschiedliche Ebenen eine Rolle, die sich gegenseitig beeinflussen und letztendlich im Dienste der funktionalen Dimension arbeiten, wobei natürlich der situative Kontext besonders wichtig ist. Situativ ist das Hochschullehrbuch an eine Institution gebunden, nämlich die Universität, deren Merkmale sich im Laufe der Zeit auch stark verändert haben. Trotz solcher Veränderungen kehren die Eigenschaften der untersuchten Lehrtexte, die auf diese funktionale Definition zurückzuführen sind, in diesen Texten, die darüber hinaus nicht immer für die Universität gedacht wurden, wieder. Aus heutiger und synchronischer Perspektive lässt sich dieser Bereich durch das Prinzip der „Einheit zwischen Lehre und Forschung" (Heinemann 2000: 703) beschreiben, und dazu gehören „alle Handlungen und Sprachhandlungen/Texte, die auf das (verallgemeinernde, theoriebezogene) Eruieren, Erfassen und Beschreiben von Phänomenen der Welt und das Lösen von Problemen gerichtet sind" (ebd.). Was aus synchronischer Perspektive ausgearbeitet wurde, lässt sich nicht unmittelbar auf die älteren Phasen der deutschen Sprach- und Kulturgeschichte anwenden. Einige allgemeine Anhaltspunkte können jedoch festgestellt werden. Der Adressatenkreis solcher Texte hatte nämlich damals (trotz seiner Heterogenität) die gleichen allgemeinen Erwartungen an die untersuchten Lehrtexte, die die Adressaten heutiger akademischer Lehrbücher haben, nämlich das Erwerben solcher professionelleren Kompetenzen, die im Laufe der Zeit versprachlicht, systematisiert und kanonisiert wurden (vgl. Kapitel 5). Solche Erwartungen, die sich in der Funktion der Texte widerspiegeln, werden von den spezifischen Absichten der Autoren im Hinblick auf die Verwendungskontexte (und auch von den spezifischen Eigenschaften der Institution) getrennt.

Das oben genannte Prinzip der Einheit zwischen Forschung und Lehre ist ein relativ modernes Phänomen und gilt für die älteren Phasen der deutschen Sprachgeschichte nicht bzw. müsste auch erweitert werden. Ein weiteres Problem ist mit den Auswahlkriterien des Korpus verbunden (vgl. Kapitel 5), denn im Rahmen dieser Studie wurden nur Texte ausgewählt, die ursprünglich in deutscher Sprache verfasst wurden. Da die akademische Lehre bis zum 18. Jahrhundert ausschließlich in Latein erfolgte, gehören diese Texte zu der sogenannten „praktischen" Medizin, d. h. zu der Chirurgie bzw. sogenannten Wundarznei. Die Wundärzte waren nicht an der Universität ausgebildet, aber die allgemeine Formulierung der Gesamtfunktion der Textsorte trifft auf sie zu, denn auch sie mussten „Grundkenntnisse" und „eine Orientierungsebene dafür" erwerben (Bongo 2008: 241.).

Die Analyse der fachsprachlichen Postulate aus diachronischer Perspektive erhebt auch wichtige Fragen: Wie kann man Kategorien, die für die Analyse zeitgenössischer Fachtexte entwickelt wurden, auf ältere Texte anwenden? Kann man von solchen Prinzipien für ältere Phasen der deutschen Sprachgeschichte überhaupt reden? Um solche Fragen beantworten zu können ist natürlich das ausgewählte Korpus unzureichend. Was in dieser Studie gesucht wird, sind deshalb eher nur metakommunikative Hinweise, die auf ein vorwissenschaftliches Interesse für fachsprachliche Probleme hindeuten. Die diachronische Dimension bei der Textsortenanalyse ist immer noch verhältnismäßig vernachlässigt worden. Lindner (2017: 12) bemerkt diesbezüglich, dass, obwohl einige einzelne Textsorte auch diachronisch beschrieben wurden, die Darstellung der Sprachgeschichte als Textsortengeschichte noch ein Desideratum der historischen Linguistik ist. Wie sie zu Recht bemerkt, sind mit einer solchen Beschreibung natürlich viele Probleme verbunden, die vor allem die Herstellung eines Korpus und die methodologischen Zugänge auf Texte, die zu einem anderen kulturellen Horizont gehören, betreffen (ebd.: 15). Auch die Zuordnung zu einer neuen Disziplin bzw. Funktion der ausgewählten Texte ist deshalb im Fall der älteren Lehrbücher sehr allgemein zu betrachten. Erstens, weil die Spezialisierung in den Wissenschaften noch nicht stattgefunden hatte bzw. man nur die sogenannte theoretische Medizin von der praktischen Heilkunde teilte. Zweitens (abhängig von dieser Aufteilung) waren die Texte bis zum 18. Jahrhundert nicht für den akademischen Kontext gedacht.

Die hier umrissene bzw. durch die empirischen Daten darzustellende Textsortenklasse kann jedoch erstmals aus einer vorempirischen Perspektive im Hinblick auf folgende Bemerkungen vorgestellt werden:

1. Es geht um Texte, die eine *systematische* Darstellung der *praktischen* Medizin anbieten und zur *beruflichen Ausbildung* gedacht sind. Teilweise ist diese Klasse also auch didaktisch geprägt, bzw. die professionalisierende Funktion des Textes dürfte sich auch didaktischer Elemente bedienen.
2. *Didaktisch* bezieht sich hier auf zwei unterschiedliche Wissensaspekte: die theoriebezogene und die praxisbezogene Domäne der Medizin.
3. *Theorie und Praxis* waren bis zum Ende des 18. Jahrhunderts getrennte Wissensdomänen, die unterschiedliche Ausbildungs- und Verwendungskontexten aufwiesen. Sie waren darüber hinaus mit unterschiedlichen Textsorten und Wissenstraditionen verbunden.

4. Unterschiedliche *funktionale* Aspekte vereinigen sich in dieser Klasse. Das führt zu einer Hybridität auf sprachlicher Ebene, die auch dadurch verstärkt wird, dass die Texte in historische Momente eingebettet sind, in welchen die Verwendungskontexte nicht institutionalisiert waren. Eine solche Hybridität spiegelt sich womöglich auch in der sprachlichen Gestaltung des Textes, denn Schreibtraditionen unterschiedlicher Textsorten (können) sich in solchen Texten treffen.

4 Übergang zur Diachronie

In den folgenden Kapiteln kann leider keine ausführliche Darstellung der Geschichte des Deutschen als Wissenschaftssprache und Sprache der Medizin angeboten werden. Nur wichtige Anhaltspunkte wurden ausgewählt, die für das Verstehen der untersuchten Texte (vgl. Kapitel 5) in ihren historischen bzw. kulturellen Kontexten notwendig sind. Insbesondere wird dabei auf das Problem der Mehrsprachigkeit in der medizinischen Kommunikation eingegangen, die im Vergleich zu anderen Fächern aus historischer Sicht eine Sonderstellung aufweist: Bis zur Aufklärung prägten sie nämlich zwei Denk- und Schreibtraditionen, und zwar die theoretisch orientierte lateinische Medizin des Gelehrtenkreises auf der einen Seite und die volkssprachige praxisorientierte sogenannte Wundarznei auf der anderen. Im zweiten Teil des Kapitels werden dagegen die wichtigen historischen Ereignisse medizinischen Wissens und paradigmatischer Wechsel zusammengefasst, die auch im Hinblick auf die gesammelten Daten ausgewählt wurden.

4.1 Deutsch als Fach- und Wissenschaftssprache: Synchronische und diachronische Aspekte mit besonderer Berücksichtigung medizinischer Inhalte

Bei der historischen Auseinandersetzung mit Fachsprachen wird das Problem der unscharfen Grenzen zwischen Fach- und Gemeinsprache natürlich noch deutlicher, wie unter anderem Schmid (2015) in seiner Darstellung der historischen deutschen Fachsprachen betont:

> Ein aus der Sprache selbst gewonnenes Kriterium in dem Sinne, dass bestimmte Wort- Satz- und Textstrukturen namhaft gemacht werden könnten, die für alle Fachsprachen (also gewissermaßen „für Fachsprache an sich“) konstitutiv sind, wird sich nicht finden lassen. Man muss sich dem Objektbereich gewissermaßen von außen her nähren lassen, von den sprachlich bewältigten (oder zu bewältigenden) Realitäten. Ein wesentliches Merkmal von Fachsprachen besteht darin, „daß die sprachlichen Besonderheiten wesentlich in der intensiven tätigen (praktischen)

> und erkennenden (reflektierten) Bewältigung eines bestimmten Wirklichkeitsausschnittes begründet sind, den die an dieser Aufgabe Beteiligten (die Fachleute) als ihr Arbeitsfeld (Fachgebiet) begreifen" (Seibicke 2003: 2378) [...] Der Begriff Fachsprache wird also hier im Sinne von SEIBICKE weit gefasst und nicht auf die Kommunikation zwischen gleichrangigen Experten eingeengt, die über Jahrhunderte hinweg, bis in die Neuzeit, im wissenschaftlichen Bereich auf Latein stattfand und in alltagspraktischen Bereichen schriftlos war. (Schmid 2015: 12–13)

Sein Überblick über die historischen Fachsprachen des Deutschen (ebd.) ist deshalb thematisch angelegt und geht von der seit dem Mittelalter bis zur frühen Neuzeit traditionellen Unterscheidung zwischen *artes liberales* und *artes mechanicae* aus (ebd.: 15ff.). Zu den sogenannten *freien Künsten* gehörten die Disziplinen des Triviums (Grammatik, Rhetorik und Dialektik bzw. Logik) und die des Quadriviums (Astronomie, Artithmetik, Geometrie, Musik). Schwerpunkt des Triviums war der korrekte Spracherwerb, der im Mittelalter fast ausschließlich mit grammatischen und stilistischen Regeln des Lateingebrauchs verbunden war. Neben solchen Fächern gab es die sogenannten *unfreien Künste* oder *Eigenkünste*, die für die praktischen Lebensbereiche gedacht waren.

Die klassischen Autoren der lateinischen Kultur, vor allem Vergil, Ovid und Horaz (ebd.: 17) sowie die Bibel wurden im Rahmen des Triviums gelesen: Die wenigen wissenschaftlich-volkssprachigen Spuren aus dem Frühmittelalter stammen aus kleinen Glossen in Handschriften solcher Klassiker (ebd.:). Die älteste Übersetzungsarbeit lateinischer Grammatikterminologie ins Deutsche ist die St. Gallen Schularbeit (ebd.:), während Notker III. von St. Gallen die ersten deutschsprachigen Schriften zur Rhetorik verfasste, und zwar in der mischsprachigen Abhandlung „de arte rhetorica": Dabei erläutert er die Begriffe in deutscher Sprache und lässt die Terminologie in der lateinischen Originalform (ebd.: 29). Nur im 15. Jahrhundert lassen sich nach Notker nochmals Versuche erkennen, das rhetorische Wissen in deutscher Sprache zu vermitteln.

Hinsichtlich des Verhältnisses des Deutschen zu der lateinischen Terminologie unterscheidet Knape (1998: 69) drei Möglichkeiten: Kommentierungsmethode (die lateinische Terminologie wird auf Deutsch kommentiert), Rekurrenzmethode (die Verfassung lateinischer und deutscher Terminologie) und Äquivalenzbildungsmethode (die Bildung deutscher Termini mit gleichzeitiger Angabe der lateinischen Terminologie z. B. in Marginalien) (vgl. dazu auch Schmid 2015: 32). In diesem Jahrhundert wurden die deutschen Übersetzungen der ursprünglich auf Latein verfassten „Rhetorica Nova“ Friedrichs von Nürnberg, der eine eigene, von der lateinischen Vorlage relativ unabhängige Terminologie entwickelte, und Riederers „Spiegel der wahren Rhetorik“ (ebd.: 32–35), verfasst. Die frühneuhochdeutsche Phase der Sprachgeschichte erfährt darüber hinaus eine erhebliche Erweiterung des Textsortenspektrums, die auch die Bildungsdomäne betrifft:

> Der Bedarf an Wissens-, Meinungs- und Nachrichtentransfer konnte nicht mehr allein auf direktem, mündlichem Wege gedeckt werden. Hinzu kam ein gesteigertes individuelles Bildungs- und Unterhaltungsbedürfnis vor allem bei einem anwachsenden wohlhabenden städtisch-bürgerlichen Publikum. Technische Voraussetzung für die Frühneuhochdeutsche »Schriftlichkeitsexplosion« war seit dem 15. Jh. zunächst die Verbreitung des Papiers, das im Vergleich zum Pergament wesentlich billiger herzustellen und zu beschaffen war. (Schmid 2013: 38)

In Anlehnung an Reichmann/Wegera (1988) listet Schmid (2013) zehn Klassen von Textsorten für das Frühneuhochdeutsche auf: Sozial bindende Texte; Legitimierende Texte; Dokumentierende Texte; Belehrende Texte; Erbauende Texte; Unterhaltende Texte; Informierende Texte; Anleitende Texte; Agitierende Texte; Private Texte. Dabei sind für die vorliegende Studie vor allem die informierenden Texte von Bedeutung, obwohl, wie in der Analyse ersichtlich wird, eine genaue Einteilung immer schwierig und die Grenzen zu den weiteren Kategorien (vor allem zu den belehrenden Texten) immer unscharf bleiben:

> Als informierend sollen diejenigen Texte aufgefasst werden, deren Auftraggeber/Autoren/Schreiber/Drucker einen natürlichen oder kulturellen Sachverhalt oder Handlungen von Menschen für einschlägig interessierte Rezipienten – oft für Angehörige fachlich orientierter Gruppen – mit dem Anspruch auf Objektivität beschreiben. (Reichmann/Wegera 1988: 170)

Erste Versuche, das Deutsche als Unterrichtssprache zu fördern, sind erst im Rahmen der Reformation zu erkennen. Zur erheblichen Rolle der Sprache bzw. der Sprachkompetenz für eine angemessene geistliche Entwicklung äußert sich nämlich Luther selbst (Schmid 2015: 23). Der Übergang von der lateinischen Sprache, die die akademische Kommunikation bis zum Ende des 18. Jahrhunderts geprägt hatte, zu den Volkssprachen war aber ein langer Prozess, der auf unterschiedliche Weisen und in unterschiedlichen historischen Momenten stattfand (vgl. Keil 2011: 35). Im deutschsprachigen Gebiet wird die Vervollständigung eines solchen Prozesses traditionell in den Zeitraum zwischen dem 17. und dem 18. Jahrhundert eingeordnet und mit einigen bekannten Namen verbunden: Christian Thomasius (1655–1728), Gottfried Wilhelm Leibniz (1646–1716) und Christian Wolff (1679–1759). Dazu muss man natürlich auch Paracelsus (ebd.) berücksichtigen, dessen besondere Rolle für die vorliegende Arbeit im Folgenden (vgl. Kapitel 5) genauer erläutert werden soll. Im Unterschied zu den anderen europäischen Ländern erfolgte im deutschsprachigen Raum der Übergang zur Volkssprache an den Universitäten später, und zwar auch wegen der besonderen politischen und gesellschaftlich-kulturellen Umstände, wie Habermann (2018) bemerkt:

> Für den späten Wechsel können politische und gesellschaftliche Gründe angeführt werden: Die Aufsplitterung der deutschsprachigen Gebiete in zahlreiche Territorien, die nach dem 30-jährigen Krieg in einem losen Staatenbund vereinigt waren, erschwerte für lange Zeit einen patriotischen Zusammenhalt, der auch einen selbstverständlicheren Gebrauch der deutschen Sprache zur Folge gehabt hätte. In Frankreich wurde 1635 die einflussreiche Académie française gegründet, deren Beschlüsse für das gesamte französische Königreich Gültigkeit besaßen, während das Wirken der Sprachgesellschaften in vereinzelten deutschsprachigen Ländern in der Regel von kurzer Dauer und zudem mehr oder weniger erfolgreich war. Darüber hinaus wirkte sich die konfessionelle Spaltung zwischen Katholizismus und Protestantismus bis zum Ende des Alten Reichs massiv auf den Gebrauch der deutschen Sprache aus. Während man in protestantischen Territorien gegenüber dem Deutschen als Sprache des öffentlichen Verkehrs aufgeschlossener gegenüberstand, führte in der Gegenreformation das Wirken der Jesuiten vor allem im Südosten des Reichs zu einer erkennbaren Stärkung der lateinischen Sprache und zu einer strengen Zensurpolitik. So ist es nicht verwunderlich, dass bis in die zweite Hälfte des 18. Jahrhunderts im Schrifttum deutschsprachiger Universitätsprofessoren die lateinische Sprache noch immer vorherrschend war. (ebd.: 151)

Im Unterschied zu den freien Künsten, wurde die Volkssprache in den Eigenkünsten dagegen sehr früh, sogar schon in der althochdeutschen Phase, als Verständigungsmittel auch zwischen Experten verwendet, obwohl die Quellen relativ später vorkommen:

> Längst nicht alle historischen Berufssprachen haben schriftliche Zeugnisse hinterlassen, denn viele Handwerkstechniken und Fertigkeiten wurden lange Zeit nur mündlich und durch Demonstration im Arbeitsprozess selbst weitergegeben, nicht durch Lehrschriften. Die Spezialisierung von Handwerkstechniken musste aber schon im Mittelalter dazu führen, dass sich entsprechende Fachsprachen ausbildeten, doch wurden diese kaum verschriftet. (ebd.: 84)

Die althochdeutsche Phase spielt jedoch noch keine erhebliche Rolle in der medizinisch-pharmazeutischen Schreibkultur, denn von diesem Zeitraum sind nur kleine Glossen überliefert worden, mit Ausnahme von den sogenannten Basler Rezepten (vgl. Di Clemente 2009: 13), wobei sie eigentlich in der Entwicklung des medizinischen Wortschatzes kaum von Bedeutung sind (vgl. Schmid 2015: 141). Dank des sogenannten „Summarium Heinrici", das teilweise auf der Enzyklopädie „Etymologiae" von Isidor von Sevilla (um 560–636) basiert, dessen viertes Buch die Heilkunde behandelt, erweitert sich erstmals bedeutend der deutsche medizinische Wortschatz (Di Clemente 2009: 16).

Im 10. Jahrhundert werden Texte produziert, die im Hinblick auf die Entwicklung der deutschen Wissenschaftssprache eine Übergangsphase darstellen, wie die sog. Würzburger Rezepte (ebd.): Innerhalb eines hauptsächlich lateinischen Textes werden auch deutsche Termini eingeführt. Charakteristische sprachliche Merkmale der Rezepte als Textsorte lassen sich übrigens auch in den in dieser Studie analysierten ersten medizinischen Lehrtexten nachweisen, die eben auch Rezepte enthalten. Aufgrund dieser Mischung weisen sie eine gewisse Hybridität auf, die sich auch in den Beispielen aus der Analyse zeigen lässt (vgl. Kapitel 7). Solche Rezepte wurden im Mittelalter in größere Texte integriert, wie das Arzenibuoch Ypocratis (oder Züricher Arzneibuch) und das Innsbrucker Arzneibuch: In beiden Texten wird lateinisches und volkssprachiges Material vermischt, wobei in der Regel Heilmittel auf Latein bleiben. Syntaktisch sind solche Texte von einem ausgeprägten Gebrauch von Imperativsätze gekennzeichnet. Als „Prototyp" eines Arzneibuchs (Schnell 2003: 256) gilt das medizinische Werk „Bartholomäus":

> Es enthält neben medizinischen Traktaten ebenfalls eine Reihe von Rezepten und fand in den folgenden Jahrhunderten weite Verbreitung (KEIL 1978b, CROSSGOVE 1994:51f., HAAGE/WEGNER 2007: 195f.). Die Zahl der erhaltenen Textzeugnisse beläuft sich auf über 300. Der Name Bartholomäus ist freilich nicht der des Autors, sondern der anonyme Kompilator hat ihn von der lateinischen Practica Bartholomaei geliehen, die stellenweise auch als Quelle diente. Er stand wissenschaftlich auf der Höhe der Zeit, denn er übersetzte lateinische Texte aus der berühmten medizinischen Schule von Salerno [...] Das Werk ist in mehr als 200 Handschriften im ganzen deutschen Sprachraum verbreitet und wurde in Auszügen sogar ins Dänische und Tschechische übersetzt. (Schmid 2015: 145).

Lexikalische Auffälligkeiten sind auch in diesem Fall die Pflanzennamen, die immer noch auf Latein bleiben. Aus syntaktischer Sicht lassen sich dagegen die Bedingungsgefüge erkennen (ebd.: 146), die auch im Arzneibuch Ortolfs vorkommen (vgl. 6.1). Im 13. Jahrhundert wurden darüber hinaus auch viele Traktate zur Diagnostik (die auf Puls- und Harnschau basierte) sowie Therapie verfasst (vgl. Schmid 2015: 150ff.), die sich auch im Text Ortolfs widerspiegeln.

Obwohl, wie oben angedeutet, sich in der frühen Neuzeit neue Textsorten entwickelten und auch viele Lehrbücher für die sogenannte Wundarznei geschrieben wurden (vgl. Schmid 2015: 165), bleiben Deutsch und Latein an relativ scharf getrennte Verwendungskontexte gebunden. Die Wundärzte, die den Adressatenkreis der meisten Texte in dieser Studie darstellen, wurden nicht an der Universität ausgebildet. Trotzdem knüpft das vermittelte Fachwissen zum Teil an die lateinische Tradition an, wie unter anderem aus Habermanns Untersuchung (2001) medizinischer volkssprachiger Texte der frühen Neuzeit ersichtlich wird. Der Gebrauch des Deutschen an der Universität beginnt, wie schon angedeutet, im Laufe der Aufklärung, wobei ein lateinisch-deutscher Sprachwechsel noch zu erkennen war:

> Der Gegensatz zwischen *Physici* und *Chirurgi* spiegelt sich auch auf sprachlicher Ebene wider. Die universitäre Lehre ist in der Medizin bis weit in das 18. Jahrhundert hinein vom Lateinischen geprägt. Die praktische Berufsausübung eines Chirurgen findet ausschließlich im volkssprachlichen Betätigungsfeld statt. Nach Klein (2011a: 37) präsentierten die alten Universitäten „in vielen Hinsichten eine eigene gesellschaftliche (Prestige-)Sphäre, die aufs engste mit der sozialdistinktiven Funkti-

> onalität der lateinischen Sprache verbunden war." Das lange Festhalten an der lateinischen Sprache ist wohl stärker als in vergleichbaren Disziplinen mit der Aufrechterhaltung des akademischen Status der Ärzteschaft verbunden, da man sich mit einem Übergang zur Volkssprache mit den Chirurgi gemein gemacht hätte, die dann auch leichter Zugang zu akademischem Wissen erhalten hätten. (Habermann 2018: 142)

Dabei bemerkt sie am Beispiel des Arztes Johann Heinrich Schulze (1687–1744), dass das medizinische Wissen und die medizinische Ausbildung oft historisch-philologische Zusammenhänge aufwiesen. Solch ein philologisches Interesse zeigt sich übrigens auch in den Texten des 18. Jahrhunderts, die in dieser Studie analysiert wurden (vgl. 6.4. und 6.5.).

4.2 Einige Riesen, auf deren Schultern die (deutsche) Medizin(-sprache) ruht

Die Wurzeln der europäischen Medizin sind in Griechenland zu finden:

> Am Anfang der europäischen Medizingeschichte stand Griechenland. Hier sind es vor allem zwei große Krankheits- und Heilungskonzepte, die beide bis heute fortwirken: die theurgische Medizin, wie sie damals durch den Asklepios-Heilkult repräsentiert wurde und heute noch im Prinzip für jede Form einer gottgläubig geprägten Heilauffassung steht, und die rationale, wissenschaftliche Medizin, wie wir sie in der hippokratischen Medizin fassen können. Sie ist bis heute der Ausgangspunkt jeder rationalen wissenschaftlichen Medizin. (Eckart 2010: 3)

Grundlage der hippokratischen Medizin war die Auffassung von Krankheit als Ungleichgewicht (dyskrasìa) der normalen bzw. gesunden physiologischen Funktionen, Gesundheit wurde auf die richtige Mischung der Körpersäfte zurückgeführt. Die Medizin war dementsprechend schon in ihren Anfängen metaphorisch geprägt. Die mit den Namen Hippokrates von Kos und Galen von Pergamon verbundene Auffassung von Gesundheit als Gleichgewicht von Grundelementen, Grundqualitäten und Körpersäften (vgl. Eckart 2009: 20) hat nicht nur die mittelalterlichen und frühmodernen Phasen der europäischen Medizingeschichte geprägt. Der Einfluss humoralpathologischer Grundeinstellungen reicht bis zu der heutigen medizinischen Theorie, sprachlichen Routinen sowie ärztlichen Handlungsstrategien (vgl. Schachter 2001 und Kapitel 2.4.), wie sich im Gebrauch der Metapher GESUNDHEIT ALS GLEICHGEWICHT und KRANKHEIT ALS UNGLEICHGEWICHT, DEFEKT, STÖRUNG zeigt (vgl. dazu Kapitel 7).

Die mittelalterliche Medizin als der kulturelle bzw. kontextuelle Hintergrund des mittelhochdeutschen Textes basiert zum größten Teil auf älteren klassischen Autoritäten, deren Macht nur im Laufe der Aufklärung (zumindest theoretisch) überwunden wurde. Solche Autoritäten wurden erst im Rahmen von Klöstern rezipiert, die bis zum Konzil von Clermont (1130) die wichtigsten medizinischen Ausbildungsszentren (vor allem in Salerno, Montpellier, Paris, Bologna und Padua) waren (vgl. Eckart 2009: 62–70). Grundlage der westlichen Medizin waren arabische Werke, die im 10. Jahrhundert geschrieben worden waren:

> Im 10. Jahrhundert erlebte die arabische Medizin ihre erste Blüte durch Übersetzungen, Kompilationen, systematische Übersichten, aber auch durch Erweiterungen und Ergänzungen der antiken Schriften. Dies geschah besonders durch
> - Razes (850–932); Liber continens, Liber medicinalis,
> - Haly Abbas; Liber regalis,
> - Isaak Judaeus (ca. 850–950); Bücher über Medizintheorie, Diät, Uroskopie, Fieber; und durch
> - Avicenna (980–1037); *Canon medicinae.*
>
> Avicennas *Canon medicinae* sollte wegen seiner geschlossenen und einheitlichen Darstellung der Medizin das grundlegende Werk des Mittelalters werden. Die fünf Bücher des Canon widmeten sich der theoretischen Medizin (I), der Arzneimittelkunde (II), der speziellen Pathologie und Therapie (III), der Chirurgie (IV) sowie in einem Antidotarium der Arzneimittellehre (V). (ebd.: 68)

Nach dem Niedergang des orientalischen Reiches entwickelten sich Klöster einerseits als Übersetzungszentren des gesammelten umfangsreichen medizinischen Wissens und andererseits als Ausbildungszentren:

> Im Westen entwickelten sich im Frühmittelalter die christlichen Klöster zu den wichtigsten Orten literarischer und kultureller Pflege. Hier wurden die überlieferten medizinischen Texte teils in umfangreichen Handschriftensammlungen zusammengetragen, teils aus dem Griechischen

> ins Lateinische übersetzt. Sie wurden zusammengefasst und vor allem immer wieder mühsam kopiert. Selbstverständlich war es nicht nur literarisches Interesse, das die Mönche zur Abschrift antiker medizinischer Manuskripte veranlasste. (ebd.: 69)

In diesem Zusammenhang entstand die sog. Benediktinerregel, die die Krankenversorgung als christliche Verantwortung erklärte. Dabei waren in der Krankheitslehre theologische Ansätze natürlich entscheidend, die auf der Auffassung von Krankheitsprozessen als Teil eines göttlichen Plans basierten:

> Iatrotheologie: Der Versuch, Krankheit, auch wenn ihre natürlichen Ursachen möglicherweise erkennbar sind, als Teil eines göttlichen Plans, als unmittelbaren Ausdruck göttlichen Wollens und Handelns zu verstehen. Krankheit und Leiden werden dabei als göttliche Strafe (»Weswegen?«) oder als Weg (»Wozu?«), etwa in der Nachfolge Christi verstanden. Christus selbst verkörpert idealtypisch zugleich den Weg zum Heil durch Krankheit und Leiden wie auch den christlichen Arzt schlechthin (Christus medicus). Im christlichen Mittelalter wird die Iatrotheologie über die Apostel sogar dem Beziehungssystem aus Humoralpathologie, Qualitätenpathologie und Iatroastrologie implantiert. Beispiel: Apostel Paulus – Mars – Choleriker – Galle – gelbe Galle – Trocken/Heiß. (ebd.: 70)

Im Laufe des 12. Jahrhunderts entwickelten sich die ersten institutionalisierten Schulen für Medizin, dabei ist die Schule von Salerno, die eigentlich schon im 10. Jahrhundert ihre Arbeit begonnen hatte und wo unter anderem der bekannte Konstantinus Afrikanus seine Übersetzungsarbeiten leistete, als wichtigstes Beispiel zu nennen (ebd.: 72). Mit dieser Schule, und vor allem mit der Figur König Friedrich II. (1194–1250), sind die ersten Ausbildungsverordnungen verbunden:

> Für die Ausbildung zum Arzt befahl der Verordnungstext, dass keiner Medizin studieren solle, »wenn er nicht mindestens drei Jahre Logik studiert« habe. Das eigentliche Studium der Medizin sollte dann fünf Jahre dauern und als »Teil der Medizin« auch die Chirurgie umfassen. Lehrstoff des Studiums seien »die echten Bücher des Hippokrates und Galen« in ihren theoretischen und praktischen Teilen. Aber auch nach Ablauf der fünf Studienjahre dürfe der Arzt nur unter der Vorausset-

> zung arbeiten, dass er »ein volles Jahr lang unter Anleitung eines erfahrenen Arztes« die Kunst ausgeübt habe. Für den ärztlichen Alltag legte Kaiser Friedrich fest, dass der Arzt den »Armen seinen Rat unentgeltlich« zu erteilen, zahlungsfähigen Patienten aber eine Taxe aufzuerlegen habe, die sich nach ihrer Entfernung vom Wohnort des Arztes berechne. Neben diesen Anweisungen für die ärztliche Tätigkeit erstreckte sich das Reglement von 1240 auch auf die Arbeit des Apothekers sowie auf den Ausbildungsgang des Chirurgen. Für die Apotheke regelte es die Herstellung, Aufbewahrung und den Verkauf von Arzneimitteln; für die Chirurgen im Geltungsbereich der Verordnung legte Friedrich fest, dass auch sie schriftliche Zeugnisse der in Salerno lehrenden Professoren vorzuweisen und wenigstens ein Jahr lang anatomische und chirurgische Sachverhalte studiert haben mussten. (ebd.: 73).

Zwischen dem 12. und dem 15. Jahrhunderten entwickelten sich dann die tatsächlichen Universitäten, deren Ausbildungsmethoden von der scholastischen Philosophie stark geprägt waren:

> Zu besonderen Kristallisationspunkten der universitären Medizinerausbildung entwickelten sich Paris, Bologna und Padua. Jedoch wurde die Medizin auch hier, wie an anderen Universitäten, zunehmend von der scholastischen Methode der Wissensvermittlung und -verarbeitung beeinflusst. Autoritätsbefangenheit, Dogmatisierung und syllogistische Spitzfindigkeiten traten an die Stelle der fortschrittlichen Ansätze der frühen Medizinschulen von Salerno und Montpellier. Das ideologisch-philosophische Konzept des Studiums – nicht nur der Medizin – bestand nun in absoluter Autoritätshörigkeit und scholastischer Dialektik. Der Hochschullehrer las und interpretierte die Schriften der antiken Autoritäten, vor allem Galens, daneben aber auch die Texte der byzantinischen und arabisch-mittelalterlichen Kompilatoren und Kommentatoren (Avicenna). (ebd.: 75)

Eine solche Einstellung zu den älteren Autoritäten prägte tendenziell die medizinische Ausbildung bis zur Aufklärung. Unterschiedliche Profile waren auch in der Frühen Neuzeit in der Heilkunde zu verzeichnen: Neben den akademisch gebildeten Ärzte gab es noch die professionellen Figuren, die sich außerhalb des akademischen Bereichs gebildet hatten, wie eben Wundärzte, Bader, Apotheker und Hebammen sowie nicht-autorisierte Mediziner (vgl.

Benzenhöfer 2002: 48). Der Kanon der immer noch lateinsprachigen akademischen Medizin war, wie angedeutet, noch an die alten Autoritäten wie Galen und Hippokrates, aber auch die arabischen Ärzte wie Avicenna gebunden, die schon die mittelalterliche Heilkunde bestimmt hatten. Der allgemeine theoretische Hintergrund des medizinischen Wissens blieb die Humoralpathologie, obwohl, wie es im Folgenden ersichtlich wird, sich eine neue kritische Auseinandersetzung unter anderem dank des Werks des Paracelsus durchsetzt. Die Vorlesungen, die er teilweise in deutscher Sprache in Basel hielt, sorgten nicht nur wegen der Sprachwahl, sondern auch wegen seiner Distanzierung von den humoralpathologischen Theorien (vgl. ebd.: 67–68) für einen Skandal. Neben der traditionellen Medizin übte noch die medizinische Alchemie einen großen Einfluss auf Paracelsus aus (vgl. ebd.: 50).

Die Bedeutsamkeit der Erfahrung für die medizinische Praxis ist also keine Entdeckung der Neuzeit. Obwohl sie nur nach der Aufklärung systematisch als Erkenntnisinstrument aufgefasst und theoretisch fokussiert wurde, war ihr Gewicht als Wissensquelle schon seit dem Mittelalter und noch deutlicher in der Renaissance anerkannt. Das lässt sich besonders gut in den hier vorgestellten Texten erkennen, die eben als praxisorientierte Lehrinstrumente gedacht waren. Schon Paracelsus, der bekanntlich kein gewöhnlicher akademischer Arzt war, unterstrich die Rolle der erfahrungsbasierten Medizin (vgl. Kapitel 5).

Die Wurzeln der Aufklärung in der Medizin liegen aber vor allem in den Arbeiten von Andreas Vesalius (1514–1564), dessen Beschreibung des Blutkreislaufs nicht nur neue Einblicke in die Anatomie liefert, sondern auch die Tür zu einer neuen Arbeitsweise und neuem Denken in der theoretischen Medizin, die immer deutlicher praktisch orientiert war, öffnet. Eckart (2009) sieht dazu im Universalgelehrten Albrecht von Haller die Verkörperung der Ideale der Aufklärung in der Medizin:

> In der Person von Hallers [...] vereinigten sich die zentralen Postulate und Ziele jener kultur- und wissenschaftshistorisch so bedeutenden Epoche:
> - der Versuch, auch in der Wissenschaft die selbstverschuldete Unmündigkeit zu überwinden,
> - Maßstäbe der Vernunft an wissenschaftliches Denken und Handeln anzulegen,
> - sich einer mathematischen und exakt-deskriptiven Begrifflichkeit zu bedienen und

- das wissenschaftliche Experiment als Prüfstein reproduzierbarer Erkenntnisbildung zu nutzen.

(ebd.: 173)

Im 18. Jahrhundert gelang der Medizin die Überwindung der traditionellen Säftelehre. Der Paradigmawechsel geschah jedoch, wie üblich, schrittweise und wurde von vielen Überlappungen mit den alten humoralpathologischen Thesen gekennzeichnet.

Wittern (1993) betont, dass die Medizin in der Aufklärungsphase in einer „existentiellen Krise" (ebd.: 245) war, die eben unter anderem als Folge des Untergangs des humoralpathologischen Paradigmas zu interpretieren sei. Als ein bedeutendes Ereignis der deutschen Aufklärungsphase in der Medizin erachtet sie das Wirken des Schweizer Arztes und Naturforschers Albrecht von Haller (1708–1777), insbesondere seine 1752 in Göttigen gehaltene Vorlesung „De partibus corpis humani sensilibus et irritabilibus" (ebd.: 246), die die von ihm untersuchte Irritabilität der Muskelfaser und die Sensibilität der Nerven (vgl. ebd.) vorstellte. Ein solches Ereignis muss natürlich in den Kontext vorheriger Entwicklungen der Medizingeschichte eingebettet werden, insbesondere das von René Descartes eingeführte Bild des Menschen als Maschine und die neuen Auffassungen, die mit der Iatrophysik verbunden waren:

> Unter Iatrophysik ist ein Konzept zu verstehen, in dem alle Lebensvorgänge durch die Gesetze der Physik determiniert sind, sich mathematisch berechnen lassen und mechanisch erklärbar sind. Die Organe des Körpers werden dabei, reduktionistisch vereinfacht, gewissermaßen als technische Geräte aufgefaßt [...] in letzter Konsequenz wird also der menschliche Organismus zu einem Werkzeugkasten. (ebd.: 247)

Wichtigster Vertreter des deutschen Mechanismus, dessen europäischer Höhepunkt in der Veröffentlichung von „L'homme machine" von Lamettrie (1748) erreicht wurde, war Friedrich Hoffman. Die Auffassung des Menschen als Maschine stellte zwar ein fruchtbares Erklärungsmodell vieler medizinischer Prozesse dar, ließ jedoch noch eine wichtige Frage offen: es erwies sich nämlich „die Frage nach der Selbstbewegung und Empfindungs- bzw. Reaktionsfähigkeit des Organismus als unzulänglich" geklärt (ebd.). Daran anknüpfend entwickelte George Ernst Stahl sein Konzept des Animismus:

> Der Körper wird zum Organismus durch die ihn belebende und seinen Tätigkeiten Ziel und Zweck verleihende Seele, die als immateriell und unteilbar gedacht wird. Daß jedoch auch dieser Entwurf das Lebensproblem nicht lösen könnte, hat schon Leibniz in unmittelbarer Reaktion auf Stahl gezeigt, indem er auf die Unmöglichkeit des von Stahl postulierten „influxus psychicus" verwies: Etwas Unkörperliches wie die Seele könne niemals körperliche Prozesse in Bewegung setzen. (ebd.)

Von Hallers experimentelle Studien waren der erste bedeutende Schritt aus dieser Sackgasse (ebd.: 248) und seine Arbeit wurde unter anderem von den Einstellungen Boerhaaves beeinflusst, der „im Rückgriff auf Hippokrates die Medizin als Erfahrungswissenschaft erklärt [hatte]" (ebd.), worauf von Hallers Misstrauen gegenüber jeglicher Spekulation und nicht beweisbaren Aussagen basierte:

> Von Haller konnte die Irritabilität und Sensibilität nur dadurch als dem Leben inhärente Kräfte entdecken, daß er durch konsequente Anwendung von Beobachtung und Experiment die Forderung Francis Bacons an die neuzeitliche Wissenschaft verwirklichte. Eine solche erfahrungsbasierte Forschung spiegelte sich auch in seinen Unterrichtsmethoden der akademischen Anatomie wider, die von der von Humboldt plädierten Einheit zwischen Forschung und Lehre, die die moderne akademische Lehre bestimmt, geprägt waren (vgl. ebd.).

Infolge der Aufklärung entwickelt sich ein neues (auch medizinisches) Bildungsideal, das sich ebenfalls in der akademischen Lehre widerspiegelt. Darüber hinaus beginnt im 18. Jahrhundert der Prozess der Emanzipation der traditionell als zweitrangig behandelten praktisch orientierten Chirurgie von der akademischen Medizin, die seit der Antike als Autorität und einzige zuverlässige Wissensquelle anerkannt war. In diesem Jahrhundert entwickelt sich nämlich die klinische Medizin, die ursprünglich sehr eng mit gesellschaftlich-politischen Fragen verbunden war:

> Im Gewande des Neohippokratismus gelangt die klinische Empirie zur Blüte, Studenten werden am Krankenbett ausgebildet. In der öffentlichen Gesundheitspflege des »aufgeklärten« Absolutismus wird die Medizin als Staatsarzneykunde und Medicinische Policey zur Dienerin des Staates. Zusammen mit der Geburt des modernen Krankenhauses und der Ein-

> führung präventivmedizinischer Maßnahmen beschleunigt die »Staatsarzneykunde« den Prozess der Medikalisierung. (Eckart 2009: 157)

Von einer tatsächlichen Verbindung zwischen Universität und Chirurgie war jedoch noch nicht die Rede. Die Berliner Charité, die ursprünglich ein Pesthaus zur Vermeidung von Kontagien war, stellte nur einen ersten bedeutenden Schritt in dieser Richtung dar, indem sie den ersten Operationssaal installierte (vgl. ebd.: 178):

> Gleichwohl kann von einer Vereinigung von Chirurgie und akademischer Medizin noch keine Rede sein, auch wenn das 1727 in Berlin gegründete »Collegium medico-chirurgicum« eine solche Gleichstellung zumindest dem Namen nach suggeriert. Die Trennung zwischen Chirurgie und akademischer (innerer) Medizin wurde im Verlaufe des 18. Jahrhunderts aber zunehmend als Missstand empfunden, und erste Bestrebungen zu einer Wiedervereinigung setzten ein. So finden wir in vielen Medizinalordnungen vornehmlich der zweiten Hälfte des 18. Jahrhunderts Anordnungen aufgenommen, die sich auf eine Ausbildungsverbesserung der Chirurgen richteten. Auch entstanden besondere Schulen für angehende Chirurgen. In Wien etwa wurde 1785 die Josefinische Medizinisch-Chirurgische Akademie gegründet und in Berlin entstand 1796 die Chirurgische Pépinière, aus der am Ende des 19. Jahrhunderts die »Kaiser-Wilhelms-Akademie für das Militärärztliche Bildungswesen« (1885) hervorgehen sollte. (ebd.)

In diesen Prozess der Verbesserung der chirurgischen Ausbildung sowie der Verbindung zwischen Chirurgie und theoretischer Medizin, die u. a. politisch motiviert war, waren auch Eller und Hufeland involviert (vgl. Kapitel 5.3.).

Zweiter Teil: Ergebnisse

Das Neue ist nicht in dem, was gesagt ist, sondern im Ereignis seiner Wiederkehr.

(Foucault 1974/2014: 29)

5 Die Studie

5.1 Zum Korpus und den begrifflich-methodologischen Problemen der Studie

Folgende Texte wurden in dieser Studie analysiert:

- Ortolf von Baierland (13. Jahrhundert): Das Arzneibuch
- Hans von Gersdorff (1528): Feldtbuch der Wundartzney
- Paracelsus (1537): Die große Wundarznei
- Johann Theodor Eller (1767): Ausübende Arzneywissenschaft oder praktische Anweisung zu der gründlichen Erkenntniß und Cur aller innerlichen Krankheiten
- Christoph Wilhelm Hufeland (1800): System der practischen Heilkunde. Ein Handbuch für akademische Vorlesungen und für den practischen Gebrauch. Band I.
- Christoph Wilhelm Hufeland (1805): System der practischen Heilkunde. Ein Handbuch für akademische Vorlesungen und für den practischen Gebrauch. Band II.

Es handelt sich um eine sehr breite Zeitspanne und um relativ heterogene Texte, die jedoch gemeinsam haben, dass sie, wie aus der Analyse ersichtlich wird, genau wie die heutigen Hochschullehrbücher, „Grundkenntnisse vermitteln und eine Orientierungsebene dafür schaffen" (Bongo 2008: 241). Manche von diesen Texten sind keine Hochschullehrbücher (und keiner von ihnen darf als Hochschullehrbuch im heutigen Sinne aufgefasst werden), sie waren nämlich nicht für die Universität gedacht. Die ersten drei Lehrtexte waren für praktizierende Ärzte gedacht, die bis zum 18. Jahrhundert nicht an der Universität ausgebildet wurden. Die Verbindung mit dem akademischen Bereich war von den entsprechenden Autoren nicht geplant bzw. nicht ausdrücklich formuliert. Sogar das Lehrbuch des Paracelsus, der bekanntlich einen bedeutenden und breit erforschten Einfluss auf die Entwicklung des Deutschen als Wissenschafts- und vor allem Medizinsprache ausübte, hatte eigentlich nicht akademisch gebildete Ärzte als Lesepublikum im Auge. Das Problem bei einer solchen Analyse, also einer, die medizinische Lehrtexte, die ursprünglich in deutscher Sprache verfasst wurden, fokussiert, ist, dass solche Texte nur ab dem 18. Jahrhundert in relativ direkter Verbindung mit der Institution Universität entstanden. Die Lehre im akademischen Gelehrtenkreis erfolgte nämlich bis zum 18. Jahrhundert nur auf Latein: Eine solche Textsortenanalyse wäre demensprechend im Prinzip unmöglich. Diese Studie zielt aber nicht darauf, funktionale Merkmale dieser Texte im Hinblick auf ihren Gebrauchskontext ersichtlich zu machen bzw. die medizinische Sprachgeschichte im Hinblick auf die Geschichte der Universität zu umreißen. Die Studie versucht vielmehr, solche Merkmale im Hinblick auf die fachliche praxisorientierte Medizinausbildung, die abgesehen vom tatsächlichen Gebrauchskontext des Textes zum Teil schriftlich fixiert wurde, zu offenbaren. Die Tatsache, dass die funktionalen Kategorien aus der heutigen synchron orientierten Linguistik stammen, dürfte angesichts der Aspekte, die im Folgenden genauer erläutert werden, trotz der historischen Distanz als relativ angemessen angenommen werden. Die Kategorie *Textsortenklasse* ist in erster Linie von einem sehr hohen Abstraktionsgrad bestimmt, der es erlauben könnte, mit der Kategorie den Gebrauchskontext der dazu gehörenden Texte zu erschließen. Die funktionalen Kategorien, die die oben skizzierte Textsortenklasse bestimmen, lassen sich darüber hinaus auch in den zum Korpus gehörenden Texten erkennen. Dabei geht es schließlich, wie bereits mitgeteilt, um Texte, die „Grundkenntnisse vermitteln" und eine „Orientierungsebene" (Bongo 2008: 241) schaffen. Diese war jedoch nicht zum Zwecke der akademischen Ausbildung (zumindest bis zu den Texten des 18. Jahrhundert) gedacht, sondern für den praktischen Gebrauch. Ein solcher Gebrauch schließt, wie es sich aus den unten vorgestellten Daten zeigen lässt, die gelehrsame Dimension nicht aus, sondern betont die Verbindung zwischen den beiden Aspekten sogar, bevor eine solche Verbindung (auch durch den Einfluss von Eller und Hufeland) zum Standard in der medizinischen Ausbildung wurde. Solche Texte führen, mit anderen Worten, die nichtakademischen Ärzte in ihren professionellen Fachbereich, nämlich die Wundarznei, ein. Dabei helfen sie ihnen auch, ihre Erfahrung mit der Theorie zu verbinden bzw. geben ihrer Praxis auch ein theoretisches Fundament.

Da die Autoren selbst neben ihrer praktischen Tätigkeit sich auch einer akademischen oder zumindest theoretisch fundierten Ausbildung gewidmet hatten, wie aus den Texten (und vor allem im Hinblick auf die medizinischen theoretischen Grundlagen, die sie behandeln, sowie auf die sprachbezogenen vor allem terminologischen Probleme, die sie berücksichtigen) ersichtlich wird, waren sie darüber hinaus vermutlich auch mit den geltenden Schreibpraktiken vertraut. Es ist deshalb anzunehmen, dass solche Praktiken sich auch mit unterschiedlicher Ausprägung in ihren Texten widerspiegeln und dass sie eine Verbindung zwischen den akademisch-lateinischen und den nichtakademisch-deutschen medizinischen Schreibtraditionen (wenn auch z. T. unbeabsichtigt) realisieren.

Schließlich zielen die Analyseebenen (vgl. 5.2.) darauf hin, allgemeine Tendenzen festzustellen, die auf eine Textsortenklassentradition hinweisen könnten. Dass diese Tradition schließlich mit den heutigen Hochschullehrbüchern zusammentrifft, wird natürlich theoretisch angenommen (da der Ausgangspunkt, wie oben erläutert eine moderne funktionale Definition von heutigen Hochschullehrbüchern ist), sollte jedoch notwendigerweise im Rahmen weiterer Untersuchungen angesprochen und problematisiert werden.

5.2 Zu den Analyseebenen

Die ausgewählten Analyseebenen wurden im Hinblick auf eine Verallgemeinerung der funktionellen Hochschullehrbuchsdefinition, die oben eingeführt wurde (vgl. Kapitel 3) formuliert. Sie sei hier nochmals wiederholt:

> Ein (Hochschul-)Lehrbuch [...] hat die Funktion (das Ziel), Studierende in eine wissenschaftliche Disziplin einzuleiten, und dabei die Funktion (die Aufgabe), zum einen [...] wissenschaftliche Grundkenntnisse zu vermitteln, zum anderen eine Orientierungsebene dafür zu schaffen (Bongo 2008: 241)

Die Texte, die zum Korpus gehören, sind streng genommen gar keine Hochschullehrbücher (weil sie, wie oben betont, keine Verbindung mit der damit implizierten Institution haben, und zwar bis zum 18. Jahrhundert). Wenn man sie im weitesten Sinne als Hochschullehrbuch bezeichnet, muss man begrifflich auch mit den besonderen Umständen ihrer Entstehung zur damaligen Zeit rechnen, die dem heutigen akademischen Kontext nicht entsprechen. Für die älteren Texte wären unterschiedliche Bezeichnungen vielleicht eher zutreffender: Das Arzneibuch Ortolfs von Baierland wurde schon, insbesondere im Vergleich zu den frühneuhochdeutschen Texten, im Hinblick auf seine Sprachgestaltung analysiert (vgl. Kapitel 6.1.). Wie Riha bemerkt (1992), kommen Arzneibücher in unterschiedlicher Form und Funktion im Mittelalter vor, und die Bezeichnung selbst lässt sich nicht eindeutig definieren bzw. deutet auf unterschiedliche Referenten hin. Trotzdem wird das Arzneibuch Ortolfs wegen seiner didaktisch orientierten Systematisierung des Wissens in diese Studie einbezogen. Das entscheidende funktionale Kriterium ist nämlich, dass die zu untersuchenden Texte, die didaktisch orientiert und zu professionellen Zwecken gedacht waren, eine systematische Auseinandersetzung mit dem medizinischen Wissen anbieten. *Didaktisch* in beruflichen Kontexten impliziert unterschiedliche sprachliche Manifestationen:

1. sprachliche Mittel, die das Lernen auf unterschiedliche Weise erleichtern bzw. verbessern (Vereinfachung, Verdeutlichung, Gedächtnisförderung)
2. Inhaltliche Auswahl des zu vermittelnden Wissens, das auf einen bestimmten, innerhalb des Fachbereichs selbst historisch etablierten (und konventionell weitergegebenen) Kanon zurückzuführen ist. Es geht mit anderen Worten um die Frage: Was gehört zum Wissen eines (Wund-)Arztes? Die Antwort auf diese Frage soll die Themenauswahl der jeweiligen Texte bestimmen.

Dieser im Punkt 2 formulierte Ansatz ist historisch und gesellschaftlich bedingt, denn die jeweiligen Momente in der Medizingeschichte weisen ein unterschiedliches kanonisches Wissen auf. Wichtig ist jedoch, dass die ausgewählten Texte diese Frage zwar in den Raum stellen, aber nicht für ein breiteres Publikum an Interessierten gedacht sind, sondern als Instrumente medizinischer (chirurgischer) Bildung. Bei ihrer Untersuchung spielen natürlich auch metakommunikative Äußerungen der jeweiligen Autoren eine Rolle. Im Hinblick auf die oben beschriebenen funktionalen Eigenschaften medizinischer Lehrtexte und in Anlehnung auch auf die Analysekategorie zur Beschreibung medizinischer Gutachten des 17. und 18. Jahrhunderts von Lindner (2018) werden folgende Aspekte fokussiert:

1. Textgestaltung: Dabei sind vor allem die Themenentfaltungsstrukturen (Brinker/Cölfen/Pappert 2014: 139) von Bedeutung. Es wird insbesondere überprüft, ob eine dominante, womöglich textsortenklassespezifische Themenentfaltung zu erkennen sei. Darüber hinaus wird auch nach eventuell wiederkehrenden funktional bestimmten Formulierungen (vgl. Feilke 2014; Gloning 2010) gesucht.
2. Didaktisierung von Inhalten, d. h., welche verbalen oder nonverbalen Mittel zur Veranschaulichung, Vereinfachung oder Gedächtnisförderung verwendet werden. Dabei spielen vor allem Metaphern

und Vergleiche eine wichtige Rolle, denn Bilder kommen nur in einem Text vor. Wenn sie vorkommen, werden sie im Hinblick auf ihren Beitrag zur Wissenskonstitution und ihre Funktion (vgl. Nöth 2000) analysiert. Hinsichtlich der Metaphernanalyse gilt als methodologische Grundlage zur Feststellung des metaphorischen Werts einer Äußerung oder einer lexikalischen Einheit in der vorliegenden Studie die sogenannten MIP (Metaphor Identification Procedure):

1. Read the entire text-discourse to establish a general understanding of the meaning.
2. Determine the lexical units in the text-discourse
3. (a) For each lexical unit in the text, establish its meaning in context, that is, how it applies to an entity, relation, or attribute in the situation evoked by the text (contextual meaning). Take into account what comes before and after the lexical unit.
   (b) For each lexical unit, determine if it has a more basic contemporary meaning in other contexts than the one in the given context. For our purposes, basic meanings tend to be
      — More concrete; what they evoke is easier to imagine, see, hear, feel, smell, and taste.
      — Related to bodily action.
      — More precise (as opposed to vague)
      — Historically older.

      Basic meanings are not necessarily the most frequent meanings of the lexical unit.
   (c) If the lexical unit has a more basic current-contemporary meaning in other contexts than the given context, decide whether the contextual meaning contrasts with the basic meaning but can be understood in comparison with it.
4. If yes, mark the lexical unit as metaphorical.

(Pragglejaz Group 2007: 3).

Das Wörterbuch zur Unterscheidung zwischen Grundbedeutung und kontextueller Bedeutung ist die online-Version des Grimm-Wörterbuchs (http://dwb.uni-trier.de/de/).

3. Terminologiegebrauch und -erklärung, d. h., wie wird das Verhältnis zwischen Deutsch und Latein und das damit verbundene Problem der Mehrsprachigkeit behandelt.
4. Auffälligkeiten im Hinblick auf die fachsprachlichen Postulate: Wird von den Autoren das Problem der mit Definitionen verbundenen Exaktheit auf lexikalischer Ebene berücksichtigt? Gibt es metakommunikative Äußerungen, die auf ein bewusstes Streben nach einer eindeutigen Kommunikation (vgl. Baumann 1998) hinweisen? Lassen sich metakommunikative Äußerungen erkennen, die auf weitere Postulate der Fachkommunikation hindeuten?
5. Die intertextuellen Hinweise im Hinblick auf ihre Form und Funktion in den Texten.

Das kanonische Wissen („Grundkenntnisse", vgl. Bongo 2008: 241), das solche Texte vermitteln, ist zwar größtenteils stark erfahrungsbezogen, aber es basiert auch auf der Arbeit älterer Mediziner: Wie wird auf diese Dimension Rücksicht genommen? Lassen sich formelle Muster zur Wiedergabe solcher Hinweise finden (vgl. Hausendorf/Kesselheim 2008: 189f.; zum Phänomen der Intertextualität und ihrer theoretischen Perspektive sowie zu methodologischen Zugängen im Hinblick auf diese Studie vgl. Kapitel 1.2.).

Das Ziel dieser Untersuchung ist es, anhand der oben aufgelisteten Analyseebenen die wiederkehrenden Merkmale, die funktional bedingt sind, hervorzuheben. In diesem Sinne ist auch der Verweis auf den notwendigerweise abstrakten Musterbegriff in der Textsortendefinition von Brinker (2014: 139; vgl. dazu Kapitel 1) kein Hindernis für eine empirisch orientierte Textanalyse, sondern gerade aus diachronischer Sicht für diese Studie selbst ein Ausgangspunkt. Aus einer Suche nach funktionalen Elementen, die wiederkehrend oder eventuell nur gelegentlich in Verbindung mit bestimmten historischen Momenten und/oder Absichten der Autoren in der Textsortenklasse *medizinischer (praxisorientierter) Lehrtext* auftreten, kann notwendigerweise nur ein abstraktes Muster im Sinne der oben beschriebenen textsortenklassespezifischen Tradition entstehen.

5.3 Zu den Autoren

Im Folgenden wird ein Überblick über die biographischen Angaben zu den Autoren der Texte geliefert. Dabei werden insbesondere Aspekte hervorgehoben, die eine Relevanz für die Interpretation der Texte aufweisen, wobei über Ortolf von Baierland und Hans von Gersdorff relativ wenige Quellen zu finden und biographischen Hinweise damit so selten sind, dass fast alle Informationen sowieso nur in Bezug auf die besprochenen Texte gewonnen werden können. Die Person des Paracelsus ist dagegen viel untersucht worden: Dabei wurde eine Auswahl getroffen und, statt eine ausführliche biographische Darstellung anzubieten, wurden nur die wichtigsten Aspekte seiner Persönlichkeit (vor allem aus sprachwissenschaftlicher und medizinischer Sicht) und seines Stils behandelt, die eine besondere Bedeutung für die Analyse seines Werkes „Die große Wundarznei" haben.

5.3.1 Ortolf von Baierland

Nicht viel ist vom Leben Ortolfs bekannt. Anhaltspunkte, wie im Fall von Gersdorff (vgl. 5.3.2.), sind die autobiographischen Hinweise, die er selbst am Anfang seines berühmten Arzneibuchs, angibt:

> Dass die Heilkunst edler ist als jede andere Wissenschaft, das ersieht man gut daran, dass, wenn ein Meister [eines anderen Faches] krank wird, ihm sein eigenes Wissensgebiet nicht helfen kann; darum begehrt er die Medizin, damit er seine Gesundheit zurückbekommt. Deshalb will ich, Meister Ortolf, aus Bayern gebürtig, Arzt in Würzburg, ein deutsches Buch machen aus allen lateinischen medizinischen Büchern, von denen ich je gehört habe, und zwar zuerst von den vier Elementen. (Riha 2014b: 28)

Diesbezüglich bemerkt Riha (2014b), dass die Bezeichnung „Meister" (die noch einmal im 31. Kapitel vorkommt), auf die handwerkschirurgische außergewöhnliche Hochqualifizierung des Autors hindeutet (ebd.: 10):

> Das (Teil)Studium qualifizierte Ortolf nicht nur als bischöflichen Leibarzt, sondern förderte auch seine intellektuelle Begabung, indem es ihn in die Lage versetzte, auf der wissenschaftlichen Basis seiner Zeit einen kompakten und souveränen, dabei aber stets praxisorientierten Gesamtüberblick über die zentralen Bereiche der Medizin (theoretische Grundlagen, Diagnostik, Prognostik, Therapie) zu geben und diesen nach einem eigenen Konzept zu strukturieren. (ebd.: 11)

Im Überblick zur Geschichte der deutschen Fachsprachen von Schmid (2015: 167) wird Ortolf auch wegen einer solchen außergewöhnlichen Begabung als erstem bekannten Verfasser einer medizinischen Schrift relativ viel Aufmerksamkeit geschenkt:

> Ortolf muss zwischen 1220 und 1230 geboren sein und hat in der zweiten Hälfte des 13. Jhs. als Arzt in Würzburg in Diensten des dortigen Domkapitels gewirkt. Studiert hat er wohl entweder in Salerno oder in Paris. Sein Arzneibuch ist vermutlich ein Alterswerk, das er um 1280 fertiggestellt hat. [...] Ortolf konnte sicher Latein, und es ist sein „Verdienst, die gelehrte lateinische Hochschulmedizin für ein deutschsprachiges Publikum aufbereitet zu haben" (Schnell 2013: 62–64). [...] Sein Arzneibuch umfasst in seiner Vollversion sechs Bücher in insgesamt 167 Kapiteln: Das erste Buch behandelt theoretische Grundlagen, das zweite mit je einem Harn- und Pulstraktat zwei diagnostische Verfahren, das dritte nimmt auf Lehren des Hippokrates Bezug. Das vierte Buch behandelt den Aderlass, das fünfte enthält eine Anatomielehre (nach dem traditionellen Darstellungsschema a capite ad calcem „vom Scheitel bis zur Sohle") und das sechste eine Wundarznei, die parallel zum Vorausgehenden mit Kopfverletzungen beginnt und mit Fußverletzungen und geeigneten Behandlungsmethoden abschließt. (ebd.)

Am Beispiel des 67. Kapitels umreißt Schmid die sprachlichen Besonderheiten des Textes, vor allem in lexikalischer und syntaktischer Hinsicht, worauf im Kapitel 6 dieser Arbeit genauer eingegangen wird. Die lateinischen Termini, die im Text in der Originalform bleiben, sind diejenigen, die Krankheiten, Arzneimittel und Pflanzennamen bezeichnen, wobei aus den Beispielen der Analyse ersichtlich wird, dass Ortolf die Krankheitsbezeichnungen immer erklärt und, wenn möglich, übersetzt. Die weiteren Kategorien, Pflanzennamen und Arzneimittel, werden dagegen auch in den folgenden Phasen der deutschen medizinischen Sprachgeschichte in der lateinischen Form gelassen. Syntaktische Besonderheiten betreffen vor allem den formelhaften Charakter des Textes sowie den ausgeprägten Gebrauch von uneingeleiteten Konditionalsätzen, die oft Symptom und Ursache verbinden. Hinsichtlich des Adressatenkreises bemerkt Keil (1989: 75), dass er reicht „vom Akademikerarzt (physicus) sowie Wundarzt (chirurg[ic]us) über andere Heilberufe (badaere, bartscheraere) bis zum Laienarzt" und „über den medizinischen Laien bäuerliche, bürgerliche sowie (hoch)adelige Rezipienten" erreicht (zitiert in Schmit 2015:

167). Der Erfolg des Textes ist durch seine 200 Handschriften und acht Druckausgaben (vgl. ebd.) bewiesen; Keil (1989: 76) bemerkt diesbezüglich, dass er nur infolge des aufklärerischen Fortschritts obsolet wurde.

5.3.2 Hans von Gersdorff

Die biographischen Informationen zum Leben von Hans von Gersdorff sind noch begrenzter als diejenigen des Lebens von Ortolf. Diesbezüglich bemerkt jedoch Benati (2017: 7), dass er um das Jahr 1455 geboren sein sollte, denn er nahm an den burgundischen Kriegen (1474–1479) teil. Der Autor stellt sich selbst am Anfang des Textes vor:

> Meister Hans von Gerßdorff / genannt Schylhans / burger und woundartzet zuo Straßburg / allen denen so diß buoch mit danck leßen / entbeüt er sein willigen dyenst und alles guots.

Das „Feldbuch der Wundartzney", dessen Erfolg die zahlreichen Ausgaben bewiesen haben, könnte aus heutiger Sicht wegen seiner Struktur mit einem Handbuch verglichen werden:

> Das Feldtbuch der Wundartzney, das zum ersten Mal 1517 von Johannes Schott in Straßburg gedruckt wurde, ist ein Handbuch der Feldchirurgie, das von seinem Verfasser als Ergebnis einer langjährigen chirurgischen Praxis präsentiert wird. (Benati 2017: 8)

Die Themen sind nämlich, zumindest im Register, nicht nach thematischen Prinzipien, sondern in alphabetischer Reihenfolge geordnet, genau wie in einem heutigen Handbuch. Zu der Struktur des Registers kommt der Autor selbst zu Wort:

> Gar bequem unnd handtsam ist eim yeden Leßer / so er in einer summa / den ynnhalt des buochs / so er leßen will / anfengklich vor augen sycht. damit er geschwynd vervasszen / und auch bald finden moeg das / so er suocht / unn zu wissen begert.

Der Text ist, genau wie die „Große Wundarznei" in Traktatform verfasst, und jedes Traktat in Kapitel untergliedert. In diesem chirurgischen Text werden aber im Unterschied zu allen anderen Lehrbüchern des Korpus Bilder zur Erläuterung mancher Themen verwendet, die den verbalen Text mit einem eigenen informativen Wert ergänzen. Besonders auffällig für einen Text, der nicht an akademisch gebildete Gelehrtenkreise adressiert war, ist die Heterogenität der behandelten Themen: Nicht nur Anatomie und Wundarznei, sondern auch Krankheitslehre sowie weitere theoretische Grundlagen der Medizin werden dabei berücksichtigt, und letzteren wird in manchen Fällen relativ viel Aufmerksamkeit geschenkt. Als Grundlage dieser Analyse wird nicht die erste, sondern die spätere, 1528 (aber immer noch in Straßburg von Schott) veröffentlichte Ausgabe verwendet, die statt der ursprünglichen vier aus sieben Traktaten besteht.

5.3.3 Paracelsus

Bei der Beschreibung der Medizingeschichte bleibt, im Unterschied zu den anderen Autoren dieser Studie, die Arbeit des Theophrastus von Hohenheim, genannt Paracelsus, zu Recht niemals unerwähnt. Vieles bleibt jedoch in seiner Biographie noch ungeklärt oder umstritten, sogar im Hinblick auf seinen Namen. Diesbezüglich bemerkt Benzenhöfer in seiner Darstellung des Lebens des Paracelsus:

> Der am häufigsten in Briefen, Urkunden und Zeugnissen überlieferte und daher als gesichert anzunehmende Name lautet „Theophrastus von Hohenheim" [...] Gelegentlich unterzeichnete Paracelsus auch mit dem Namen „Theophrastus Bombast" (in lateinischen Texten: „Bombastus") von Hohenheim. [...] Zum Namen Paracelsus [...] sei vermerkt, daß er zuerst im Zusammenhang seiner astrologisch-prognostischen Schriften auftaucht. Wer diesen Namen geprägt hat, [...] ist nicht bekannt. Auch seine Bedeutung ist nicht endgültig erschlossen. Auffällig ist, daß der Name kein eigentliches Pseudonym darstellt [...] sondern als Beiname [verwendet wurde]. [...] Auf dem Titelbild der Großen Wundarzney von 1536 heißt es dann explizit: *Theophrastus von Hohenheim, genant Paracelsus.* Daß „Hohenheim" und „Paracelsus" meines Wissens zu Lebzeiten nie in direkter Verbindung vorkommen (zum Beispiel als „Theophrastus Paracelsus von Hohenheim") könnte ein bislang unbeachtetes Indiz dafür sein, daß Paracelsus – wie schon viele Forscher vermuten – ursprünglich eine Art Humanistennamen darstellt, und zwar ein gräkolatinisiertes „Hohenheim": „para"= bei; „celsus" = hoch. Daß der Name „über Celsus hinaus" bedeuten könnte, wie man früher annahm, ist eher unwahrscheinlich. (Benzenhöfer 2002: 20–24)

Außer Zweifel steht, dass die Person Paracelsus in den unterschiedlichsten Bereichen nie aufgehört hat, die wissenschaftliche Welt zu faszinieren. Nicht nur im medizinischen Bereich, und zwar sowohl in der Schulmedizin als auch in der Alternativmedizin (ebd.: 7), sondern auch in der Sprachkritik gilt er als Autorität. Seine Lebenszeugnisse, vor allem die sogenannten Wanderjahre, die nur relativ ungenau zu verfolgen sind, deuten von Anfang an auf seinen Wunsch hin, die Grenzen der traditionellen akademisch und zu theoretisch geprägten Lehre zu überschreiten. Auch in der „Großen Wundarznei" sind Spuren dieses Wunsches zu erkennen, woraus sich auch seine Einstellung zur Medizin etabliert hat:

> Er wollte […] schon früh über das akademische Buch hinausgehen und eine Art Volksmedizin betreiben. […] Paracelsus betonte, daß ihm durch die Befragung dieser nicht-akademischen Heiler die Medizin nicht sicherer geworden sei. Deshalb habe er sich mehrmals vorgenommen, die ärztliche Kunst zu „verlassen". (ebd.: 34)

Wie Roelcke bemerkt, ist die Entwicklung des Deutschen als Wissenschaftssprache in diesem Jahrhundert mit Dürer (für die Mathematik) und Paracelsus eng verbunden, obwohl diese frühen Bemühungen erst im 18. Jahrhundert zu einer erfolgreichen Durchsetzung der Volksprache in den Wissenschaften dank der Arbeit von Wolff und Lambert führten (Roelcke 2010: 190):

> Im Bereich der Medizin ist es Paracelsus […], der sich um die Einführung einer deutschen Wissenschaftssprache bemüht, als er 1527 als Stadtarzt in Basel eine deutschsprachige Vorlesung über Chirurgie hält, die sich nicht nur an Gelehrte, sondern auch an Wundärzte richtet. (ebd.: 191)

Der 1493 in Einsiedeln (Schweiz) geborene Arzt war wegen seiner bedeutenden Beiträge sowohl zur Entwicklung der Medizin als auch zu ihrer Sprache eine der bekanntesten Persönlichkeiten der Renaissance nicht nur innerhalb, sondern auch außerhalb der deutschsprachigen Gebiete. Im Zeitraum seines Lebens geschahen viele wichtige politisch-historische sowie kulturgeschichtliche Veränderungen, die sich mehr oder weniger deutlich in seinen Werken sowie in dem eigenen Lebenswerdegang widerspiegeln. Politisch ist es die Zeit der Krönung des habsburgischen Maximilian I. zum Kaiser des Deutschen Reichs und des sogenannten Schwabenkriegs sowie des darauffolgenden Friedensschlusses von Basel am 22. September 1499, der die Loslösung der Schweiz vom Reich bestätigt (vgl. Benzenhöfer 2002: 11). Es ist aber auch die Zeit der Entdeckung Amerikas, die neue politische aber auch kulturelle Szenarien eröffnet. Kulturhistorisch ist es aber erst einmal die Zeit des aus Italien importierten Humanismus, der mit den Worten Burckhards von einer „Entdeckung der Welt und des Menschen" bestimmt ist (vgl. ebd.: 12). Wichtige Persönlichkeiten, die womöglich auch einen Einfluss auf das Werk des Paracelsus ausgeübt haben waren Marsilio Ficino und Giovanni Pico della Mirandola, und zwar vor allem im Hinblick auf seine kosmologischen Einstellungen:

> Der Florentiner Arzt-Philosoph Marsilio Ficino (1433–1499) […] legte in seinem 1482 gedruckten Hauptwerk „Theologia platonica" ausführlich seine Weltsicht dar. […] Als Vermittler zwischen den kosmischen Polen Gott und Materie oszilliert die menschliche Seele, die sowohl auf die Welt herabsinken als auch zur Erkenntnis Gottes aufsteigen kann. Das Wissen um diese Erkenntnis verleiht der Menschenseele Selbstbewußtsein und eine gewisse Macht. Unter Aufnahme von Ideen Ficinos und unter Einbeziehung kabbalistischen Gedankenguts stellte Giovanni Pico della Mirandola (1463–1494) […] den Kosmos als in eine elementare, himmlische und göttliche Welt unterteilt vor, wobei die Sphären als dynamisch miteinander verbunden gedacht wurden. Der Mensch ist nach Pico als Mikrokosmos nicht nur passiver Träger der Welteigenschaften, sondern er ist auch befähigt, aktiv zu handeln und zu erkennen: Er besitzt die grundsätzliche Freiheit der Entscheidung, seine Seele mit Gott zu vereinigen. Sowohl in der Konzeption Ficinos als auch in der Picos wurde somit die Stellung des Menschen in der Hierarchie des Kosmos im Vergleich zu mittelalterlichen Entwürfen bedeutend aufgewertet. (ebd.: 14–15)

Eine solche Verbindung zwischen Menschen und Kosmos, die eigentlich schon in der scholastisch geprägten medizinischen Ausbildungstradition vorhanden war (vgl. Eckart 2009: 71), lässt sich übrigens auch in der Sprachkritik von Paracelsus erkennen, insbesondere im Hinblick auf die Bildung der Terminologie, wie Pörksen (1994) bemerkt:

> Die überlieferten humoralpathologischen Krankheitsnamen sind seiner Überzeugung nach falsch orientierende Namen, weil die ihnen zugrundeliegende Theorie, Krankheit resultiere aus einer Unordnung im Säfte-

haushalt, falsch ist. […] Als der ‚rechte grund', das angemessene namenschaffende Moment erscheint Paracelsus der Ort im Makrokosmos, der mit der Krankheit korrespondiert: der sie verursacht oder auch ihr Heilmittel ist. (ebd.: 59)

Weimann (1999) versucht das Werk des Paracelsus auch im Hinblick auf die philologisch-humanistische Strömung zur Erneuerung der Wissenschaftssprache und der Wissenschaftsmethode zu interpretieren, die eine kritische Haltung gegenüber den alten Autoritäten gefördert hat. Ein weiterer berühmter Vertreter dieser Richtung in der Medizin war zum Beispiel Vesalius, dessen wissenschaftliche Schriften einen großen Einfluss auf die Anatomie ausgeübt haben. Weimann (1999) muss jedoch auch bemerken, dass die Zugehörigkeit zu einer solchen Strömung sich nicht in der Sprache des Paracelsus widerspiegelt:

> Den Bestrebungen des Humanismus jedoch bleibt er fern. Die Sprache seiner Schriften ist vor allem sachbezogene Fachsprache. Er verzichtet dabei auf schriftstellerischen Ehrgeiz, auf Eleganz der Diktion. Seine Sprachgebung ist eher schlicht. Uns Heutige mutet sie ungelenk an. Aber das gilt weithin auch für Schriften anderer frühneuhochdeutscher Autoren. Sprache ist für Paracelsus in erster Linie Medium zur Vermittlung seiner Sachaussagen. Er zielt auf Verstehbarkeit, auf inhaltliche Richtigkeit des Ausdrucks, des Fachterminus. (ebd.: 2363)

Als Beispiel nennt Weimann die Bezeichnung *Fieber*, die Paracelsus für irreführend und deshalb für die Wissenschaft unangemessen hält, weil sie sich auf das Symptom und nicht die Natur der Krankheit selbst bezieht (ebd.: 2366). Obwohl keine tatsächliche sprachwissenschaftliche Theorie in den Werken des Paracelsus festzustellen ist und er eigentlich zu seiner Zeit „als sprachliches Vorbild ungenannt bleibt" (Telle 1981: 99), hat seine komplizierte und rhetorisch sehr geschickte Sprachverwendung dazu geführt, dass das Interesse an diesem Thema gewachsen ist.

Pörksen (1994) untersucht zum Beispiel die Sachprosa des Paracelsus, die als Wegweiser der deutschen Sachprosa aufgefasst wird, hinsichtlich ihres Verhältnisses zum Latein und fragt sich dabei, ob „die deutsche Schriftsprache aus der mündlichen Sprachkultur hervorgewachsen oder sie im Bruch mit ihr, als Lehnbildung der lateinischen Schriftkultur", entstanden sei (ebd.: 37). Er plädiert für die zweite Position und versucht, sie am Beispiel von Paracelsus zu beweisen, dessen Schreibstil er sich von vier Seiten nähert: in Bezug auf seinen Gebrauch der ersten Person Singular, auf den Nominalismus und die Sprachkritik; den deutsch-lateinischen „Fachwerkstil" (vgl. ebd.: 47) und den sermo humilis. Für die vorliegende Arbeit sind vor allem die ersten drei Aspekte von Bedeutung. In der heutigen Fachsprachenforschung geht man von einem „Ich-Verbot" infolge des Postulats der Anonymität in der Fachkommunikation aus. Gerade dieses Verbot scheint in den Werken des Paracelsus funktional verletzt zu werden. Der Gebrauch der ersten Person Singular, der eigentlich nicht ungewöhnlich in den frühen sowie damaligen medizinischen Werken gewesen sein sollte, erwirbt nämlich eine neue Qualität im Schreibstil von Paracelsus:

> Das Rollenwort ich [...] gewinnt bei Paracelsus eine in der Sachprosa bis dahin unbekannte Dimension; fast könnte man sagen, es rückt in den Mittelpunkt.
>
> Hohenheims Wahlspruch, der auf den beiden bekannten Porträtstichen von Augustin Hirschvogel überliefert ist, Alterius non sit qui Suus esse potest, Es sei nicht eines Andern, wer sein Eigner sein kann, entspricht durchaus dem Tonfall seiner Schriften. (ebd.: 47)

Zu dieser Besonderheit im Schreibstil des Paracelsus, die Pörksen als Zeichen einer bewussten erfahrungsbasierten Erkenntnismethode interpretiert, werden wir im Folgenden, und zwar bei der Analyse der „Großen Wundarznei" noch eingehen. Hinsichtlich des zweiten Aspekts, nämlich dessen Sprachkritik, bemerkt Pörksen, dass Paracelsus viel Wert auf das Verhältnis zwischen Wort und Ding legt: „Eine richtige Nomenklatur wäre ein Spiegel des Universums" (60). Der Sprachstil des Paracelsus hat eben auch deswegen das Interesse vieler ForscherInnen geweckt. Einige sprachwissenschaftliche Bemerkungen sind nämlich in den Werken des Paracelsus festgestellt worden, obwohl, wie oben betont, in seinen Werken keine richtige sprachwissenschaftliche Theorie zu finden ist:

> Paracelsus verlangt, „das die namen der krankheiten von den verstendigen arzeten also geben werden, das der name und die krankheit ein ander gleich sein [...]; sie sollen namen haben, die da anzeigen die materi der krankheit" (PSW, Bd. 7, 186 f). „Also sollen die namen aus dem grund gon und [...] nit in der fantasei" (PSW, Bd. 8, 143). „So in die ursach der dingen die namen gon sollen, so werden vil namen erleschen" (PSW, Bd. 1, 83). (Weimann 1999: 1024)

Das führt zu einer sehr kritischen Haltung gegenüber den alten Terminologien und ist natürlich auch ein wichtiger Punkt für diese Studie. Was seine Biographie angeht, hat aber das Verhältnis zwischen Deutsch und Latein auch eine besondere Bedeutung. Seine Sprachwahl im akademischen Bereich sorgte nämlich für viel Aufregung im damaligen von Latein beherrschten Gelehrtenkreis:

> Parcelsus in Basel ist ein berühmtes Kapitel […] Während der elf Monate, die er sich dort hielt, von März 1527 bis zum Februar 1528, entfaltete er eine rege Vorlesungstätigkeit, zunächst auf lateinisch, dann auf deutsch bzw. in einer eigentümlichen Mischsprache. (Pörksen 1994: 61–62)

Diesen Sprachtyp nennt Pörksen „Fachwerksprache“: „eine Sprachmischung, die dadurch charakterisiert ist, dass in die weniger feste Vernakularsprache oder Umgangssprache das feste Gerüst des bekannten Fachvokabulars eingezogen ist“ (ebd.: 65). Bei dieser Mischung, die eigentlich die Form einer Diglossie einnimmt (vgl. ebd.), geht es um eine bewusste Entscheidung des Autors, die nicht aus didaktisch-ideologischen Prinzipien im Sinne der Volksbildung getroffen wird. Es geht mit anderen Worten nicht etwa darum, das auf lateinisch verfügbare Wissen dem breiteren deutschsprachigen Volk zu vermitteln, sondern um die bewusste Verbindung zweier Kulturen und Denktraditionen:

> Es kommt vor, daß er sein Latein übersetzt. Der lateinisch-deutsche Doppeltitel ist dafür ein Beispiel […]. Dieser Stilzug erfüllt verschiedene Zwecke. Häufig handelt es sich um das Verfahren der Synonymenvariation, das man als ein fortgesetztes Interpretieren, Verdeutlichen, Vereindringlichen beschreiben kann. Paracelsus setzt es gelegentlich ein, wo es darum geht, einen schwierigen spekulativen Sachverhalt oder neuartigen Begriff einkreisend zu umreißen, an anderer Stelle, um durch eine Art Wiederholung, im Sinn der amplificatio oder climax der Rhetorik, zu vereindringlichen. […] Lateinische Titel und Untertitel, Nomenklatur und Begriffsapparat, deutsch-lateinische Zwillingsformeln fügen das Werk ein in den Traditionsstrom gelehrter Schriftkultur. […] Das auch von ihm verwendete übliche Fachvokabular bildet die Brücke zur gelehrten Welt, so daß der Arzt, der Astronom, der Alchimist weiß, wo er sich jeweils befindet und wovon die Rede ist. Insofern knüpft Ho-

> henheim an die Vorerwartung der Leser an; andererseits aber strapaziert er sie durch eigene neue Begrifflichkeit, die so befremdlich wirkte, daß man schon im 16. Jahrhundert lateinische Paracelsus-Wörterbücher verfaßt hat. (ebd.: 65–66)

Funktional dient eine solche Entscheidung laut Pörksen hauptsächlich dem Zweck einer Provokation:

> Daß Paracelsus in Basel als Vorlesungssprache Deutsch wählte, war nicht nur Rücksichtnahme auf lateinunkundige Bader und Scherer, Erweiterung des Publikums, sondern eine Provokation im Sinn des Austausches der Denkstile: Er hoffte auf einen Umsturz und eine Neubegründung der Medizin. Paradox gesagt: Er hatte nichts gegen Latein, war sich aber bewußt, daß die alte Medizin in dem und durch das lateinische Sprachkleid institutionalisiert war. [...] Statt einer hierarchisch angelegten funktional aufgeteilten Zweisprachigkeit gab es hier eine ganz andere Form des Ineinander und Durcheinander, ein Missingsch und Kauderwelsch, wie es der Sprachkontakt bis in die Gegenwart hervorzubringen vermag und wie ihn die lateinisch-deutsche Sprachberührung häufig erzeugt hat. (ebd: 69)

5.3.4 Johann Theodor Eller

Dem am 26. November 1689 in Plötzkau geborenen Arzt Johann Theodor Eller wurde trotz seiner Bedeutsamkeit für die Entwicklung der Medizin des 18. Jahrhunderts in der Literatur verhältnismäßig wenig Aufmerksamkeit geschenkt. Diesbezüglich bemerkt Heinrich (2003):

> Trotz einer oftmaligen Anführung der wissenschaftlichen Leistungen Ellers wird auf eine genaue Analyse seiner wissenschaftlichen Arbeiten durch die medizinhistorische Literatur verzichtet. [...] Der Bedeutung Ellers, der als Naturforscher und Lehrer über seine Lebenszeit hinaus die Lehrmeinungen am Collegium medico-chirurgicum prägte und aktiven Einfluß auf das wissenschaftliche Leben und die Anschauungen der Akademie nahm, wird damit nicht entsprochen. (ebd.: 7)

Sein Name ist in der Medizingeschichte vor allem mit medizinpolitischen Problemen verbunden, die jedoch seinen Ansichten und seiner tatsächlichen Praxis widersprechen. Er trug nämlich zur Erarbeitung des preußischen Medizinaledikte von 1725 (ebd.: 37) bei, das eine Trennung zwischen Medizin und Chirurgie propagierte, obwohl seine Arbeit eigentlich beweist, dass er versuchte, eine solche Trennung zu überwinden:

> Was die inhaltlichen Schwerpunkte des Medizinalediktes anbetrifft, so müssen diese bei Eller z. T. recht widersprüchliche Haltungen hervorgerufen haben. So verlangt dieses bedeutungsvolle Dokument u. a. eine Abgrenzung akademischer von wundärztlicher Arzneikunst, wonach alle akademisch gebildeten Ärzte sich jeglicher äußeren chirurgischen Therapie zu enthalten hatten und ihnen nur das innere Curieren allein verbleibet. Dieser Punkt des Medizinalgesetzes mußte Ellers eigenen Erfahrungen und Erkenntnissen widersprechen. Gerade ihm mußte bewußt gewesen sein, daß solch eine Vorschrift auf Grund der ungenügend ärztlichen Versorgung in den Provinzen Brandenburg-Preußens nicht durchzusetzten war. Die absolute Trennung der Chirurgie von der Medizin entsprach weder der in seinen Werken dargelegten Theorie noch der von ihm am Collegium medico-chirurgicum praktizierten Lehre von der Natur der Krankheiten. (ebd.: 39)

Eine solche Überwindung lässt sich sehr deutlich in den Grundprinzipien der medizinischen Ausbildung an der Charité erkennen, die unter der Leitung Ellers eine erhebliche Entwicklung erfuhr. Die Charité entwickelte sich nämlich neben dem Collegium medico-chirurgicum als Ausbildungsinstitution für Militärchirurgen, um ihnen eben die Möglichkeit zu geben, das theoretische Wissen mit der praktischen Erfahrung zu ergänzen:

> An der Charité entwickelte sich die Chirurgie zu einer profilbestimmenden Disziplin, deren Höhepunkte und Leistungen das internationale Niveau förderten und mitbestimmten. Die Erfahrung und Weitsicht Ellers sowie die Kooperationsbereitschaft seines chirurgischen Kollegen Senff führten dazu, daß an der Charité, im Sinne eines Pioniergeistes, eine für die damalige Zeit wider allen Vorurteilen ungewöhnliche, aber vorbildliche Zusammenarbeit zwischen Medizinern und Chirurgen praktiziert wurde. Die von ihnen begründete Gemeinschaft zwischen der Chirurgie und der Medizin ging in ihrer Bedeutung über das Jahrhundert hinaus. […] „Praktische Schule“ zu sein, stellte für Eller eine Aufgabe der Charité dar, „in welcher die erlernte Theorie könnte zur Ausübung gebracht (werden), und durch welche jeder fleißiger(!) und

> aufmerksamer (!) Zuhörer vor dem Krancken-Bette selbst konnte Handleitung haben, die nöthigen Vortheile so wohl zur innerlichen als äusserlichen Cur ihm bekannt zu machen, und den behörigen Entschluß, wie eine jede Kranckheit vernünfftig anzugreiffen (sei), dadurch zu gewinnen." (ebd.: 42).

Die im heutigen akademischen Kontext als charakteristisch geltende Verbindung zwischen Forschung und Lehre (Heinemann 2000: 703) war schon bei der an der Charité von Eller eingeführten Ausbildungsmethode zu erkennen:

> Eine weitere Aufgabe, die Eller ebenso wie Boerhaave der Klinik zuwies, war die klinische Forschung in Form einer empirisch-rationalen Methode. Das erklärte Ziel dieser heilkundlichen Forschung, des empirischen Sammelns von Krankheitszeichen sowie des systematischen Integrierens mit Hilfe der Iatromechanik und des Vernunftschlusses, war es, die Ätiologie und Pathogenese der Krankheit zu ermitteln, zu vergleichen und in das eigene Lehrgebäude logisch einzuordnen, um die Sicherheit des Handelns am Krankenbett zu vergrößern. (ebd.: 43).

Ausgehend von diesen praxisbezogenen Schwerpunkten entwickelte sich darunter auch die Fallsammlung als Gattung, die ebenfalls das aufklärerische Ideal der breiten Wissensvermittlung verwirklichte.

5.3.5 Christoph Wilhelm Hufeland

Die Biographie von Hufeland, die von Pfeifer (2000) geschrieben wurde, trägt den exemplarischen Titel „Medizin der Goethezeit" und beginnt mit folgender Bemerkung:

> Die Medizin ist zu allen Zeiten in ihrem Wirken ein Spiegelbild der jeweiligen gesellschaftlichen Verhältnisse und Entwicklungen und von diesen vollständig abhängig. Andererseits wirkt sie aber ihrerseits bei dem Gang der gesamtgesellschaftlichen Entwicklung mit und beinflußt diese. (ebd.: 2)

Vieles im Leben und Werk von Hufeland wurde nämlich von aufklärerischen Idealen bestimmt. Hufeland war in erster Linie nicht nur eine Leitfigur der damaligen Medizin, sondern auch ein geübter Schriftsteller (Pfeifer 2000: 45ff.). Von 1783 bis 1793 lebte er in Weimar, um die Praxis seines verstorbenen

Vaters zu übernehmen (Eckart 2009: 167), und dort kam er in Kontakt mit einigen der wichtigsten Persönlichkeiten der deutschen Aufklärung wie Goethe und Schiller, die seine Patienten wurden (ebd.: 59–60). Mit ihnen hatte er jedoch nicht nur eine berufliche, sondern auch eine freundschaftliche Beziehung. Zeichen einer solchen Freundschaft ist unter anderem das Zitat aus Goethes „Wilhelm Meister" (7. Buch, 9. Kapitel), das den zweiten Band (Hufeland 1803) seines Handbuchs eröffnet:

> Die Kunst ist lang, das Leben kurz, das Urtheil schwierig, die Gelegenheit flüchtig. Handeln ist leicht, denken schwer; nach dem Gedanken handeln unbequem. Nur ein Theil der Kunst kann gelehrt werden, der Künstler braucht sie ganz. Wer sie halb kennt, ist immer irre und redet viel; wer sie ganz besitzt, mag nur thun und redet selten oder spät. Jene haben keine Geheimnisse und keine Kraft, ihre Lehre ist, wie gebackenes Brot, schmackhaft und sättigend für einen Tag; aber Mehl kann man nicht säen, und die Saatfrüchte sollen nicht vermahlen werden. Die Worte sind gut, sie sind aber nicht das Beste. Das Beste wird nicht deutlich durch Worte. Der Geist, aus dem wir handeln, ist das Höchste.

Eine ausführliche Darstellung der Besonderheiten der intertextuellen Dimension dieses Textes wird im Kapitel 6 vorgestellt. Eine Verbindung mit den Idealen einer auf Vernunft und kritischem Denken basierten Wissenschaft ist jedoch schon im Hinblick auf seine Biographie schwer zu übersehen. Wie Eckart (2009: 168) bemerkt, war Hufeland ein „konsequenter Gegner des Brownianismus", nämlich des mit dem schottischen Arzt Brown entwickelten, auf dem Prinzip des Reizes basierten Lebenskonzepts (vgl. ebd.: 165), das jedoch im damaligen Deutschland positiv rezipiert worden war (ebd.: 168). Wegen einer solchen unpopulären Einstellung wurde er von wichtigen Medizinern der Zeit wie Andreas Röschlaub und Melchior Adam Weikard kritisiert (ebd.). Hinweise auf diese Theorie sowie auf die aus seinen Gegenposition entstandenen Kritiken lassen sich auch in dem in dieser Studie analysierten Handbuch feststellen.

Dieser Text weist einige Besonderheiten vor allem im Hinblick auf die Textkonstitution auf, die ihn von den anderen zu dem Korpus gehörenden Texten unterscheidet und das Handbuch, trotz seiner im Titel angegebenen ausdrücklichen Textsorteneinordnung einer Monographie bzw. einem Text der sogenannten *fachinternen* Kommunikation (vgl. Kapitel 2) näherbringt. Solche Besonderheiten könnten mit der impliziten (Neben-)Absicht des Autors, die eigenen Theorien zu unterstützen und das ganze medizinische Wissen im

Hinblick darauf darzustellen, verbunden sein. Diese Absicht scheint die allgemeine Grundfunktion des Textes zu begleiten. Die von Hufeland selbst entwickelten (bzw. ausgehend von vorherigen Theorien erweiterten) Lebenskraft-Konzeptionen basieren auf anderen, mit dem Brownianismus konkurrierenden Theorien, die in der Zeit der Aufklärung vor allem als Reaktion gegen den von den cartesianischen Einstellungen beeinflussten Mechanizismus entwickelt worden waren. Insbesondere wurde Hufeland von dem Vitalismus und der Irritabilitätstheorie von Hallers beeinflusst (ebd.: 166). Die Lebenskraftlehre wird nämlich von Eckart wie folgt beschrieben:

> Vitalistisches (vgl. Vitalismus) Gesundheits- und Krankheitskonzept, das von Chr. W. Hufeland (1762–1836) begründet wurde und die allgemeine Lebenskraft und ihre Teilkräfte als Grundursache aller Lebensvorgänge, als Erhaltungsprinzip des Organismus interpretiert. Lebenskraft und Heilkraft der Natur sind eng verwandt. Krankheit ist Beeinträchtigung der Lebenskraft (-kräfte) durch krank machende Reize, auf die die Lebenskraft selbstheilend reagiert. Der Arzt unterstützt sie darin (vgl. Brownianismus, Irritabilität, Vitalismus). (ebd.)

Die therapeutischen Maßnahmen richten sich dementsprechend nach der Unterstützung der natürlichen Vorgänge im Körper, die selbst nach Heilung streben, oder nach dem Prinzip der contraria contrarii (ebd.: 169). Die theoretischen Grundlagen der Medizin werden im ersten Band der in dieser Studie analysierten Texte vorgestellt, die nicht zufällig sehr reich an argumentativen Strukturen und intertextuellen Hinweisen sind: Sie werden durch ihre eigenen Theorien filtriert und dementsprechend im Hinblick auf möglich Kritikpunkte immer wieder gerechtfertigt.

6 Ergebnisse

In diesem Kapitel werden die Ergebnisse der Analyse vorgestellt und von Beispielen begleitet. Dabei werden auch schon offene Fragen und mögliche Anhaltspunkte für weitere Untersuchungen herausgestellt, auf welche diese Resultate hindeuten, die dann im Kapitel 7 weiterentwickelt werden. Die Beschreibung solcher Ergebnisse ist nach den oben vorgestellten Analyseebenen strukturiert, wobei jede Ebene bzw. jedes Unterkapitel auch zusätzliche Elemente enthält, die zum Teil von solchen Kategorien abweichen. Unter der Kategorie „Didaktisierung“ werden zum Beispiel, wie oben betont, unterschiedliche sprachliche und nicht-sprachliche Phänomene dargelegt, die dazu dienen, das Lernen zu erleichtern bzw. zu optimieren. Dazu zählen vor allem eventuelle metakommunikative Äußerungen, bestimmte Gebrauchsformen von Metaphern und im Fall des „Feldtbuchs“ nonverbale Elemente. Der Gebrauch von Metaphern und Bildern ist jedoch nicht immer didaktisch bestimmt, und ihr kommunikativer Beitrag kann aus unterschiedlichen Perspektiven analysiert werden (vgl. Kapitel 2.4. und 1.2.). Auch Metaphern (und Bilder), die nicht didaktisch motiviert sind, werden in diesem Kapitel berücksichtigt, denn gerade aus diachronischer Perspektive bzw. im Hinblick auf die Geschichte des medizinischen Diskurses sind sie besonders interessant. Die Kategorie „Didaktisierung“ bietet mit anderen Worten auch eine Gelegenheit, die unterschiedlichen Manifestationen von Metaphern in der medizinischen Kommunikation aus historischer Sicht genauer zu betrachten. Dabei soll jedoch auch darauf hingewiesen werden, dass solche Metaphern im Prinzip als didaktisch im weitesten Sinne betrachtet werden können: Sie vermitteln und verstärken die kanonisierten (Fach)Denkmuster, auf denen sie basieren, die Teil der professionellen Ausbildung sind. Zu dieser Ebene würden darüber hinaus auch die terminologischen Erklärungen gehören, die jedoch in der Sektion „fachsprachliche Auffälligkeiten“ behandelt werden.

6.1 Das Arzneibuch des Ortolf von Baierland

6.1.1 Textgestaltung

Das Arzneibuch wurde von Riha (in der originalen mittelhochdeutschen Fassung 2014a, und der neuhochdeutschen Übersetzung 2014b) in sieben Teile untergliedert, die einen systematisierten Überblick über die unterschiedlichen, aber miteinander eng verbundenen medizinischen Themen des damaligen Kanons liefern. Darunter sind nicht nur die praxisbezogenen Aspekte der Medizin zu erkennen, sondern der Autor schenkt den theoretischen Grundlagen, die nach der damaligen medizinischen Tradition eher im Rahmen der akademischen Ausbildung zu erlernen waren, viel Aufmerksamkeit. Das Vorhandensein solcher Themen ist nur einer der Beweise für die hochqualifizierte Ausbildung des Autors: Hinsichtlich der sprachlichen Gestaltung sowie der intertextuellen Hinweise sind noch weitere Spuren einer solchen Ausbildung zu erkennen (vgl. 6.1.2., 6.1.3.). Eine ausführliche Analyse der Textgestaltung wurde schon in den oben genannten Arbeiten von Riha (2014a; 2014b) durchgeführt. Hier sei in erster Linie ihre Zusammenfassung nach thematischen Blöcken wiedergegeben, die unter anderem auch als Grundlage für den Überblick des Inhalts anderer Texte dient. Sie (Riha 2014b: 15–16) listet folgende Kapitelgruppen auf, die thematisch kohärent sind:

Abschnitt I – Grundlagen der Medizin

Kap. 1	Vorrede mit Nennung des Autors
Kap. 2–3	Elementenlehre
Kap. 4–5	Pathologische und physiologische Säftemischungen
Kap. 6	Allgemeine Krankheitszeichen
Kap. 7–11	Anatomie
Kap. 12–18	Erhaltung der Gesundheit
Kap. 19–21	Erhaltung der Gesundheit bei Schwangeren und Neugeborenen
Kap. 22–27	Therapie und damit verbundene Risiken
Kap. 28–30	Diätetik für Kranke

[…] (Abschnitte II und III, die sich auf Harnschau (Kap. 31–54) und Pulsdiagnostik (Kap. 55–66) beziehen, werden nicht in dieser Übersicht angegeben.)

Abschnitt IV – Hippokratische Lehre

Kap. 67–68	Merksätze (Aphorismen)
Kap. 69–72	Prognosen

Abschnitt VI – Krankheitslehre

Kap. 75–105	Lokalisation an Kopf und Hals
Kap. 106–109	Lungenleiden
Kap. 111–122	Magen-Darm-Trakt
Kap. 126–129	Nieren und Blase
Kap. 130–134	Gynäkologisches

Abschnitt VII – Wundbehandlung

Kap. 141–143, 148, 152–154, 158	Kopfverletzungen
Kap. 144–147, 149–150, 159, 166–167	Rezepte zur Blutstillung und Wundbehandlung
Kap. 155–157	Augenleiden

Wie aus der Übersicht ersichtlich wird, ist der erste Teil den theoretischen Grundlagen der Medizin gewidmet. Das erste Kapitel, die Vorbemerkung, stellt ein in argumentativer Form entfaltetes Lob der Medizin als edelste Wissenschaft dar. Die folgenden zwei Kapitel stellen die Elementenlehre vor, auf deren Grundlage dann die allgemeinen krankhaften Zustände sowie die Zeichen von Gesundheit eingeführt werden. Die Kapitel 7–11 beschreiben die anatomischen Strukturen. Es folgen dann unterschiedliche Kapitel zu den Verhaltensregeln in Bezug auf die unterschiedlichen Situationen und Adressaten, die in der oben vorgestellten Tabelle (Riha 2014b: 15) zusammengefasst wurden. Im zweiten und dritten Teil des Textes wird die Aufmerksamkeit auf die praktischen Aspekte des medizinischen Wissens gelenkt, nämlich die diagnostischen Verfahren (Harn- und Pulsdiagnostik). Der vierte Teil geht dagegen noch auf die Theorie zurück, denn dort wird die für die damalige Medizin grundlegende hippokratische Lehre zusammengefasst, wobei diese Lehre auch praxisorientiert war. Ihr erstes allgemeines Prinzip ist es, „dass allzu dicke

Menschen früher sterben als die schlanken" (ebd.), das als Grundlage für die ersten zwei Kapitel dient und sich im Hinblick auf die GLEICHGEWICHTS-METAPHORIK, die als theoriekonstitutive Metapher der Humoralpathologie gilt, interpretieren lässt. Diese allgemeine Gesetzlichkeit wird dann nämlich als Explanans für die gleich danach geäußerten Diät- und Lebensstilvorschläge verwendet:

> deshalb soll man ihnen weniger zu essen und zu trinken geben und ihnen ab und zu ein mildes Abführmittel verabreichen, und sie sollen auch körperlich arbeiten, denn das macht sie schlank. (ebd.)

Dem Thema des richtigen Gewichts ist darüber hinaus auch das zweite Kapitel dieses Teils der Arbeit gewidmet. Ab dem dritten Kapitel werden dann die Zeichen (bzw. Symptome) der zum Tod führenden Krankheiten beschrieben. Der fünfte Teil ist ein kurzer Aderlasstraktat, der nämlich nur ein einziges Kapitel enthält, das die Voraussetzungen und Bedingungen des Aderlasses sowie die Stellen seiner Anwendung beschreibt. Der umfangsreichte Teil des Textes ist der sechste, der die verschiedenen Krankheiten vom Kopf bis zu den Füßen beschreibt. Dieses Kapitel ist fast ausschließlich deskriptiv strukturiert, genauer gesagt, ist es im Sinne der mit der instruktiven Funktion verbundenen Beschreibung von „generalisierbare[n] wiederholbare[n] Vorgänge[n]" zu lesen (Brinker 2014: 62). Diese Art Deskription ist mit der Behandlung von therapeutischen Maßnahmen (darunter auch der Vorbereitung von Heilmitteln) verbunden. Die einzelnen, sehr knapp und formelhaft strukturierten Kapitel dieses Teils können wie folgt am Beispiel der Kapitel 97 (Zahnschmerzen) und 106 (Husten) schematisch dargestellt:

Thematischer Block	**Beispiele**
1. Benennung der Krankheit auf Latein mit der entsprechenden Deutschen Übersetzung oder Erläuterung	Dolor dentium ist eine Krankheit der Zähne. (Kap. 97, Riha 2014b:65) Tussis heißt Husten. (Kap. 106, Riha 2014b: 68)
2. Entstehung der Krankheit (in der Regel in Bezug auf die Humoralpathologie, worauf auch die Differentialdiagnostik basiert)	Die [d. h. dolorium dentium] kommt manchmal von der zu viel Feuchtigkeit, dann sind Zahnfleisch und Gesicht geschwollen. (Kap. 97; Riha 2014b: 65)

Thematischer Block	Beispiele
3. Therapie	Dann soll er Bertram oder Läusekraut nehmen und das mit den Zähnen kauen: das ziehlt die Beschwerde und die überschüssige Feuchtigkeit heraus und ihm wird sofort besser. Dann lass ihn unter der Zunge zur Ader. Das ist eine weitere Arznei, die Erprobt ist: Nimm Schafgarbenwurzel und zerstoß sie, gib ein wenig Butter dazu, wärme es miteienander und leg es in den Mund. Sind aber Würmer in den Zähnen, dann nimm dieses ausgezeichnete Mittel: Nimm ein Quäntschen Grünspan und ein Lot Honig, vermeng es und streich es auf die Zähne: Die Würmer sterben sofort. (Kap. 97, Riha 2014b: 65) Wenn man dann hustet, zieht man [den Auswurf] oben vom Kopf nach unten. […] Man soll ihm volgendermaßen helfen: Kommt es von einem Übermaß an Blut, dann lass ihm an der Seite zur Ader, wo er keine Beschwerden hat. Dann gib ihm Mandelmilch und mach ihm diesen Trank: Nimm ein Pfund gestampfte Gerste und anderthalb Viertel Wasser, je ein Lot Süßholz, Feigen und Rosinen sowie ein Quäntchen Tragant, koch es, aber lass es nicht zu dick werden, und gib ihm davon zu trinken. (Kap. 106, Riha 2014b: 68)

Tab. 2: Themenüberblick des Arzneibuchs von Ortolf mit Beispielen

In manchen Fällen wird die Therapie in einem getrennten Kapitel behandelt (z. B. bei der Behandlung der Lepra, die sich in zwei Kapiteln entwickelt, dem 137. und dem 138.). Der siebte Teil setzt sich schließlich mit der Wundbehandlung auseinander, und zwar vom Kopf bis zu den Füßen, wie es üblich in solchen Texten war.

Die dominante Themenentfaltungsstruktur ist im ganzen Text die Deskription. Sie wird gelegentlich von Explikationen und Argumentationen begleitet, wobei die letzte nur mit theoretischen Themen verbunden ist. Die im ersten Kapitel eingeführte These, die auch als allgemeine Einführung ins Thema des Buches dient, dass die Medizin edler als alle anderen Wissenschaften ist, wird von einem Relativsatz eingeführt. Das Argument, das sie stützt, wird dann gleich danach von einem Konditionalsatz ausgedrückt:

> Dass die Heilkunst edler ist als jede andere Wissenschaft, das ersieht man gut daran, dass, wenn ein Meister [eines anderen Faches] krank wird, ihm sein eigenes Wissensgebiet nicht helfen kann: damit begehrt er die Medizin, damit er seine Gesundheit zurückbekommt. (Riha 2014b: 28)

> Das erczneŸ edler seŸ denn ander kunst alle, dassicht man wol: Wirt ein meister siech, das jn sein künst nit gehelfen mag, darüm gert er erczneŸ, das er seŸnen gesunt behab. (Riha 2014a: 41)

Ein weiteres Beispiel von argumentativer Entfaltungsstruktur lässt sich im 14. Kapitel erkennen. Die dort vorgestellte These lautet: Die Gesundheit hängt von den Gewohnheiten der Menschen ab. Sie wird deskriptiv im ersten Satz eingeleitet und von den folgenden Kausal- und Konditionalsätzen argumentativ gestützt:

> Merk dir auch, dass Gesundheit stark mit den Dingen zusammenhängt, an die man gewöhnt ist. Denn, wenn jemand hart gearbeitet und schlecht gegessen und getrunken hat und danach müßig geht und gut isst und trinkt, dann wird er krank, denn er ist daran nicht gewöhnt. Ich behaupte sogar: Hatte jemand mit üblem Geruch und schädlicher Luft zu tun und kommt dann an gute Luft, so wird er krank. (Riha 2014b: 32)

> Du solt auch mercken, das grosze gesundheit leit an den dingen, der man gewonet hat: Wann hat ein man vil gearbeit vnd übel gessen vnd getrüncken vnd wird dananch gemeŸten geen vnd wirt wol essen vnd trincken, so wirt er siech, wann er hat sein nicht gewönet. Also sprich ich: Jst ein mann mit pöszem smack vmb gange nvnd mit pöszem lufft, kumpt er denn an guten lufft, so wirt er kranck. (ebd.: 45)

Das zweite Kapitel enthält ausnahmsweise alle drei thematischen Entfaltungsstrukturen. Die These, dass Gott vier Elemente geschaffen hat, um das Leben zu ermöglichen, wird deskriptiv eingeleitet und durch Konditionalsätze, die die Argumente einführen, gestützt. Am Ende des Kapitels wird das Prinzip des Gleichgewichts zwischen den Elementen explikativ erläutert:

> Gott hat vier Elemente geschaffen: Das sind Feuer, Luft, Wasser und Erde. Daraus werden alle Menschen und alle Geschöpfe auf der Welt gemacht und geboren und vergehen wieder dazu. Gäbe es nur ein Element, z. B. das Feuer, dann könnte vor Hitze nichts wachsen. Gäbe es aber nur das Wasser oder die Luft, so verdürbe vor zu viel Feuchtigkeit und Nässe alles auf der Welt. Gäbe es aber nur die Erde, so könnte vor Trockenheit und Kälte nichts wachsen, wie man im Winter sieht, wenn

es zu kalt ist, oder [falls es nur das Feuer gäbe] im Sommer, wenn es zu heiß und zu trocken ist. Deshalb hat Er die vier Elemente geschaffen: Eines heiß wie das Feuer und eines feucht wie die Luft und eines kalt wie das Wasser und eines trocken wie die Erde. Die hat Gott so geschaffen, damit sich die Hitze des Feuers mit der Kälte des Wassers und die Trockenheit der Erde mit der Feuchtigkeit der Luft gleichmäßig vermische und vermenge, so dass als Folge ihrer Mischung alle Kreaturen geschaffen und geboren werden. (Riha 2014b: 28)

6.1.2 Fachsprachliche Auffälligkeiten

Hinsichtlich des Gebrauchs und der Erklärung der Terminologie lassen sich zwei Tendenzen erkennen: Ortolf übersetzt Krankheitsbezeichnungen am Anfang des Kapitels, denn sie stellen den Hauptgegenstand des Teiltextes dar. Im Folgenden werden einige Beispiele genannt:

- Apoplexia heißt auf deutsch der plötzliche Tod (Kap. 88, Riha 2014b: 60)
- Paralisis heißt auf deutsch Lähmung. (Kap. 89, ebd.)
- Mania heißt auf deutsch Wahnsinn (Kap. 90, ebd.: 61)

Wenn er keine Übersetzungen liefert, dann erklärt er, worin die besprochene Krankheit besteht:

- Scotomia ist eine Krankheit des Kopfes, die sollst du so erkennen: Ihm ist im Kopf so schwindlich, dass er glaubt, dass sich die Erde um ihn dreht. Ihn schmerzen die Augen. (Kap. 92, ebd.: 62)
- Sangius a naribus fluens bedeutet, dass die Nase blutet. (Kap. 93, ebd.: 63).

Die krankheitsbezogenen Kapitel beginnen immer mit einer Einleitung in das Hauptthema (vgl. Tab. 2), dazu gehören auch solche terminologischen Übersetzungen und Erklärungen. Interessanterweise versucht Ortolf auch, mit relativer Genauigkeit die lateinischen Bezeichnungen von bestimmten Farben zu beschreiben, die keine entsprechende deutsche Äquivalenz haben und für die Diagnostik entscheidend sind:

- Eine Harnfarbe heißt Lateinisch „lividus“, die ist bleigrau und nicht ganz schwarz. (Riha 2014b: 42)

- Eine Harnfarbe heißt auf Latein „citrinus“, die sieht aus wie die Schale eines Granatapfels. (Riha 2014b: 44)

Auch Farben, die nicht auf Latein bezeichnet werden, versucht Ortolf der Genauigkeit halber zu beschreiben:

- Ist der Harn rot wie Gold [...] bedeutet das ein gesunder Mensch. (ebd.)

Das Anliegen der Exaktheit ist also mit der Diagnostik verbunden, und es scheint, genauer gesagt, aus der Notwendigkeit zu entstehen, den Adressaten des Textes möglichst genaue Hinweise darauf zu geben, wie man eine richtige Diagnose stellt, wie auch in Bezug auf die Pulsdiagnostik ersichtlich wird:

> Vnd der meŸster sal mit seiner rechten hant mit fünff fingeren auf den puls greŸffen vnd sal mercken, ob die oder der puls draͤt oder lancksam, clein oder grosz, lanck oder kurcz slahe. Ein lang ist, dŸ man mit fünff vin geren greŸfft, ein kurcz, dŸ man mit zweŸ greŸffet. Ein dräte ist dŸdraͤt auf vnd nŸdervert, ein trege, dŸ langksamslegt. Ein grosse ist, dŸ die vinger vast vnd stercklich von irslecht, ein cleineader ist dŸ, die man kaüm begreŸffet. (Riha 2014a: 59)
>
> Und der Meister soll mit seiner rechten Hand mit fünf Fingern auf den Puls greifen und darauf achten, ob die Ader bzw. der Puls schnell oder langsam, klein oder groß, lang oder kurz schlägt. Ein langer Puls ist einer, den man unter fünf Fingern tastet, ein kurzer, den man nur unter zweien tastet. Ein schneller Puls ist einer, der sich schnell hebt und senkt, ein träger, der langsam schlägt. Ein großer Puls ist einer, der die Finger schnell und stetig von sicht schlägt, ein kleiner, den man kaum wahrnimmt. (Riha 2014b: 46)

Die hochqualifizierte Ausbildung Ortolfs lässt sich, wie oben angedeutet, nicht nur in der Themenauswahl erkennen. Die sprachliche Gestaltung des Textes, und vor allem die lexikalische Wahl, zeigen nämlich auch, dass der Autor eine sehr gute, vermutlich akademische sprachliche Ausbildung bekommen hatte, wie Keil und Riha bemerken:

> Ortolf geht mit seinem Wortschatz außerordentlich bewußt um und setzt an vielen Stellen besondere Nuancen ein, um modifizierend in den Sinn einzugreifen. So ist etwa in 32,3b eine Interferenz zwischen überig im Sinne von „restlich", wie es der Kontext hier verlangt, und in der sonst im ‚Arzneibuch' geläufigen Bedeutung „überflüssig" ganz einfach dadurch vermieden, daß stattdessen anders verwendet wird. Bisweilen hat man fast den Eindruck, als spare Ortolf ganz bewußt mit seinen Termini, vor allem wenn er mitunter von der Möglichkeit einer pars pro toto-Bezeichnung Gebrauch macht (Keil/Riha 1993: 9)

Eine ausführliche Analyse des Wortschatzes Ortolfs wird von den beiden Autoren durchgeführt (vgl. dazu aber auch Riha 2017). Sie stellen fest, dass der Text zahlreiche interessante Beispiele von Polysemie und Synonymie enthält. *Frucht* wird als Gegenbegriff zu Menschheit im zweiten Kapitel, als allgemeine Bezeichnung für jegliche Kreaturen in den 2. und 3. Kapiteln und als Nachkommenschaft im 7. Kapitel. verwendet (Keil/Riha 1993: 10). *Feuchtigkeit* kann als humoralpathologische Qualität oder als Resultat des Überhandnehmens eines der vier humores (ebd.: 10) sowie als eine Eigenschaft des Blutes auftreten (2017: 94). *Ader* kann sowohl für „Vene", und zwar im Zusammenhang mit Aderlass, als auch für „Arterie" stehen, und zwar beim Pulsgreifen, schließlich tritt es auch als Synonym für Puls auf (Keil/Riha 1993: 11). *Sucht* wird im Allgemeinen als unspezifischer Begriff verwendet, nur im 18. Kapitel tritt das Wort in Bezug auf ansteckende Krankheiten als Bezeichnung für Lepra auf (ebd.: 11).

> Wie im Mittelhochdeutschen üblich, benutzt Ortolf für „Krankheit" das Wort sucht bzw. siechtag (22.1) […]. Selten hat sucht eine prägnante Sonderbedeutung, entweder als „Aussatz" (18.2a) oder als „Monatsblutung" (43.11a), und nur vereinzelt wird vngesunt i.S.v. „krank" verwendet (21.2), sonst meint es „unzuträglich". Das Wort Kranckheit steht manchmal für allgemeine Beschwerde (22.2b), meistens ist es mit „Schwäche" korrekt übersetzt (25.4), sei es die körperliche Schwäche des Patienten oder die Schwäche (das Versagen, die Insuffizienz) eines Organs oder einer Körperfunktion. (Riha 2017: 86)

Der Terminus *Natur* wird auch vieldeutig verwendet in diesem Werk:

> das [steht] nicht für die Welt, die Beschaffenheit der Dinge und ihre Gesetzmäßigkeiten [...], sondern für Temperament und Charakter des Menschen (5.1b), für Konstitution und Krankheitsneigung (1.3c; 5.1b), manchmal auch nur für Primärqualität(en) (3.4a; 5.1a; 36.2b/3b/4), darüber hinaus aber auch speziell für Vorgänge und deren Steuerung im Körper (32.12), für natürliche Neigung, Kraft und Antrieb (35.4b) sowie für die Lebenskraft (28.2b). (Riha 2017: 85–86)

Über die Wörter *geswulst* und *geswer* bemerkt Riha Folgendes:

> Während geswulst für die eng beieinander liegenden Befunde „Geschwulst" und „Schwellung" (43.10b; 44.3d) steht, umfasst geswer die unterschiedlichen Phänomene Schwellung bzw. Geschwulst für lat. tumor (43.10a; 44.3d) und Geschwür für lat. ulcus (44.5b) und entspricht damit dem Bedeutungsumfang des griechischen Fachterminus *apostema* (Riha 2017: 87–88)

Erczenei bezeichnet sowohl die Heilkunst (im ersten und zweiten Kapitel) als auch das Medikament (im ersten und 22. Kapitel) (ebd.: 91). *(Ge)trank* kann für eine flüssige Arznei aber auch „allgemein für Getränk, Trunk (21.3a) bzw. die eingenommenen Getränke (31.3b), einen kräftigen Schluck von etwas (22.7b) sowie für die zugeführte Flüssigkeit, die bei Leberversagen zu Anasarka wird (135.1c), stehen" (ebd.: 91). *Luft* ist sowohl ein Element als auch der menschliche Atem, sowie als Krankheitsauslöser zu interpretieren (wobei *pösze luft* eine metaphorische Bedeutung impliziert) (ebd.: 94).

6.1.3 Didaktisierung

Riha (1993: 15) bemerkt, dass ein typisches Merkmal des Textes von Ortolf auf makrostruktureller Ebene sein Merksatzcharakter sowie seine formelhafte Struktur sei. Insbesondere wird die wiederkehrende Formel „merk (dir)/du sollst merken" unter anderem als didaktisches Anliegen des Autors interpretiert. Die Häufigkeit ihrer Verwendung ist tatsächlich schwer zu übersehen. Sie wird in unterschiedlichen Kontexten und zu unterschiedlichen Funktionen verwendet, zur Einleitung, zum Themawechsel oder zur Hervorhebung (ebd.):

- [Einleitung, Kap. 59] Merk dir, dass man die Kraft des Herzens und seine Schwäche und seine Beschaffenheit im Puls wiederfindet. Denn ist das Herz stark, ist auch der Puls stark, und ist es schwach, dann ist auch der Puls schwach. (Riha 2014b: 47)
- [Hervorhebung, Kap. 64] Merk dir, was ich dir jetzt vom Puls sage, dann erfährst du die höchste Stufe der Kunstfertigkeit und kannst Gottes Gnade und den Ruhm der Welt gewinnen. Wenn du mit vier Fingern auf den Puls greifst: Schlägt er unter allen vier Fingern, ist das gut. (ebd.: 48)
- [Themawechsel, Kap. 67] Merk, dass es in allen langen Krankheiten schadet, wenn man den Betreffenden zu wenig zu essen und zu trinken gibt, denn dadurch kommt der Kranke um. Merk, dass bei allen Fiebern und in allen Krankheiten feuchte Kost von Nutzen ist. Merk, dass man – wenn man einen Abführtrank einnehmen will – vorher den Leib mit Sirup oder womit auch immer weich machen soll, denn dann geht das Mittel umso sanfter durch den Leib. Merk, dass man in keiner Krankheit irgendeine abführende Arznei verabreichen soll, denn die Natur ist zu schwach und kann das nicht vertragen. (ebd.: 49).

Weitere Elemente, die als didaktisch interpretiert werden können, sind die Vergleiche, die der Autor verwendet, um anatomische Strukturen sowie Prozesse (wie im dritten Beispiel) zu veranschaulichen:

- ZweŸ löcher seyn jn dem münd: Jn dem eŸnen get dŸ speisz vnd der tranck in dem magen. In dem andern geet der lufftvnd der ödem zu der lungen, wann sŸ als ein plaszpalck ist ob dem herczen, das sŸ den kalten lufft jn sich czeuhet vnd dŸ hicze mit dem aedem herausz treibet. (Riha 2014a: 44)

  Zwei Öffnungen sind im Rachen: Durch die eine gehen Speise und Trank in den Magen, durch die andere gehen Luft und Atem zur Lunge, denn sie ist wie ein Blasebalg über dem Herzen, indem sie die kalte Luft an sich zieht und die Hitze mit dem Atem heraustreibt. (Riha 2014b: 31)

- Der mag ist als ein haven, daz sich dŸ speŸsz darjnn dewet vnd side, vnd ist als ein koch vnd ein knecht, wann er allenn gelideren dŸ speŸsz gar bereŸtet. (Riha 2014a: 44)

  Der Magen ist wie ein Topf, damit die Speise darin verdaut wird und gart, und er ist wie ein Koch und ein Diener, weil er für alle Körperteile die Speise gut zubereitet. (Riha 2014b: 31)

- Das wir essen vnd trincken, das geht alles in den magen vnd dewet sich darjnnen als ein essen, das da sewdet jn eŸnem haven. […] Vnd als das Essen vnd der tranck jn den darem kümpt, so zeücht dŸe leber den tranck an sich mit eŸnem sweŸsz recht als ein magnet, der das eŸszen an sich zeweht. (Riha 2014a: 51)

  Was wir essen und trinken, das geht alles in den Magen und gart darin wie ein Essen, das in einem Topf kocht. […] Und wenn das Essen und Trinken in den Darm kommt, zieht die Leber, die gleichsam dort ausgeschwitze Flüssigkeit an sich, genau wie ein Magnet, der das Eisen zu sich zieht. (Riha 2014b: 38)

Die in der medizinischen Kommunikation grundlegende Metapher HEILUNG ALS KRIEG kommt auch in diesem Text vor, wobei scheint, dass der Autor sie unbeabsichtigt verwendet hat:

- dann sollst du wissen, dass die Natur mit der Krankheit kämpft (Riha 2014b: 41)

  So saltu wissen, das die natur mit der sucht krieget. (vgl. Riha 2014a)

- denn das bedeutet, dass der Kampf der Krankheit gegen die Natur vorbei ist und dass das Leben gewonnen hat. (Riha 2014b: 48).

  wann es bedeutet, daz der streit des siechtagen gen der natur ist zugangen und daz leben gesiget hat. (Riha 2014a)

Ortolf scheint sich in beiden Fällen auf ein schon konventionalisiertes bzw. nicht ausführlicher zu erklärendes metaphorisches Muster zur Konzeptualisierung des Heilungsprozesses zu beziehen. Die kommunikative Absicht ist nicht, dem Leser durch den Verweis auf eine weitere Domäne den Begriff *Krankheit* bzw. den Prozess der Krankheitsheilung zu veranschaulichen, d. h., der Autor verwendet kein linguistisches Mittel, um den Adressaten zu einer solchen Verbindung bewusst einzuladen. Was er in den Beispielen zeigen will, ist nur, dass das besprochene Phänomen ein Zeichen dafür ist, dass die Krankheit gerade heilt. Dass die Krankheitsheilung Krieg impliziert bzw. als solcher konzeptualisiert wird, scheint in diesem Kontext eine konventionelle Gegebenheit zu sein. Dass diese Metapher schon konventionell war, kann im Rahmen dieser Studie nur aus kontextuellen Daten angenommen und durch die Literatur zum Gebrauch der Metaphern verstärkt werden (vgl. Kapitel 2.4.): Die Hypothese sollte aber natürlich durch ein größeres Korpus mittelalterlicher medizinischer Texte unterstützt werden.

6.1.4 Intertextualität

Der Text basiert aus vielen weiteren Texten, die den Kanon der damaligen medizinischen Ausbildung darstellten. Aus diesem Geflecht macht Ortolf ein ganzes neues Lehrbuch, das eine eigene Konzeption und einen eigenständigen wissenschaftlichen Wert aufweist (vgl. Kein/Riha 1993). Die Quellen des Textes werden in der Regel vom Autor selbst angegeben, wie schon am Anfang des Textes ersichtlich wird. Das Arzneibuch beginnt, wie schon bemerkt, mit einer Argumentation, die an ein biblisches Zitat anknüpft:

> Salomon spricht in der Prophezeiung: Der ewige Gott hat die Medizin geschaffen, weil sie kostbarer und wirkkräftig ist, und der Weise soll sie nicht verschmähen. Dass die Heilkunst edler ist als jede andere Wissenschaft, das ersieht man gut daran, dass, wenn ein Meister [eines anderen Faches] krank wird, ihm sein eigenes Wissensgebiet nicht helfen kann: damit begehrt er die Medizin, damit er seine Gesundheit zurückbekommt. (Riha 2014b: 28)

> Salom spricht jn der propheceŸ: Der ewig got hat erczneŸ geschaffen durch jr edelkeit vnd durch jr krafft, vnd der weŸszes alsŸ nicht versmehen. Das erczneŸ edler seŸ denn anderkunst alle, dassicht man wol: wirt ein meister siech, das jn sein künstnitgehelfen mag, darümbgert er erczneŸ, das er seŸnen gesunt behab. (ebd.: 41)

Riha (2014b: 28) betont diesbezüglich, dass es kein wörtliches Bibelzitat sei, sondern es ließe sich auf Sirach 38, 4 zurückführen: „Der Herr lässt die Arznei aus der Erde wachsen, und ein Vernünftiger verachtet sie nicht". Dabei geht es also formell um eine Paraphrase, die die Funktion hat, eine „Stützung" (vgl. Brinker 2014: 73) der im argumentativ strukturierten Kapitel behandelten These zu geben. Als erstes implizites Argument, das die These der Überlegenheit der Medizin unter allen anderen Wissenschaften unterstützt, wird dementsprechend das Wort Gottes angegeben. Dieser erste intertextuelle Hinweis dient dazu, die unbestreitbare Gültigkeit des Dargestellten zu betonen bzw. einen mächtigen Beweis dafür zu geben.

Die von Riha (1992) als grundlegend festgestellte Quelle für diesen ersten Teil des Werkes wird aber erst im Kapitel 8 ausdrücklich eingeführt, wobei Ortolf jedoch nicht direkt auf den Autor, sondern nur indirekt auf das Werk, das Lehrbuch des persischen Arzts Rhazes (vgl. Riha 2014b: 31), hinweist:

> Wie Meister Almanson [Almanson ist nicht Autor, sondern Adressat des Textes, vgl. ebd.] in seinem Buch schreibt: Gott hat den Knochen über dem Gehirm stark und fest gemacht, damit es durch Schläge oder Stürze nicht leicht beschädigt wird. (Riha 2014b: 31)

> Als Almanson der meŸster schreibt in seŸnem buch: got hat das pen gemacht über das hiren starck vnd veste, wann der sŸnn vnd desz lebens vil daran stet, das es von slegen oder von velle nicht leichtiglich verderbet wird. (Riha 2014a: 44)

Hier handelt es sich also um einen Textnachweis, der die explikative Themenentfaltung einleitet:

> Kapitel 8 […] kann als extrem knappe Zusammenfassung von Rhazes' Cap. II angesehen werden, das in zwei Spalten die verschiedenen Arten der Knochen vom Schädel bis zu den Zehen in Aussehen und Lage zueinander beschreibt. (Riha 1992: 17)

Weitere intertextuelle Hinweise, die als Textnachweise erscheinen und implizit auch die gleiche Funktion ausüben, sind im ganzen Werk mehrmals zu finden, wobei nicht das Wort Gottes, sondern das Werk anderer Ärzte als Garantie dient:

- Merk dir, dass, wie Meister Konstantin im Buch „Pantechne“ sagt, manche Körperteile am Menschen heiß und trocken sind, manche kalt und feucht. (Riha 2014b: 32)
- Hat aber der Kranke zwei oder drei Tage gelegen und seine Kraft verloren, dann – so sagt Hippokrates in den Aphorismen – soll man kein Abführmittel geben, weil seine körperliche Verfassung und seine Kraft zu schwach geworden sind. Ist die Krankheit und die Hitze sehr groß und hat der Mensch starken Durst, so gibt es – sagt Galen – auf der Welt nichts Besseres als Gerstenwasser, denn es kühlt und stärkt die natürliche Feuchtigkeit. (Riha 2014b: 37)
- Wenn er hartleibig ist (so lehrt Gilbertus in seinem Buch), dann mach ihm folgenden Einlauf (ebd.: 58)
- Man soll ihnen folgendermaßen helfen, sagt Meister Gilbertus: sobald der Mensch hinfällt, soll man ihn zur Ader lassen (ebd.: 59)
- Macer sagt, dass Pfingstrostensamen große Hilfe bringen, wenn man sie den Kindern um den Hals hängt. (ebd.: 60)

Im 11. Kapitel weist Ortolf, wie das erste Beispiel zeigt, auf das Werk Konstantins hin, aber Riha bemerkt in diesem Zusammenhang, dass, „obwohl Ortolf sich auf Konstantins von Afrika *Panthechne* beruft (11,1a), [...] deutlich [wird], daß beide Werke hier in derselben Tradition stehen und daß Rhazes genauso gut benutzt worden sein kann.“ (Riha 1992: 9).

Der zweite Teil wird als deutsche Übersetzung der Monographie über die Harnschau von Isaak ben Salomon Israeli, die Ortolf aus der lateinischen Version von Konstantin kannte (vgl. Riha 2014b: 38), vorgestellt:

> Isaak, ein Nachkomme von König Salomon, schrieb in Arabien ein Buch über den Harn – das Beste, das Gott jemals schuf. Davon hörte ein Meister, der Konstantin hieß, ein Mönch von Monte Cassino, und er übersetzte es aus dem Griechischen ins Lateinische. Jetzt will ich, Meister Ortolf, mit Gottes Hilfe und im Namen des ewigen Gottes dieses Buch zum Heil meiner Seele in die deutsche Sprache übertragen (ebd.)

Neben Isaak gibt Ortolf als Quelle dieses Traktats Aegidius Corboliensis an, der ein Harngedicht geschrieben hatte (ebd.: 44):

- Dies sagt Aegidius über den Ring, der an der Oberfläche des Harns erscheint: Ist der Ring breit, dick und wasserfarben, bedeutet er eine Krankheit im Hinterhaupt durch Kälte und Feuchtigkeit. (ebd.)

Auf Aegidius wird auch in Bezug auf die Pulsdiagnostik verwiesen.

- Merk dir: Wenn du die Finger auf den Puls legst – wie Aegidius im Buch vom Puls sagt –, sollst du sie nicht wegnehmen, bis er hundertmal geschlagen hat. (ebd.: 47)
- Es lehrt Aegidius: Ist der Puls groß und stark bei einem Gesunden, bedeutet das ein gesundes Herz. (ebd.)

Ein ganzer Teil des Arzneibuchs, nämlich der vierte, ist, wie schon angedeutet, der Lehre von Hippokrates gewidmet, die Ortolf in deutscher Sprache vorstellen will. Dabei werden die Grundlagen seiner Theorie in sechs Kapiteln behandelt. Im ersten Kapitel werden die allgemeinen Prinzipien der hippokratischen Theorien eingeleitet:

> Meister Hippokrates, der größte Meister der Medizin, der je geboren wurde, wie alle Gelehrten zugestehen, der sagt, dass das Leben kurz ist und die Kunst lang und schwer, denn das Leben nimmt von Tag zu Tag ab und die Kunst wächst durch die Lehre vieler Meister. Deshalb verfasste er in lateinischer Sprache folgende kurz gehaltene Lehrschrift, die ich in diesem Buch übersetze. (Riha 2014b: 49)

Aus dieser einleitenden Bemerkung werden nochmals die Bedeutsamkeit der intertextuellen Dimension bzw. das Bewusstsein einer solchen für die medizinische Lehre ersichtlich. Ortolf gibt eigentlich schon im ersten Kapitel an, dass der Inhalt des Textes aus anderen Büchern stammt, ohne sie gleich aufzulisten, er verweist aber im Zusammenhang mit bestimmten Themen auf die entsprechenden Autoren oder Werke. Im Kapitel 28 werden Hippokrates und Galen als Quelle angegeben. Auch solche Autoren und die entsprechenden Werke wie diejenigen, die im 74. und 87. Kapitel genannt werden, nämlich Avicennas „Canon" und Odo von Meungs „Macer", waren dem Autor bestimmt bekannt, aber sie gelten wahrscheinlich nicht als direkte Quellen des Werkes:

> Es gibt […] keinen Anhaltspunkt dafür, dass Ortolf diese zusätzlichen Texte wirklich zu Rate gezogen hat; er dürfte sie vielmehr mittelbar

> durch seine anderen Quellen kennengelernt haben, denn dort wurden sie systematisch ausgewertet. (Riha 2017: 20)

Das 47. Kapitel eröffnet den 7. Teil des Arzeibuchs, der die Krankheiten, der damaligen Tradition folgend, systemantisch von Kopf bis zu den Füßen beschreibt, dabei werden die Quellen nicht aufgelistet, aber, wie Riha bemerkt (1992), hier geht es um das Lehrbuch von Gilbertus. Zum Zwecke dieser Untersuchung ist es interessant zu bemerken, dass nicht nur die sogenannte Primär-, sondern auch die Sekundärliteratur im Text berücksichtigt wird bzw. als Quelle infrage kommt, auch wenn sie nicht direkt gelesen wurde. Die von Riha (1992) festgestellte Hauptquelle des dritten Teils wird zum Beipiel in den Kapiteln 58 und 60 genannt, und dabei geht es um das obengenannte Gedicht von Aegidius Carboliensis. Schließlich verweist Ortolf in Bezug auf die Kopfkrankheit auf das Lehrbuch des Gilbertus, und zwar in den Kapiteln 83 und 87.

Zusammenfassend lässt sich festhalten, dass die Textsorten, die als Quelle für diesen Lehrtext dienen, sehr heterogen sind: Es geht nicht nur um Traktate, die aus heutiger Sicht als Primärliteratur gelten würden, sondern auch um ein Gedicht und ein Lehrbuch, die dagegen ihrer Natur nach als Sekundärliteratur zu betrachten wären. Dass ein Lehrbuch als Quelle für ein weiteres Lehrbuch dient, ist nicht selbstverständlich aus heutiger Perspektive, aber auch nicht unbedingt auszuschließen: Es stellt sich dementsprechend die Frage, welche Texte als Quelle der heutigen Lehrbücher der Medizin dienen. Eine solche Frage stellt sich vor allem in Anbetracht der Tatsache, dass auch der einzige Text dieser Studie, der eine Bibliographie enthält (der Lehrtext von Hufeland, vgl. Kapitel 5.5.) intertextuelle Hinweise auf weitere Lehrtexte aufweist. Rein formell lässt sich aber feststellen, dass Ortolf die intertextuelle Dimension in Form von Textnachweisen angibt: Die Werke der angesprochenen Autoren werden weder kommentiert bzw. problematisiert noch wörtlich zitiert, sie werden nur als Quelle ausdrücklich angegeben und zusammengefasst, und, da das damalige medizinische Wissen auf der Autorität der klassischen Medizin basierte, sie dienen auch als Beweis der Gültigkeit des Dargestellten. Ortolf bezieht sich also ausdrücklich auf eine etablierte kanonische Wissenstradition, deren Kenntnis für grundlegend für die medizinische Ausbildung gehalten wurde. Dabei ist aber neben der wiederkehrenden Formel „wie X sagt“, die zum Teil auf den allgemeineren formelhaften Charakter des Textes zurückzuführen ist, kein formales Muster zu erkennen.

6.2 Das „Feldtbuch der Wundartzney“ des Hans von Gersdorff

6.2.1 Textgestaltung

Der Inhalt dieses in sieben Traktate aufgegliederten Textes ist im vorangestellten Register alphabetisch geordnet: Eine solche Ordnung ermöglicht eine relativ schnelle Orientierung beim Lesen und erleichtert den Umgang mit dem Textinhalt. Das didaktische Anliegen sowie der gewünschte Adressatenkreis werden darüber hinaus aus den Worten des Autors selbst ersichtlich. Dass Gersdorff sich nicht den Gelehrtenkreis der akademisch gebildeten Mediziner als Adressaten vorgestellt hatte, wird insbesondere von ihm selbst am Ende des Registers betont. Dabei weist er auch auf die drei „Vokabularien“ hin, die am Ende des Textes zu finden sind, die eben als Lernhilfe vorgestellt werden:

> Zü endet diß Buchs sindt der fleißig Leßer drey kurze Vocabularius / zuo eim verstandt und nutz gemeyner Barbyerer / se villicht des Latins nit geübt seind. Namenlich
>
> Vocabularium Anatomie / das ist / aller ynner und osszeren glyderen des menschen beschreibung.
>
> Vocabularium Infirmitatum / das ist / gemeyner Krankheiten des menschen / so vil dem Wundarzt notwendig zuo wissen.
>
> Vocabularium Herbarum / das ist vieler Kraüter / Wurtzelen / Blümen / Somen und specereyen / so sich der chirurgicus gebrucht.
>
> Item vilerley Instrumenten unn handzeüg werden hyn und wider augenschynlich mit figuren angezöigt.

Am Ende des Buchs, schreibt Gersdorff, sind drei Vokabularien zu finden, und zwar zum Nutzen und der Verständlichkeit der gewöhnlichen Barbiere, die womöglich mit dem Latein nicht vertraut sind, nämlich: das Vokabular der Anatomie, das alle inneren und äußeren Glieder des Menschen beschreibt; das Vokabular „Infirmitatum“, das die gewöhnlichen Krankheiten des Menschen beschreibt, die der Wundarzt kennen muss, das Vokabular des Herbariums, das viele Kräuter, Wurzeln, Blumen, Samen und Gewürze beschreibt, die der Chirurg braucht. Solche Vokabularien scheinen didaktisch-linguistischen Zwecken zu dienen, denn sie stellen eine systematische Auseinandersetzung und Lernhilfe zum Gebrauch der Terminologie dar und werden, wie gesagt, zum Schluß des alphabetisch angeordneten Registers erst genannt. Weitere Hinweise auf die Struktur des Textes sind nach der theoretischen Einleitung zu finden. Dabei stellt der Autor den Inhalt der sieben Traktate des Buchs vor:

1. Von der Anatomy aller ußeren unn ynneren glyderen des menschen.
2. Beschreibt die Handtwürkungen des Wundartzts.
3. Von der erwölung / dosis / und rectification der materialen.
4. Von der cur ettlicher schweren krankheiten. als fistel / krebs sc.
5. Von den kalten unn heyssen bränden / ihrer cur und leschungen.
6. Von der maltzey.
7. hatt drey Vocabularius.

Der erste Traktat behandelt die äußeren und inneren Organe des Menschen; der zweite geht auf die Arbeit des Wundarztes ein; der dritte behandelt die Materialien im Hinblick auf ihren Gebrauch, Dosis und Berichtigung; der vierte beschreibt schwere Krankheiten wie Fistel und Krebs; der fünfte beschäftigt sich mit kalten und heißen Verbrennungen, ihrer Behandlung und Heilung; der sechste geht auf die Lepra ein; der siebte besteht aus den drei Vokabularien.

Folgende Tabelle fasst alle Themen des Textes zusammen. In manchen Fällen, nämlich, wenn kein moderner medizinischer Terminus bekannt ist, wird nur die frühneuhochdeutsche Originalform gelassen:

1. Traktat: Anatomie	1. Die Haut 2. Die Sehne 3. Vene und Arterien 4. Unterschiedliche Beinstrukturen („von der anatomy der Beyn / Knorbelen / Naegel / und dem Hor“) 5. Die Gewebe („Zusammen gelegte Glieder, erstmal Haupt“) 6. Antlitz 7. Hals und Rucken 8. Schulter, Arme und Hände 9. Brust und ihre Teile 10. Bauch 11. Die Hüfte („Schlossz“) 12. „großer Fuoß“ 13. Aderlass 14. Zeichen des Himmels

2. Traktat: Chirurg	1. Eigenschaften des Chirurgen 2. Hauptwunden 3. Zeichen des verwundten Hirnschädel 4. Medikamente für allgemeine Hauptwunden 5. Hauptwunden, bei denen der Schädel zerstört wurde 6. Hauptwunden, bei denen in den Schädel gestochen wurde 7. „Von dem Glydwasser" 8. „Von den weydwunden" 9. Zufälle der Wunden 10. Verrenkung „Von den harten oder krummen glyderen" 11. „Von den geschosszenen wunden von büchßen kloetzen/schaefften oder yßen die in den wunden bleiben" 12. „Von den Schwynenden glyderen." 13. „Von den geschlagenen streychen die do nit wundt seint / und bluot zwischen hut unnd felisch ist." 14. Zu den Beinbrücken 15. „Von zerfallenen oder verruckter glyderen inthueung ledig / oder durch behend und künstlich instrumenten" 16. Hämorrhoiden
3. Traktat: Medikamente	1. Medikamente, die dem Wundarzten nützlich sind 2. Purgieren
4. Traktat: Heilung mancher Krankheiten	1. Fisteln 2. Carbunculo 3. Antrax 4. Cancro ulcerato
5. Traktat: Verbrennungen	1. „Von den kalten brant" 2. Antoniusfeuer („Von dem heisszen brand / Sanct Antonie feür genannt") 3. heilung mancher heißen Verbrennungen („von ettlichen Leschungen zuo den hisszen Braenden", Leschungen bezieht sich vermutlich auf das mhd. Verb leschen < nhd. löschen) 4. Wie Glieder abgeschnitten werden sollen
6. Traktat: Lepra („Maltzey")	1. Zeichen 2. Arten 3. Heilung 4. Straffung der Lepra 5. „Von der Mußelsucht" 6. Die Krätze „vom Grynd und Rüde"
7. Traktat: Vokabularien	Anatomie Infirmitatum Herbarium

Tab. 3: Themenübersicht im „Feldtbuch"

Die Themen werden, wie schon angedeutet, im Register alphabetisch angeordnet, sodass der Text in der Struktur einem heutigen Handbuch sehr ähnlich ist. Da der Text noch nicht editiert wurde, wird im Folgenden eine Transkription des Registers angegeben. Dabei werden alle behandelten Themen und vor allem die Unterschiede zu dem heutigen Register ersichtlich: Der Autor liefert u. a. kurze Erklärungen der genannten Phänomene, die dann im Text wiederholt werden. Gersdorff leitet außerdem das Register mit einem metakommunikativen Kommentar zu seiner Struktur ein, wobei er den Nutzen eines solchen alphabetisch geordneten Registers betont, der die Verständlichkeit erleichtern soll. Er betont nämlich, es sei praktisch, den ganzen Inhalt in einer solchen Zusammenfassung vor Augen zu haben, damit der Leser schnell verstehen und finden möge, was er sucht und wissen möchte:

> Gar bequem unnd handtsam ist eim ieden Leßer / so er in einer Summa / den ynnhalt des buochs / so er leßen will / anfengklich vor augen sycht. damit er geschwynd vervasszen / und auch bald finden moeg das / so er suocht / unn zuo wissen begert. Solichs ist auch hye trewen uß gezogen unn fürgebildt / woell der fleißig Leßer mit dank und ym zuo guot annemen.

> A
>
> Anatomia / das ist die / die beschreibung aller des menschen glyder / beyder usseren und ynneren. Von Der Hut / Feyßtigkeit / Musculis und Lacerti Vonn Sennen / banden unn schnuerlin Von den venis / hertz unn leberaderen Von beynen knorbelen / naegelen unn hor Von der anatomy des haubts. Vom Antlitz. Von dem Halß / und Rucken. Von den Schulteren / Armen und den Henden. Von der brust / und iren teylen. als dutten / phlatten / rippen / herz. rc. Von der anatomy des Buchs. Von der Schlosszen / und iren angehoerigen teylen. Von dem grosszen Füß. Aller Aderen des menschen art / unnd wo zuo die zuo schlagen. Ettliche erwoelte Aderlaessze für mancherley kranckheiten. Von Aderlassßen in gemeyn / ir erwoelung / und auch schaedlichkeit. Erwoelung des gestyrns lauff / natürlich dorzuo dienend. Aqua vite das dz haubt stercket. So eim die Aderen zuo kurtz seindt / wie die noch d heylung zuo stercken. So eim ein Arm geschwült von einer Aderlaessze. Armgeschwulst von Aderlaessze. Ein Aquafort. Der arzneyen dosis / erwoellung ractification / ynn rechter brauch. Würkung d einfachen artzneyen. Artzneyen so ußtreiben / heylen / zychen vast oder wenig treiben. Artz-

ney so im leib dinn machen. Antrax was das sey. Zeychen unn erscheinung Antracis. Antrax / wie der zu heylen. Weychungen darzuo.

B
Von geronnen bluot in den wunden. Ein künstlicher Balsam. Wo zuo der Balsam guot sey. Bluotstellung δ naßen unn wunden. Bluotstellung δ frawen krankckheit Beynbrüch wie die zuo heylen Wie sich in beynbrüchen zuo halten. Von dem kalten Brand / seiner ursach / und zeichen. Cura des kalten Brands. Bluotstellunge nach abgeschnittenen glyderen.

C
Wie der Chirurgigus geschickt / unnd sich halten soll. Ein guot Corrosiva Carbunculus was da sey. Zeychen des anfahenden carbunculi. Wie der Carbunculus zuo heylen.

D
Dyaquilum molle.

F
Fygbloteren zuo heilen. Für den schmerzen der fygbloteren. Ettlich secret stuck darfür. So die fygbloteren im leib seind. So eyter / oder loecher do seind. Von der Fistel / und irer cur. So die Fistel nit über eins jors alt ist / wie die zuo heylen. Für den schmerzen der Fistelen. Regiment der Fistel. Der Fistelen allerley ußgaeng. Von Flaechten und Zittermolen / und wie die zuo heylen.

G
Gangrismus zuom haubt. Für geschwulst über ein stych. Für das Glydwasser. Wie den glydwasser zuo helffen. Für die krummen und harten glyd. Verruckte glyder ynthuon. Von schwynenden glyderen. Ein schoene kunst darzuo. Aßzyehung des Geschoesszes. Abgeschossen glyder. Geronnen bluot wunden. Von Glyder ynthuon. Für den grynd / ruden / unn morphean. Glyd / wie man sie abschneiden soll. Cura und heylung der abgeschnittenen Glyder. Vom Grynd und rude / und ir cur.

H

Zeychen ob das Hyrn zerbrochen sey / oder nit. Wider das Hirnklopp-fen. Wider das Hirnwueten. Die yngeschlagen Hyrnschal wider zuo bringen. Wiδ schlaffende sucht des haubts. Funfferleye curen der hau-btwunden. Wiδ den bruch der hyrnschalen. Verwundter hyrnschedel pflaster. Haubtartzneyen. Von gestochenen und gehawenen wunden des Haubts. Hufft ynthuon. Harn winden / trocisci. Haubtflüssz pulver.

K

Kneii und knodenynthuon. Kreüter / bluost / bluomen / wurzelen / blet-ter und formen erwoelung. Von dem Krebs / was dersey. Underscheydt des Krebs / unnd des Wolffs. Cur und heylung des Krebs. Langsame cur des Krebs. Für den Krebs ein secret. Für den Krebs der Naßen.

L

Ein hübsch lauament δ wunden. Laument zuom Glydwasser. Latwerg zuon fygbloteren. Stercklatwergen. Leberlatwergen. Haubt und Hyrn latwergen. Mag Latwergen. Milz Latwergen. Latwergen für für den heyssen huoften. Latwergen so die brust purgieren. Latwergen so den stein reinigen / und stercken die nieren. Frawen latwergen. Latwergen zuo unkeüscheit. Latwergen zuo purgieren / choleram und flegma. Lat-wergen wider verstossung. Latwerg wider catarrum. rc. Lauamentum zuo der fistelen. Lauamentum zuo den uffgethonen fistelen. Schoene Leschungen zuo den hytzigen Braenden. Leschung so schmerzen styllt. Von der Lepra / der Matzey.

M

Mandelmueßlin zuo haubtwunden. Wendmeysszelen Einfachige Medici-nen / als Repercussina. Semperuina / hußwurtz Lattich Crassula / mur-pfeffer Moerlynßen Effen zapffen Stiptica. Mülstoub Mandelen Lynsomen Schlymerige gumi. Confortativa. Oleum rosarum. Oleum myrtinun. Oleum mastricis Coriander oel. etc. Repercussiva kalt / Nachtschat Wege-rich Rebbletter Karrenkrut Seckelkrut Roßen Granatbluomen Hypoquis-tidos Schelwurtz Schleen Safft Sumack Myrtillus. rc. Repercussiva heyssz / Alun Cypressen Nussz Salz Squinantum Blacte bisantie fygbonen meel Roter wein Attractiva Gebrant froesch Lang holwurtz Müntz Poley Brun-kressen Weggraß Bertram Rosten Pfeffer Wasserschum Palmen kernen. rc. Resolutiva Camillen Dyaltea. rc. Mollificativa Genßschmaltz Bockschmaltz Huenerschmaltz Schweynenschmaltz Maturativa composita Mundificativa Sedativa Genßschmalz Entenschmaltz Rappenschmaltz Baumöl Eyerdotter Dyllenoel Lynfot rc. Incarnativa Trachenbluot Aloeparcium Sarcocolla Terra sigillata Bolus armenus Arnoglossa Rynden von granat oepffelen Folia pini Cypressen nussz Wyld byeren laub Bonen bluot. rc. Cicatrisan Galla Psidia Glette Bleyweissz Gebrant bley Cimolea Bolus armenus. Corrosina Werk vom hanff Hart und dürre schwammen Hermodactyli Gebranter alun. rc. Putrefactina Realgar Artenicum. Caustica Cantarides / die gryenen keferlin. Flammula / brennkrut Lupulus / hoppffen Anacardus. ic. Congluunantiva ist in conpostis Und bey dißen findestu nach ordnung auch obgemelter Modeicinen composita und zuosammen gesetzten ertzneyungen nacheinander. Von der Meltzey / Lepra Nammen der Lepre / und irer underscheydt. Ursachen der Maltzey Vilerley zeychen der Maltzey Von fyererley gestalten Lepre Anderer zeychen der Maltzey Ob ein mensch maltzig moege sein / on eüsszerliche zeychen Besichtigung der Maltzey Cur und heylung der Maltzey Dieta der Maltzigen Ir Aderlassen Ir laxativa medicin Ir haubtpurgierung Ir baden / salben / feüchtmachungen / und anders inen zuogehoerig. Wie die schlangen zuo brauchen in der cur der Maltzey Straffung der Maltzey zuofaell Von Morphea. i. Mußelsucht Cur der schwartzen unn weisszen mußelsucht / und salben dorzuo

N und W Wunden.

Narben der wunden zuo heylen Haubtwunden wie die zuersuchen. Zeychen des verwundten hirnschedels / der fellin / unnd verserung des hyrns. Für der haubtwunden febres Fünfferley curen und heylungen der haubtwunden Zermorscht und zerschlagen wunden des haubts durch die hyrnschal. Für den Wurm So ein wund verlypt ist Von den Weydwunden Zuo stunckenden wunden So ein wund umb stich ysszt Für den schmertzen der wider offgeschnittenen wunden Für die wurm in den wunden Weychung zuo harten glyderen Von geschosszenen wunden Zeychen des todts im geschoessz Ein ander Weychung Ein guot fistel wasser

O

Ein hüpsch oel zuo den gleiychen der wunden / stychen / und nervis Wermend und sterckende oele Schoene oele die den buch vestigen Stinckender otem ursach / unn wo haer der kumme.

P

Haubtpulver / oδ dz rot oulver. Haubtpflaster Henricum. Ein rothaubt pflaster Purgatz des haubts Preservativa der zuofaell des verwundten haubts. Haubtpflaster das do fleisch machet / und sterck das hyrn Haubtpflaster von Betonica Ein anders vast wunderbarlich Pflaster zuom vermoschten haubt Pflaster von Centaurea zuom haubt. Ein Stychpflaster Ein wund und stychpflaster Ein Balsampflaster Pflaster zuo schwindenden glyderen Ein Schwyndtpflaster Beynbrückpflaster Pflaster nach der heylung Pillule de bdellio Pflaster zuo pfeilen / beyn / doernen / und anderen metallen Ein weychend pflaster Ein zeytigend pflaster Schloff pillulen Etzpulver Ein custicum pulver Zuosamen zyehpflaster Wo durch sich der mensch purgieren und reinigen mag. Pulver für melancholy Purgeren waesserige feutigkeit Pulver für den haubtflussz Ein wunderbarlich pflaster Zeit und maß der purgierung Pillule flegmatice Ynleytend pflaster Purgierende Simplicia. als Scamonea / Reubarbarum Reuponnca / Coloquintida / Agaricus / Elleborum / Esula / Sene / Lapislasuu / und Bolus armenus Was senfftigklich purgier Pulver zuo den fistelen Ein fystelpflaster dz do weychet. Ein Herztpflaster das do hytz leschet und dorzuo stercket. Pruna / was das sey Pflaster zuom heisszen brand Gemeyn pflaster zu beyden braenden. Pflaster zuo kleinen braenden.

S

Haubtsaecklin Salb Egyptiaca / zuo den stinckenden wunden Für die Syren der wunden. Ein Salb zuo harten glyderen. Ein salb zuom Stülgang Ein salb zuom schwinenden glyden. Ein Schwebtuoch zuo den widerbrochten glyderen. Ein salb zeücht uß yßen unn beyn Ein andere salb zeücht uß beyn / glaß / und yßen. Geschlagen streych zuo heylen. Ein schwebtuoch zuo beynbrüchen Salb zuo den fygbloteren Salb von oppio / die do reiniget. Salb apostolorum. Ein weichend / unn schmertzen stillend pflaster. Salb für den schmertzen Salben so fleysch machen Vestende salben Sterckungen. Ein glyd weychmachend Salb Syrupi allerley Salben so die glyder und das geaeder wermen. Doerrend salb Salb für flecken / unn guot den frawen nach der geburt Salb popolion Ein saelblin zuo der fystelen Salben / ceroten unnd anders für die beyden Braend Was hart schlossen mach / so man ein Glyd will abschnyden Schlang / wie die zuobruchen zuor Cur der Maltzey Salben zuor der schwarztzen und weisszen Mußelsucht Ein Grynd / oder Rudsalb.

> T
> Haubt tranck Wundt tranck Ein kostlicher wundtranck Ein Tranck so ein ripp zerfallen ist Meister Andres Tranck Traßmey zuom haubt Tranck für das Glydwasser Traenck zuom Beynbrüchen Trocisci in der harnwyndung Trocisci Aphrodylorum Tyriack wider gyfft Tranck für die fistel.
>
> V
> Zü endet diß Buchs sindt der fleißig Leßer drey kurze Vocabularius / zuo eim verstandt und nutz gemeyner Barbyerer / se villicht des Latins nit geübt seind. Namenlich Vocabularium Anatomie / das ist / aller ynner und osszeren glyderen des menschen beschreibung. Vocabularium Infirmitatum / das ist / gemeyner Krankheiten des menschen / so vil dem Wundarzt notwendig zuo wissen. Vocabularium Herbarum / das ist vieler Kraüter / Wurtzelen / Blümen / Somen und specereyen / so sich der chirurgicus gebrucht. Item vilerley Instrumenten unn handzeüg werden hyn und wider augenschynlich mit figuren angezöigt.
>
> Z
> Von Zyttermolen und Flaechten / unn dabey wie sye zuo heylen. Gott allein die Eer

Wie diese lange Transkription zeigt, werden im Register nicht nur die Themen des Textes angegeben, sondern in vielen Fällen (z. B. bei Anatomie, Chirurgie und Heilmitteln) werden auch entweder kurze Erläuterungen oder Hinweise auf das, was dann im Laufe des Textes ausgeführt wird, oder sehr knappe Zusammenfassungen des Dargestellten angegeben.

Die Einleitung, nämlich „Von erkantnuß des menschen Complexion“, ist deskriptiv strukturiert und beginnt mit einer Beschreibung der Humoralpathologie, deren Kenntnis, so Gersdorff, manchmal auch dem Wundarzt notwendig ist:

> Quemlich und offt begybett es sich / das der Wundtarzt sich δ leibarztney gebruchen müssz / nach dem um des verwundten oder bresthafften sach errfordert. als mit purgieren / syrupen / pillulen / latwercen. sc. wie dann im dritten Tractat diß Buochs fol. lvij. und an vil orten ußgedruckt ist. Und wivol solicher materialen und medicinalen erwoelungen / dosis / und rechtfertigung in gemalten Tractat genuogsam ero-

> effnet / will doch dem Wundartzt wol zymmen / dz er neben diesem allen / auch die art und Complexion des verwundten menschen ettlicher massz erlerne. Welches ym zuowissen hoch von noeten. wann er daruß lychtlich und sicher artzneyen / unn dozuo durch sein wunder würcken groß lob und dank erlangen mag.

Es passiert oft, wie Gersdorff bemerkt, dass der Wundarzt sich der Leibarznei bedienen muss, je nachdem was die Situation des Verwundeten oder Gebrechlichen erfordert, nämlich des Purgierens, Gebrauchs von Sirupen, Pillen und Latwergen. Gebrauch, Dosis und Vorbereitung solcher Materialien und Medikamente werden in einem anderen Traktat genauer erläutert, aber der Wundarzt muss auch die Art der Gesichtsfarbe (Complexion) des verwundeten Menschen berücksichtigen lernen. Das sei nämlich wichtig, um leicht und sicher die Arzneien anzuwenden, dadurch „sein Wunder" zu bewirken und dafür großes Lob und Dank zu bekommen.

Die Struktur der Einleitung wird im Folgenden schematisch zusammengefasst. In diesem Kapitel zeigt sich schon die Dominanz der Deskription:

1. Deskription + metakommunikative Explikation: In diesem Teil sind theoretische Grundlagen enthalten, weil Wundärzte sich auch der Leibarznei bedienen sollen.
2. Deskription: Definition von Complexion
3. Deskription in Form von Listen: die vier Qualitäten, die vier Elemente, die sieben Planeten, die Complexionen.
4. Deskription (in Form von Instruktionen): Wie man die Complexionen erkennt.
5. Deskription: Die phlegmatische Complexion.
6. Deskription: Die melancholische Complexion.
7. Deskription: Die sanguinische Complexion.

Die Einleitung wird mit einem metakommunikativen Kommentar abgeschlossen, der die Grenzen der chirurgischen Ausbildung betont:

> Weiter erfarnuß durch die xii Zeichen / und ander scharpffe calculation gehoeren denn Astrologis zuo / diß ist den Wundartzt genuog zuo wissen.

Zu einer solchen Ausbildung gehört also nur ein Verweis auf die astrologischen Zeichen, eine Vertiefung würde eher in der Domäne der Astrologie fallen. Das Buch bzw. der erste Traktat, beginnt mit einem Gedicht, das dem Leser gewidmet ist. Dabei stellt sich das Buch in personifizierter Form als Hilfsmittel für Wundärzte vor, das ihnen dabei helfen soll, mögliche Fehler zu vermeiden. Das Buch will Träger einer höheren Kunst sein, die aus vielen Erfahrungen entstanden ist, welche jeweils mit viel Hingabe gesammelt wurden:

> Zum Leßer
> Das Feldbuoch binn ich wol bekannt /
> Wie mich Scylhans am ersten nannt.
> Darumb / dz ich zuo feld / zuo huß
> zuo land mich bruchen lassz on gruß
> Ein yeden Wundarzt / sonder yrr.
> Und zoig ym an sein handtgeschyrr
> Auch wie er sich der gbrauchen soll.
> Vil hoher künsten steck ich vol /
> Mer dann mich acht der ungelert.
> Mit trewen hab ich frey gelert
> Was ich mein tag hab je gebrucht /
> Und mich das besser auch beducht /
> On hynderhalt eroeffnoet klos /
> Und nichts verhalten umb ein her:
> Bezeügt ich mich zuo Gotte vorab /
> Von dem ich solich gnaden hab.

Der erste Traktat behandelt, wie schon erwähnt, die Anatomie des menschlichen Körpers. Nach der wahren Aussage des Meisters der Natur Aristoteles, schreibt Gersdorff, bringt die Unwissenheit der ursprünglichen Anfänge große Unwissenheit der Dinge, die daraus entstehen, genauso erfordert auch das richtige Erlernen der Kunst der Wundarzei, dass anfänglich die verborgenen Funktionen der menschlichen Glieder zuerst erkannt werden. Obwohl das Haupt das wichtigste Glied des menschlichen Körpers sei, nämlich ein Spiegel Gottes, der den Menschen von den Tieren unterscheide, die keine Vernunft haben, sei mit der Beschreibung anderer Organe anzufangen, die der Wurzel des Haupts entsprießen:

> Nach dem woren ußspruch des natürlichen meisters Aristotelis / so unwissenheit der ursprünglichen anfaengen groesser unwissens bringt deren ding die daruß flyessen / oder entspringen / erforderet rechte ordenliche kunst der Wundarzney / am ersten zuoerkennen die anfaeng und verborgene gewaerben der gelyder des menschen. [...] und wiewol das Haubt / als das edelst unn hochwürdigest glyd des menschens / ein eben bild Gotts des allmechtigen / wider all ander vnuenünftftiger thyerer art obsich gericht / billich am ersten solt beschriben werden / will doch nodtrufft erforderen / geschicklicher meynung und fürnem zuouor andere glyder zuoerklaeren / als vßsprossende von der wurtzel des haubts. (Gersdorff 1528, i)

Im Hinblick auf die Struktur der Darstellung wird der Mensch mit einem Baum verglichen, um die entscheidende Rolle der äußeren Glieder (die Haut, die dementsprechend mit der Rinde des Baums verglichen wird) zur Kenntnis der innerlichen zu betonen:

> Wann der mensch einen umbgestützten baum vergleichet ist. und so dann von erst wolgegründt werden die rynd / bletter / oeft / und stammen dieses baums / dest ein geschickterer yngang auch wird eygentlicher zuerkunden die subtilen und innerlichen abteylungen des haupts / δ wurtzel und grundtfeste des gantzen menschen. (ebd.)

Diese Metapher kommt nochmals bei der Beschreibung der Haut vor, und zwar zur Erläuterung ihrer Schutzfunktion. Sie wird nämlich darüber hinaus als „Deckel des Leibs " beschrieben:

> Deshalb an der Hut anzuofahnen ist. wann die bekumment an dem ersten / unn von vsszen als ein rynd des baums. Unn ist ein deckel des leibs (ebd.)

Der Vergleich des menschlichen Körpers mit einem Baum wird auch von Paracelsus verwendet (vgl. 6.4.). Das erste Kapitel behandelt die Haut, die Festigkeit des Körpers (bzw. aus heutiger Sicht die Gewebe des Körpers) und Muskeln, und ist deskriptiv entfaltet. Ausnahmsweise wird eine explikative Struktur zur Erklärung der Schädlichkeit einer Wunde bei dem dritten Finger verwendet, die eben mit seinen anatomischen Besonderheiten verbunden ist.

Im ersten Traktat werden die anatomischen Grundlagen beschrieben, nämlich ausgehend „von der Haut und Festigket des Leibs", wie im Titel angegeben wird:

> von der hut / und feyßtigkeit des leibs: Der erste Tractat dieses Buochs / beschreibt die Anatomey der eüsszeren glideren des menschens / und ire abteylungen. (ebd.)

Im zweiten Kapitel werden die Sehnen, Bänder und „Schnürlin des Leibs" („Schnüre") beschrieben. Nach einer kleinen Einleitung, die diesen zweiten thematischen Teil mit dem ersten Kapitel verbindet, werden die Nerven nach der Lehre von Galenus beschrieben. Dabei geht es hauptsächlich, wie bei den weiteren Kapiteln, um deskriptiv strukturierte Teile.

Wie aus der Tabelle 3 ersichtlich wird, lassen sich in diesem Traktat drei Makrothemen erkennen: Anatomie, Aderlass, Astrologie. Der größte Teil des Traktats ist entsprechend dem Titel den anatomischen Beschreibungen gewidmet. Das 13. Kapitel stellt das erste genuin praxisbezogene Thema des Textes dar und wird von einem Bild eingeleitet, das die Aderlasspunkte zeigt: Es handelt sich hier um ein gutes Beispiel von Komplementarität zwischen Bild und verbalem Text, der eben nach solchen Punkten strukturiert, und nur durch das Bild verständlich ist (vgl. Kapitel 6.2.3.1.). Der verbale Text des Kapitels ist auch deskriptiv strukturiert und wird unten (vgl. 6.2.3.1.) genauer betrachtet.

Der erste Traktat wird durch das 15. Kapitel mit der Beschreibung der 12 Zeichen abgeschlossen. Sie sind nämlich in Bezug auf ihre Verbindung zu bestimmten Organen sowie Qualitäten wichtige theoretische Grundlagen der chirurgischen Praxis und insbesondere des Aderlasses, wie aus dem dritten Absatz des Kapitels ersichtlich wird: Dabei werden die Zeichen im Hinblick auf die jeweiligen Monate aufgelistet, die geeignet für den Aderlass sind.

Der zweite Traktat ist thematisch als Herz des ganzen Buches aufzufassen, denn dort werden die wichtigsten genuin chirurgischen bzw. eben wundärztlichen Praktiken vorgestellt, und besteht aus 17 Kapiteln. Zur allgemeinen Einführung zeigt der Autor, wie schon angedeutet und im Folgenden (vgl. Kapitel 4.2.3.) genauer erläutert, den „verwundten Mann", der einen holistischen und möglichst hyperbolischen Überblick über die unterschiedlichen Wundarten liefert. Gleich nach dem Bild eröffnet der Traktat mit einer theoretischen Einführung in die Eigenschaften der Figur des Chirurgen, die im ganzen ersten Kapitel genauer betrachtet wird.

Das Kapitel kann wie folgt schematisch zusammengefasst werden:

1. Deskription: Terminologische Erklärung bzw. etymologischer Ursprung
2. Deskription: Unterschied zwischen dem Chirurgen und dem Physikus
3. Deskription + Explikation: Eigenschaften des Chirurgen.

Der Traktat zur Lepra ist für die vorliegende Studie besonders interessant, weil seine Struktur den Strukturen der Krankheitsbeschreibungen anderer Texte ähnlich ist. Der Traktat beginnt mit einigen theoretischen Bemerkungen zum Thema. Aus makrostruktureller Sicht kann die Krankheitsbeschreibung bzw. -behandlung folgendermaßen schematisch zusammengefasst werden:

1. Einführung

Gemeyne Ynleytung zuo erkantnuß und cur der Lepre.

Leprus ist die Maltzey / oδ vßsetzigkeit / ist ein zerstoerung aller δ gleych des menschen / und do durch allen gleychen ire kraft gennomen würt und dorvon zerstört. Das würt genommenn vß den worten Galeni in. vj zuo dem ersten teyl / unnd zuo dem annderenn. Unnd ich verstande hye die irrung der gleychenden krafft on mittel. wann mit mittel mag die kochung des bluots in der leberen die ursach sein. und dorum nennet sye Avicenna / die irrung der krafft der leberen. [...] Lepra die würt am mersten erkant und am nammhafftigsten bey den naßloecheren. wann sye vil sichere zeichen zoeigen. Sye würt auch etwann genant der wolff / uß einer glychnuß. wann sie verunreiniget alle glyder des menschen / als der lupus cancrosus thuot. und darumb würt diße krankheit von Avicenna genant / cancer / vß der befleckung des ganzen leibs. (Feldtbuch: lxxxiii)[1]

1 Lepra ist die Malzei oder Aussatz, ist eine Zerstörung aller Gliedmaßen des Menschen, wodurch allen Gliedmaßen ihre Kraft genommen wird und sie davon zerstört werden. Das wird wird entnommen aus den Worten des Galenus im G.-tt zu dem ersten und zu dem anderen Teil. Und ich verstehe hier eine Störung der Gliederkraft ohne Mitte. Wenn es doch eine Mitte gibt, so mag die Kochung des Bluts in der Leber die Ursache gewesen sein. Deswegen nennt sie Avicenna Störung der Leberkraft. [...] Lepra wird am sichersten an den Nasenlöchern erkannt, denn sie zeigen sichere Zeichen. Sie wird auch genannt der Wolff, und zwar nach einem Gleichnis [sogenanntes Wolfsgesicht bei den Kranken], denn, wie es lupus cancrosus [Drüsenkrebs] tut, zerstört diese Krankheit alle Glieder, und deswegen wird sie von Avicenna wegen der Befleckung des ganzen Leibs auch cancer [Karzinom] genannt.

2. Zeichen und Ursachen
3. Arten von Lepra (Alopitia, Leonina, Tyria, Elephantia)
    3.1. Definition und terminologische Erklärung (vgl. 6.2.2.)
    3.2. Zeichen
    3.3. Therapeutische Maßnahmen
4. Heilung

Wie aus der oben zitierten Stelle ersichtlich wird, greift der Text trotz seines praxisorientierten Charakters auf viele theoretischen Aspekte zurück, und zwar vor allem im Hinblick auf die Entstehung der Krankheit, und er zeigt ein ausgeprägtes terminologisches Interesse des Autors (vgl. Kapitel 6.2.2.).

Schließlich muss man hinsichtlich der Textgestaltung betonen, dass die im Text Ortolfs festgestellte Formel „Merk/du sollst merken" auch in diesem Text gelegentlich vorkommt:

> Merck aber nach der meynung Galeni… (Gersdorff 1528: ii);
> Merck zuom ersten… (ebd.: iii);
> Du solt auch mercken (ebd.)

Von einem formelhaften Charakter in der Art von Ortolfs Arzneibuch ist zwar nicht mehr die Rede, aber ihre Funktion als Gliederungs- und Kohäsionsmittel lässt sich noch feststellen.

6.2.2 Fachsprachliche Auffälligkeiten

Interessanterweise schenkt Gersdorff terminologischen Erklärungen viel Aufmerksamkeit. Das lässt sich schon aus der Struktur und dem Layout des Textes erkennen: Am Rande des Textes werden nämlich in Form von Marginalien die jeweils behandelten Gegenstände auf Latein angegeben, sodass der Leser immer eine Verbindung zwischen deutschen und lateinischen Bezeichnungen herstellen kann und dabei eine inhaltliche Orientierung beim Lesen findet. Das Bild, bei dem die Haut mit der Baumrinde verglichen wird, ist ein Beispiel dafür (vgl 2.2.3.). Am Rande fügt Gersdorff die entsprechende lateinische Bezeichnung „Cutis" hinzu:

¶ Das Erst Capitel haltet in ym/ein vßleg vnd beschreibung der Hut/Feyßtigkeit/ Musculen vnd Lacerten.

Deßhalb an der Hut anzůfahen ist. wann die bekūment an dem ersten/vñ von vssʒen als ein rynd des baums. Vñ ist ein deckel des leibs/ vß den fädemen der sennen vñ aderen zůsamē ge setzt/beschaffen die anderen glyd zůbeschirmen. Vnd seind zwo gestalt en der Hut. Eine bedeckt die vssʒeren glyder. vnd die heysst eygentlich

Cutis.

Abb. 5: Marginalie, Cutis (Gersdorff 1528: i)

Solche Marginalien durchlaufen das ganze Buch, weisen jedoch unterschiedliche Funktionen auf. In den meisten Fällen geben sie die lateinischen Bezeichnungen dessen, was in den entsprechenden Textteilen behandelt wird, an. Manchmal dienen sie auch nur als Orientierungsmittel für den Leser, wie aus dem folgenden Bild ersichtlich wird:

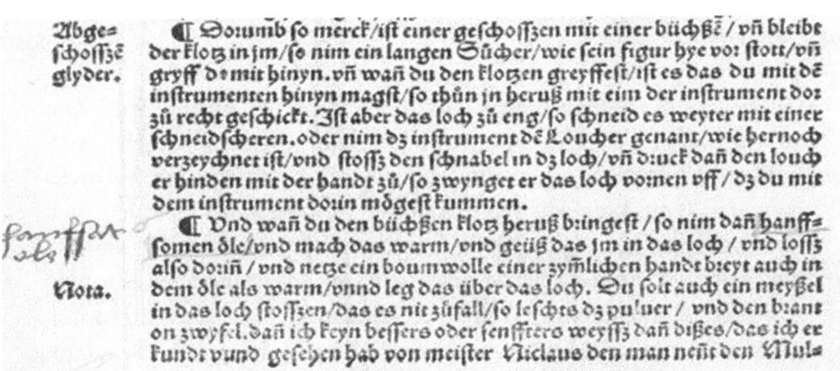
Abgeschossʒē glyder.

¶ Dorumb so merck/ist einer geschossʒen mit einer büchßē / vñ bleibt der kloß in jm/so nim ein langen Sůcher/wie sein figur hye vor stott/vñ gryff do mit hinyn. vñ wañ du den klotzen greyffest/ist es das du mit dē instrumenten hinyn magst/so thůn jn heruß mit eim der instrument dor zů recht geschickt. Ist aber das loch zů eng/so schneid es weyter mit einer schneidscheren. oder nim dz instrument dē Loucher genant/wie hernoch verzeychnet ist/vnd stossʒ den schnabel in dz loch/vñ druck dañ den loucher hinden mit der handt zů/so zwynget er das loch vornen vff/ dz du mit dem instrument dorin mögest kummen.

Nota.

¶ Vnd wañ du den büchßen klotz heruß bringest/so nim dañ hanffsomen öle/vnd mach das warm/vnd geüß das jm in das loch/vnd losss also dorin/vnd netze ein boumwolle einer zymlichen handt breyt auch in dem öle als warm/vnnd leg das über das loch. Du solt auch ein meyßel in das loch stossʒen/das es nit zůfall/so leschts dz pulver/ vnd den brant on zwyfel. dañ ich keyn bessers oder senfftern weyßʒ dañ dises/das ich er fundt vnnd gesehen hab von meister Niclaus den man nēnt den Mul=

Abb. 6: Marginalie, Abgeschossene Glieder und Nota (Gersdorff 1528: xlvii)

Darüber hinaus werden auch in diesem Buch, wie bei Ortolf, terminologische Erklärungen angegeben, die auch die theoretischen Grundlagen der Medizin betreffen. In der Einleitung wird zum Beispiel, wie oben erwähnt, der grundlegende Begriff der Humoralpathologie „Complexion" wie folgt bestimmt:

> Complexio ist ein zuosamen geschickte artung des menschen natur / uß den fyer qualiteten / mit gegenwürkung der fyer elementen / unnd hymmelischer planeten ynflüssz und neygungen.

„Complexio" wird hier als eine bestimmte Art menschlicher Natur definiert, die aus den vier Qualitäten mit Gegenwirkung der vier Elemente und dem

Einfluss und der Neigung himmlischer Planeten zusammengesetzt ist. Terminologische Erläuterungen werden in manchen Fällen von etymologischen Angaben begleitet, wie die Bezeichnungen *Muskel* und *Lacertus* zeigen:

> Aber musculus würt genennt nach der form einer maüß / lacertus nach der formen einer heydechß. dann gleich wie die thyerlin seind an beyden enden klein / und lang gegen dem schwantz / unn in der mitten dick / also sein auch diße müßlin und lacerti. (Gersdorff 1528: ii)

Muskel wird, so Gersdorff, was in Form einer Maus ist, genannt, während *Lacertus* dasselbe in Form einer Eidechse ist, denn wie bei diesen Tieren sind ihre Formen an beiden Enden dünn und lang und in der Mitte dick.

Die Wichtigkeit der historischen Dimension bei der Erklärung der Terminologie zeigt sich jedoch nicht nur in Bezug auf die Anatomie, sondern auch auf die Krankheitslehre:

- Dißer namm / ignis persicus ist von altem her entsprungen uß dem künig reich Persia / do ein groſse hitz und so ein mercklicher verbrunst ist / dz die inwoner offt an der hut unnd an dem leib verbrennen. daruß diß kranckheit gar vil doselb ist. Und würd von inen auch genennt ignis facer / das heylig feür. das sye woellen dz diße kranckheit von gott sacriert (das ist geheyliget) sey. Worumb aber es sancto Antonio ist zuogenennt / ist für sich selb kuntlich. (Feldtbuch: lxxvii)
- [In Bezug auf die Arten von Lepra] Die erst ist genant zuo latin Alopitia / das ist gesprochen in teütsch / fuchßische horußfallung. Dann gleich wie den füchßen die hor vßfallen yuo ettlicher zeyt / also fallen auch die augbrawen und
- δ bart denen vß die diß maltzey haben. […] Die ander gestalt der matzey / ist zuo latin genant Leonina / dz ist loewisch / nach dem leben eins loewen. dan gleicher wys als der loew ein grusam und erschrockenlich angesicht hat / also habent auch diß maltzen ein grausams angesycht. Darumb auch / als Avicenna will das die loewen gewonlich habent die maltzey. (ebd.: lxxxvii)

Im ersten Beispiel beschreibt Gersdorff vermutlich die heute als Herpes-Zoster bzw. auch Gürtelrose genannte virale Krankheit. Ihre Bezeichnung *ignis persicus* stammt, wie Gersdorff erklärt, aus alter Zeit, wo im Königreich Persien viele Einwohner davon betroffen waren, nämlich von großer Hitze und merkwürdigen Verbrennungen an der Haut. Sie wurde dort auch *ignis facer* bzw. das heilige Feuer genannt, denn sie wollten, dass ihre Krankheit von Gott geheiligt sei. Warum sie nach dem Heiligen Antonius benannt sei, könne sich so ein jeder denken [Antoniusfeuer].

Im zweiten Beispiel werden unterschiedliche Arten von Lepra in Bezug auf ihre Etymologie hergeleitet. Die erste wird lateinisch *alopitia* genannt, auf Deutsch bezeichnet als füchsischer Haarausfall. Denn, genau wie Füchse ihre Haare zu bestimmten Zeiten verlieren, so fallen auch Augenbrauen und Bart denen aus, die diese Art Lepra haben. Die andere Form wird lateinisch *leonina*, d. h. löwisch, genannt, und zwar nach dem wirklichen Löwen, denn die Betroffenen haben das gleiche erschreckende Aussehen des wilden Tiers. Darum meint Avicenna, dass Löwen auch oft Lepra haben.

Nicht nur anatomische Strukturen und Krankheiten, sondern auch „Chirurgicus" selbst, also die Bezeichnung der Adressaten des Textes, wird etymologisch erklärt. Dabei ist der gleiche Fehler bei der Wiedergabe des griechischen Terminus zu erkennen, wie er in der ersten Auflage des Textes (1517) vorhanden war (vgl. Habermann 2001: 478–479):

> Grundelich zuo reden von den namen Chirurgicus / so entsprungt er von chir / in kriechischer zung / manus in latin / und in teütsch als vil gesprochen als ein hand. und gios / ein würkung. das ist ein handwürcker / oder wundartzet. In den entscheydet von dem artzt / das der physicus oder δ leibartz kein hanwürckungen thuot. Dorumb ist des chirurgici ampt / mit der handt zuo würcken an den menschen leib wo der offen ist / gehawen oder zerbrochen / den wider zuosamen fuegen (ebd.: xxviii)

Der Terminus kommt eigentlich vom Griechischen *cheirūrgós* und bezeichnete den Handwerker, aber Gersdorff leitet ihn für die Medizin her aus dem Griechischen *chir*, das auf Latein *manus* und auf Deutsch *Hand* bedeutet, und *gios*, d. h. *Wirkung*: Daraus entsteht bei ihm der Wundarzt, der mit seinen Händen auf den menschlichen Körper einwirkt. Das unterscheide ihn vom Leibarzt oder Physikus, der keine tatsächliche „Handwirkung" ausübt. Die Tätigkeit des Chirurgs bestehe dementsprechend darin, mit seiner Hand den menschlichen Leib, wo er geöffnet, beschädigt oder zerbrochen ist, wieder zusammenzufügen. Schließlich fügt Gersdorff, wie schon betont, drei Vokabularien hinzu, die die ganze lateinische Terminologie, die im Text vorkommt, ins Deutsche übersetzen (so es möglich ist) oder erklären. Im Folgenden werden einige Beispiele aufgelistet:

> Vocabularius Anatomie.
>
> Von dem A
>
> Adeps. ist die ussere feyßtigkeit / das schmaltz oder vnschlitt.
>
> Anche / seind die scloßbeyn. […]
>
> Anima. die seel des menschen.
>
> Auditus. das gehoerd.
>
> Alux. die groß zeh an dem fuoß. […]
>
> Caput. das haubt. […]
>
> Cerebrum. das hyrn. […]
>
> Cornea und Schlirotica seind zwei fell der augen vsszen und innen / Irides genannt / von dura mater gewurtzelt. […]
>
> Das ander Vocabularius / ist Infirmitatum / δ Krankheiten.
>
> Alopitia. vßfallung der hor mit geschwaeren und eysszen. […]
>
> Debilitas / schwachheit.
>
> Der dritt Vocabularius / ist Herbarum / der Kräuter
>
> Bolus armenus. ein roter stein. […]
>
> Brunella. Brunell. […]
>
> Flores frumentorum / […] Kornbluomen […]
> (Gersdorff 1528: xcvii–ciii)

6.2.3 Didaktisierung

Als didaktisch motivierte Elemente lassen sich (neben den schon erwähnten Fällen von Redundanz) in erster Linie die oben aufgelisteten terminologischen Erklärungen erkennen sowie natürlich die Vokabularien am Ende des Textes. Als Ausdruck eines solchen didaktischen Anliegens zählen aber auch die Vergleiche zur Erläuterung von anatomischen Strukturen. Insbesondere vergleicht Gersdorff in folgenden Beispielen die Haut mit der Baumrinde wegen ihrer Schutzfunktion (dabei impliziert er die Auffassung von KÖRPER ALS BAUM), den Magen wegen seiner Funktion mit einem Kasten bzw. Schrank (bzw. als BEHÄLTER) und das Herz wird als König aufgefasst, weil es der Anfang des Lebens ist (dabei impliziert er die politische Metapher KÖRPER ALS STAAT), und hinsichtlich seiner Form wird es mit einem umgekehrten Apfel verglichen:

- Deshalb an der Hut anzuofahen ist. wann die bekumment an dem ersten / unn von ussen als ein rynd des baums. Unn ist ein deckel des leibs / uß den faedemen der sennen unn aderen zuosamen gesetzt / beschaffen die anderen glyd zuobeschirmen (Gersdorff 1528: i)
- wann der mag ist al sein gemeyn kensterlin aller glideren / in mitten des menschen leibs. (ebd.: xii)
- Die Brust ist ein schirm der geistlichen glideren. (ebd.: ix)
- Das erst unnd das fürnemest ist das hertz / das do ist ein anfang des lebens. und dorumb ist es als ein herr und ein künig in dem mitten der brust […] und die form des herzens ist noch dem sinn eines dann oepffels der verkert ist. (ebd.: x)

Als didaktisch können auch bestimmte metakommunikative Kommentare gelten, die das notwendige Wissen des Chirurgen und seine Grenzen thematisieren, wie folgendes Beispiel zeigt:

- Sumpf seind vil mer aderen der schynbeyn / die aber der chirurgicus nit achten bedarf (ebd.: xv)

Ein ähnliches Beispiel wurde schon in Bezug auf das astrologische Wissen oben angesprochen: Welche Wissensinhalte zum Chirurgen gehören sollen und wo die Grenzen zu ziehen sind, scheint ein wichtiges Anliegen zu sein.

Darüber hinaus verwendet Gersdorff viele Bilder, manche davon auch didaktisch angelegt. Im Folgenden werden einige aufgelistet und kommentiert: Bei der Analyse wurde, wie schon im Kapitel 5 betont, auf ihren informativen

Wert geachtet, nämlich, wie sie sie zur Wissenskonstitution beitragen, wie sich ihr Verhältnis zu dem verbalen Text interpretieren lässt, ob sie den verbalen Text ergänzen, verdeutlichen oder eher als redundant erscheinen.

6.2.3.1 Bilder

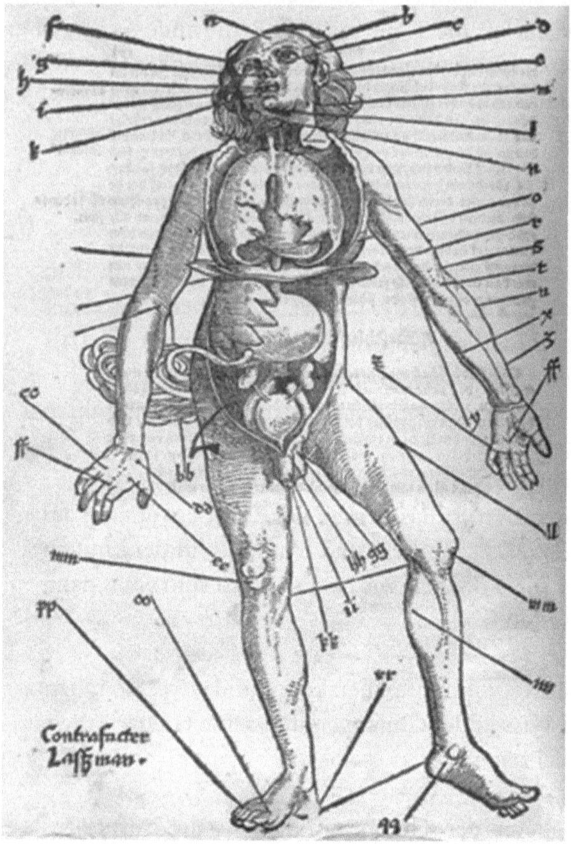

Abb. 7: Der Aderlassmann

Das Bild leitet das Kapitel des Aderlasses ein und weist eine Verbindung mit dem verbalen Text auf, der nämlich anhand der angegebenen Punkte strukturiert ist:

> a) Die ader mitten an der stirnen geschlagen ist gutt für alle apostematen der augen. Wider emigraneam / das ist eine krankheit mitten im haubt. (ebd.: xvii)

Im verbalen Text wird der entsprechende anatomische Teil benannt sowie der betreffende Krankheitszustand, für den der Aderlass wirksam ist. Die anatomischen Informationen sind aus dem Bild schon ersichtlich und sogar anschaulicher als im verbalen Text, aber dieser klärt dazu den Leser über die Krankheit auf, und diese Art Information kann aus dem Bild natürlich nicht entnommen werden: Die Ader in der Mitte der Stirn soll im Fall von Geschwüren der Augen sowie gegen Migräne, die als Krankheit mitten im Haupt definiert wird, geschnitten werden. Solche zusätzlichen, nur verbal vermittelbaren Informationen sind jedoch für die Arbeit des Wundarztes grundlegend. Deshalb bedingen sich die zwei Modalitäten in diesem Fall gegenseitig und hängen voneinander ab, indem sie gemeinsam zur Bedeutungskonstitution und -erläuterung beitragen.

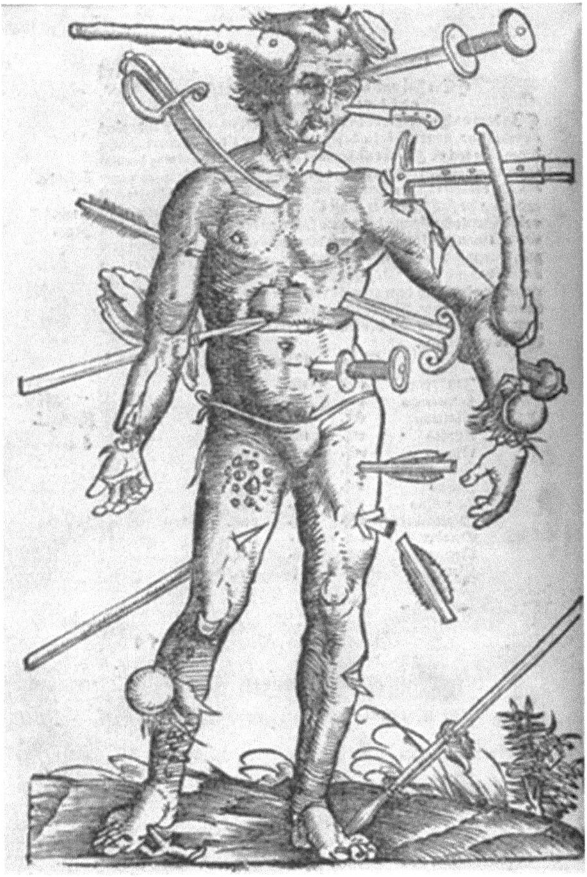

Abb. 8: Der verwundte Mann

Der „verwundte Mann“ ist eigentlich ein relativ verbreitetes Bild damaliger Wundarzneipraxis. In diesem Text leitet es den zweiten Traktat ein, der die Wundbehandlung darstellt. Das Bild weist keine ausdrückliche Verbindung mit dem verbalen Text im Unterschied zu dem oben besprochenen Aderlassmann auf, es liefert trotzdem eigenständig Informationen. Es trägt insbesondere zur Wissenskonstitution bei, indem es einen holistischen Einblick in die unterschiedlichen Wundstellen und Waffen gibt, deren Kenntnis natürlich dem Wundarzt notwendig sind.

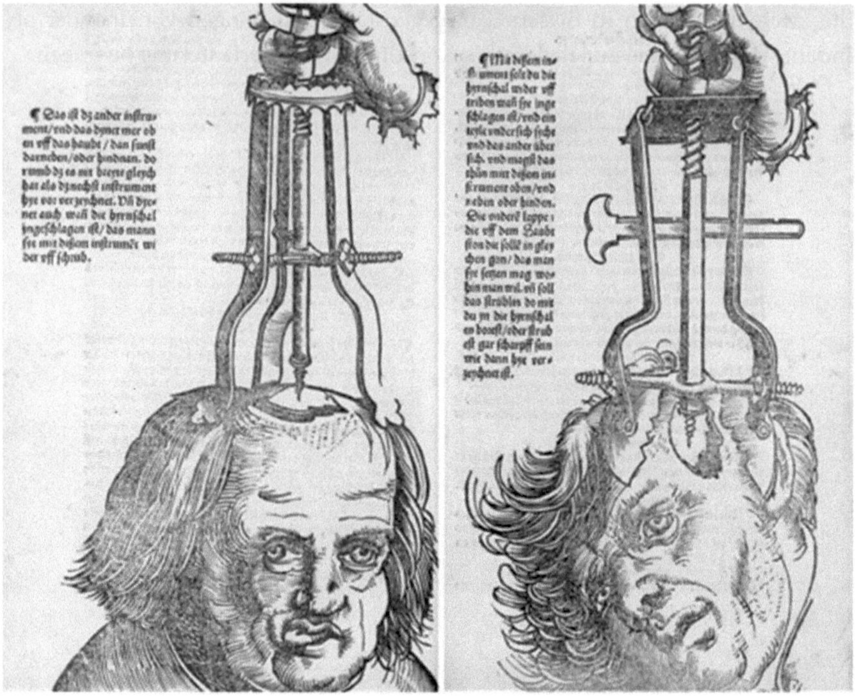

Abb. 9: Intrumenten zum zermoschten Hirnschädel

Das Bild ist im 5. Kapitel des zweiten Traktats zu finden, wobei es keinen ausdrücklichen Bezug zum verbalen Text aufweist, bzw., es wird nicht im Kapitel genannt. Die Abbildung ist aber von einer Unterschrift begleitet, die zum Teil in Bezug zum Bild redundant ist, denn sie beschreibt Verwendungsorte und Zwecke des Instruments, welche jedoch aus dem Bild schon ersichtlich sind. Die Hauptinformation wird deshalb von den Bildern getragen:

Das ist dz ander instrument / und das dynet mer oben uff das haubt / dan sunst darneben / oder hindnan. dorumb dz es nit breyte gleych hat als dz nechst instrument hye vor verzeichnet. Unn dynet auch wann die hyrnschal ingeschlagen ist / das mann sze mit dißem instrument wider uff schrub.

Mit dißem instrument solt du die hyrnschal wider uff triben wann sye ingeschlagen ist / und ein teyle undersich sycht und das ander über sich. und magst das thuon mitt dißem instrument oben / und neben o-der hinden. Die underen lappen die uff dem Haubt stont die sollen in gleychen gon / das man sye setzen man wohin man will. unn soll das strüblin do mit du yn die hyrnschalen borest / oder strubest gat scharpff sein wie dann hye verzeychnet ist. (ebd.: xxviii)

Die zweite Unterschrift bezieht sich auf das rechte Bild: Mit diesem Instrument, schreibt Gersdorff, solle der Wundarzt den Hirnschädel wieder öffnen, und das könne er mit diesem Instrument von oben, der Seite oder hinten tun. Die unteren Lappen des Hauptes sollen nämlich gleich sein, sodass man ansetzen könne, wo man will. Die erste Unterschrift bezieht sich dagegen auf das Bild auf der linken Seite: Das zweite Instrument werde eher oben auf dem Haupt und nicht seitlich verwendet, deshalb sei es nicht gleich breit wie das andere Instrument. Es werde auch verwendet, wenn der Hirnschädel eingeschlagen ist, man könne ihn mit dem Instrument wieder richten.

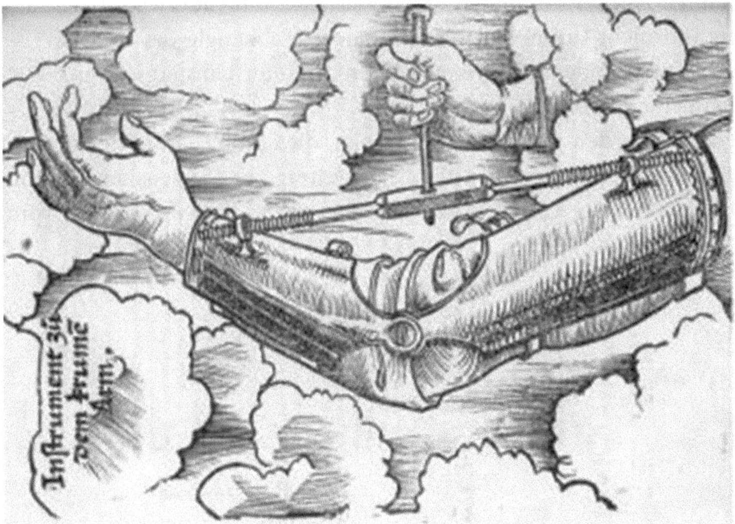

Abb. 10: Instrument zü dem krumen Arm

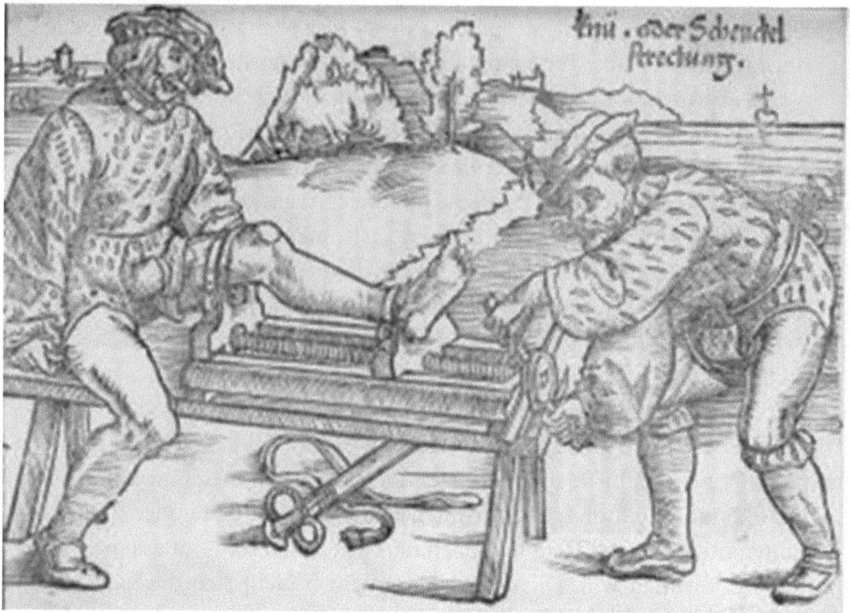

Abb. 11: Knü, oder Schenckel Streckung

Die Bilder beziehen sich auf das 9. Kapitel des 2. Traktats, das die „gekrümmten“ Glieder behandelt. Im verbalen Text, der die Heilmittel bei derartigen Verletzungen der Glieder behandelt, werden sie jedoch nicht erwähnt, deshalb ergänzen sie ihn nicht (unmittelbar): Sie tragen unabhängig davon zur Wissenskonstitution bei, indem sie zeigen, dass man unter Umständen auch mit diesen Instrumenten agieren kann.

Im Folgenden werden weitere Bilder gezeigt, die ähnliche Funktionen aufweisen: Sie tragen mit einem eigenständigen Beitrag zur Wissenskonstitution bei, werden aber in dem verbalen Text nicht genannt, deshalb sind sie vom ihm relativ unabhängig:

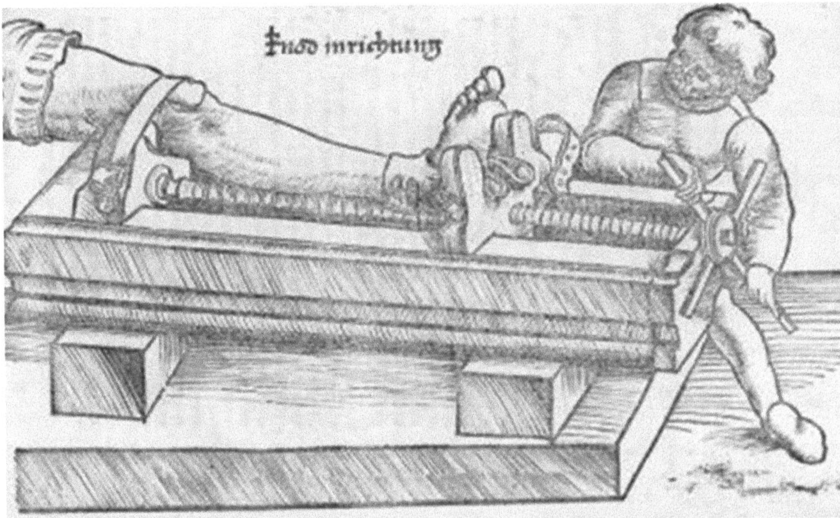

Abb. 12: Knod inrichtung

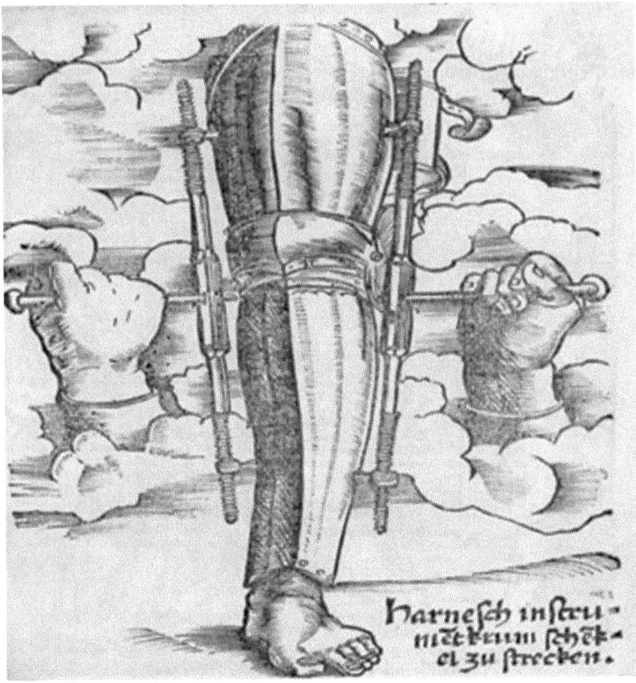

Abb. 13: Harnesch instrument krum schenkel zu strecken

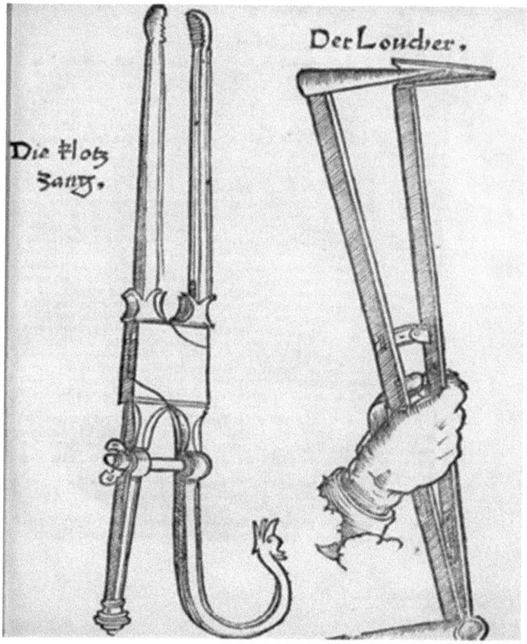

Abb. 14: Unterschiedliche chirurgische Instrumente

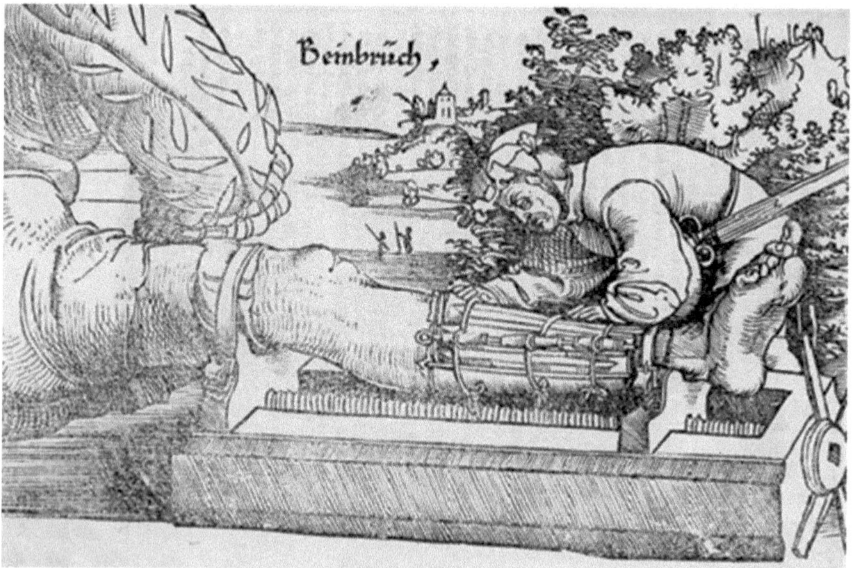

Abb. 15: Beinbrüch

6.2.4 Intertextualität

Hinsichtlich der „Feldtbuch“-Quellen stellt Benati Folgendes fest:

> Etwa zwei Drittel des gesamten Werkes (insbesondere die Kapitel über Anatomie, Geschwüre und andere dermatologische Krankheiten) sind direkt auf die Chirurgia magna Guy de Chauliacs zurückzuführen. Die Behandlung der Knochenbrüche ist indessen eine Bearbeitung der Rogerglosse des salernitanischen Chirurgen Roger Frugardi, die durch einige Zusätze von Lanfrank, Ortolf von Baierland und Hieronymus Brunschwig ergänzt wurde. Außerdem werden im Handbuch etwa 160 weitere Autoritäten, wie z. B. Galenos, Avicenna, Albucasis oder Hippokrates, wiederholt benannt. (Benati 2017: 8)

Lanfrank wird im ersten Kapitel des ersten Traktats genannt, und zwar bei der Beschreibung unterschiedlicher Knochenstrukturen des Hirnschädels:

> Und darumb ist zuoschetzen / dz Guilelmus vnn Lanfrankus übel gesehen haben. wann sye sprechen / das das beyn basillare sey under dem beyn lauda genant / und das es soll sein ein beyn des hals. (ebd.: iiii)

Aus formellem Gesichtspunkt lassen sich solche intertextuellen Hinweise, genau wie bei Ortolf, auch als metakommunikative Kommentare (Textnachweise) klassifizieren. Sie dienen nicht nur als Quelle, sondern auch als Garantie der Gültigkeit des Dargestellten, auch wenn sie sich auf anatomische Strukturen beziehen, denn damals war der Wissenserwerb auch in Bezug auf die Anatomie abstrakt und mit den Erkenntnissen älterer Autoritäten verbunden:

- Darumd so spricht Galenus / dz drey meinung seyen der natur der hyrnaderen teylung. Eine von der synn wegen in den sinnlychen glyderen. Die ander des bewegen in den beweglichen. Die dritt in allen anderen umbstenden. (ebd.: ii)
- Mark aber nach der mynung Galeni / nach dem unn musculus zuosammen gesetzet würt als von im obgesagt ist / so gond von im faedemlin und baend. [...] Da von spricht Galenus / das fyer satzunug seind der Musculen eine schlecht. ein überzwerck. und zwo krumme. Aller Müßlin zal aber ist fünffhundert. xxxi.ßm Avivennam im ersten Buoch der Anatomy. (Gersdorff 1528: ii)

Aus der oben zitierten Textpassage wird jedoch ersichtlich, dass Gersdorff schon oft genauere formelle Informationen hinsichtlich solcher Hinweise angibt, nämlich das Werk (und gelegentlich sogar den Teil des Werkes), woraus sie entnommen wurden:

- Als Avicenna. i. lib. cann. Musculus. i. müßlin / und Lacertus ist ein ding. (ebd.)
- Es seind auch beyn des unndersten kynbackens / von denen Galenus spricht in dem li. xi. cap. penultimo. (ebd.: vi)

Außerdem verbindet er manchmal auch unterschiedliche Meinungen:

> Sie [d. h. die Matrix] hat ein anhangung mit dem hertzen / leberen / unn magen. und ist gebunden mit den rucken. zwischen ir unn den dütten seind die milchaderen / unn die aderen des menstrui. Unn dorumm sprach Hippocras / dz muottermilch sei des menstrui bruoδ. und mag nit geschehen (ßm Galenum) dz zuo einer zeit ein fraw dz menstruum hab / unn auch milch gebe. (ebd.: xiiii)

Schließlich sollte hier darauf hingewiesen werden, dass bei der Behandlung mancher Krankheiten, die terminologischen Erklärungen von intertextuellen Hinweisen begleitet werden, wie das Leprabeispiel (vgl. 6.2.2.) gezeigt hatte:

> wann sie verunreiniget alle glyder des menschen / als der lupus cancrosus thuot. und darumb würt diße krankheit von Avicenna genant / cancer / vß der befleckung des ganzen leibs. (Feldtbuch: lxxxiii)

Aus einem formellen Gesichtspunkt handelt es sich dabei immer um Textnachweise, die weder kommentiert noch problematisiert werden, obwohl sie als Quelle genauer angegeben werden. Thematisch sind sie jedoch im Vergleich zum Text Ortolfs mit vielen weiteren Themen verbunden, nicht nur mit der Krankheitslehre im Allgemeinen (Symptome, Diagnose und Therapie), sondern auch mit der Anatomie und terminologischen Probleme.

6.3 „Die große Wundarznei" des Paracelsus

Der Text von Paracelsus stellt in vielerlei Hinsicht eine Ausnahme dar. In erster Linie lassen sich die unterschiedlichen Kapitel nicht anhand einer gemeinsamen übergeordneten Struktur zusammenfassen. Die behandelten Themen decken zwar die traditionellen Fachbereiche der Wundarznei (Wunden und entsprechende Arzneimittel, Krankheiten, die aus Wunden entstehen oder dadurch verschlimmert werden, Beinbrüche und Verbrennungen). Teilweise ist eine solche Komplexität auch mit dem besonderen Schreibstil des Autors verbunden, der sich unter anderem in vielen Aspekten dieses Texts zeigt.

6.3.1 Strukturelle Aspekte

Der Text, der aus drei Büchern besteht, ist genau wie das „Feldtbuch" in Traktate und Kapitel untergliedert. Jedes Buch beginnt darüber hinaus mit einer ausführlichen Darstellung des Inhalts, die im Fall des ersten z. T. redundant ist. Die vorliegende Studie basiert auf der Analyse des ersten Buchs, das aus drei Traktaten besteht. Am Anfang dieses Buchs wird, wie angedeutet, eine sehr knappe Zusammenfassung gegeben:

> [Das erste Buch ist] ausgeteilt in drei tractaten.
>
> Der erst in die erkantnus der wunde, was wesen sie gegenwartig seien, was zukünftig zu erwarten mit samt allen zufellen.
>
> Der ander von aller heilung, so ie und ie bei den gerechten arzeten gepraucht vom anfang der arzenei bis auf die iezig gegenwertig zeit.
>
> Der drit von dem biß und hecken der vergiften tier, beinbrüch, alle art des brants und was dergleichen der wundarznei zustet, inhalt.
> (Paracelsus: 9)

Paracelsus wendet sich in diesem Teil des Textes dem Arzt Wolfang Thalhaufer zu und dabei listet er die Gründe, die ihn bewegt haben, das Werk zu schreiben, auf. Obwohl er ein (zwar sehr unkonventioneller aber akademisch gebildeter) Physikus war, war „Die große Wundarznei" nicht als akademisches Lehrbuch gedacht. Der Text wird vom Autor selbst als Summe der eigenen Erfahrung dargestellt, die jedoch auch zu didaktischen Zwecken den praktizierenden Ärzten dienen sollte. Solche didaktischen Zwecke sind vor allem auf die erfahrungsbasierte Erkenntnisgewinnung zurückzuführen, die sich Paracelsus für die ärztliche Bildung wünschte. Paracelsus nennt nämlich selbst den idealen Adressatenkreis sowie die Gründe, die ihn bewegt haben, den Text zu schreiben:

> Darum ich euch der kunst zulieb dis buch gemacht, das ir sehent das ir in diesem buch recht leren. und wiewol einfeltig, ursach der arznei ist kein rhetorica, so wirts euch recht ergon und die arznei wird euch fürsich gon wie eim hafner der hafen. drumb gedenken, hat got den hafner und sein leim beschaffen der alein zum ofen und hefen dienet, vil mer den arzt und sein arznei, das ein merers ist das alle kunst und hantwerk. darum ist mein buch an alle erzet wie sie seien, gebartet oder ungebartet, wöllen mir solchs in keinem argern annemen (dan euer eigen conscienz und gewißne gibt mir recht). ich kenn euer vil und in fast vil landen und vil sind under euch die nicht so gar on kunst sind, etwa auch stücklin habent. ein ander ein stuck, ein ander handerthalbe, etlich zwei ganze, minder un mer. was ein ieglicher kan, das selbig günn ich im wol. ich will die lernen, die ich in disem buch meld und anzeig; die gelerten und die es künden dürfen meines lerens nicht. (Paracelsus: 22)

Das erste Buch beginnt mit vier einführenden Kapiteln:

1. Zusammenfassung des Inhalts des Buchs:

> Der großen wundarznei / das erste Buch / des ergrünten und bewerten der beiden arznei doctor Paracelsi, von allen wunden, stich schuß, brend, tierbiß, beinbrüch und alles was die wundarznei begreift mit ganzer heilung und erkantnis aller zufell, gegenwertiger und künftiger, on allen gebresten angezeigt, von der alten und neuen künsten erfindung, nichts underlassen, / geschrieben zu dem großmechtigsten, durchleuchtigsten fürsten und hern, hern Ferdinanden, römischen Künig, erzherzog zu Osterreich, / ausgeteilt in drei tractaten. / Der erst in die erkantnus der wunden, was wesens sie gegenwertig seient, was zuküntigs zu erwarten mit sampt allen zufellen. Der ander von aller heilung, so ie und ie bei den gerechten arzeten gepraucht vom anfang der arznei bis die ietzig gegenwerig zeit. / Der drit von dem biß und hecken

> der vergiften tier, beinbrüch, alle art des brants und was dergleichen der wundarznei zustet, inhalt. (ebd.: 9)[2]

2. Widmung des Textes dem König Ferdinand I
3. Vorrede zum ersten Traktat
4. Register der Traktate und Kapitel.

Das vierte einführende Kapitel (das Register) wiederholt eigentlich zum Teil das erste (die Zusammenfassung), wobei hier zusätzliche inhaltliche und strukturelle Informationen angegeben werden:

> Ich hab mir vorgenommen die ganze wundarznei zu beschreiben und sie geteilt in fünf teil, den ersten in die wunden so von außen ankomen, den andern in die offen scheden, den driten in die auswendigen gwechs und gebresten, den vierten in die französischen platern und lemi mit sampt iren scheden und den fünften in die eußerlichen gschwer. wiewol die austeilung dermaßen in den wuntkrankheiten die alten nit haben, so will mich ir weis und form nichts kümern sonder d**as ich handel in solcher gestalt, das mir mer nuz erschieß und bring, dan aus den scribenten der alten erschossen und bisher ergangen ist.** und dis ersten buch ists austeilung ist also. / **dis buch hat drei tractet**. der erst tractat lernet und underweiset, was zu einem wundarzet gehört und notwendig ist im zu wissen, und diese underweisung ist auch ausgeteilt in 17 capitel. / Der ander tractat lernet alle wunden, stich und pfeilschütz heilen durch was weg, mittel und kunst, so weit und auf dis mal im ganzen Europa erfaren ist, und mit recepten, so noch sie am tag gewesen seind, weder im truk noch sonst, neue erfindung, in 17 capitel geteilt. / Der

2 Das erste Buch der großen Wundarznei des Doktor Paracelsus, gelehrt und bewährt in beiden Arzneien, handelt von allen Wunden, Stichwunden, Verbrennungen, Tierbissen, Beinbrüchen und allem, was die Wundarznei über deren Heilung weiß, unter Berücksichtigung auch der Zufälle [Anfälle, z. B. Fieber], gegenwärtiger und künftiger, mit allen Gebrechen aufgezeigt und keine Erfindung der alten und neuen Künste dabei ausgelassen. Das Buch ist dem großmächtigen, durchlauchtigsten Fürsten und Herren, Herrn Ferdinand, römischer König, Erzherzog von Österreich, gewidmet. Gegliedert in drei Traktate. Der erste geht auf die Erkenntnis der Wunden, ihr gegenwärtiges Wesen und mögliche zukünftige Entwicklungen im Hinblick auf alle Zufälle ein. Der zweite behandelt die Heilung, wie sie von rechten Ärzten von den Anfängen der Wundarznei bis zu den heutigen Zeiten angewendet wurde. Der dritte handelt vom Biss und Stechen der giftigen Tiere, von den Beinbrüchen, allen Arten von Brand [Wundinfektion und deren Folgeerscheinungen] und was dergleichen zur Wundarznei zählt.

> drit tractat lernet aller tier und biß und vergiftung von außen annemen, von beinbrücken, zu heilen den brant wie er sei bei den hantwerksleuten, bei den bergwerken, darzu in salz sieden und underweilen alaun, auch büchsenpulver, kuglen und andere scheden so vom geschüz bebegnet, auch vom stral, erfrüren und vom gestandnen blut zu vertreiben in 13 capitel. / Und wiewol die alten scribenten weiter anderst von wunden schreiben und sezen und mit merern worten, auch in ander weg: **inen ist wol gewesen mit vil schreibens und wenig ausrichtens.** ist nit minder als von neuen und dergleichen, wie sie wider sollent eingezogen werden, auch etlich abgebrochen glidern, als in rippen und andern verborgnen örtern, auch mit ausziehung der pfeil, kuglen und dergleichen. **darauf wisse warumb ich solch sunderlassen hab: ist die ursachen, das eins wundarztes geschiklichkeit solchs selbs wissen sol, und nit so gar unverstanden da stehen, auch das solchs im schreiben nit begrifen mag werden**, auch das solchs nach meiner ordnung durch die arznei zu heilen geordnet ist. also wird die arznei tun das jenig und du dein auch, was dir zustehet. (ebd.: 24–25)

Aus den Worten Paracelsus lässt sich schon die Bedeutsamkeit der historischen Dimension (bei dem Verweis auf die Alten) in diesem Text erkennen, die jedoch formell nicht berücksichtigt wird (vgl. 6.3.4.) und eine besondere Funktion aufweist: Die Verallgemeinerung solcher Ärzte, die nicht genannt werden und als Gegenpole des schreibenden „Ichs" auftreten, verstärken seine kritischen Einstellungen, die argumentativ entfaltet werden.

Die didaktisch-orientierte (bzw. lernfordernde) Struktur der Vermittlung von Grundkenntnissen, die Auswahl von praxisrelevanten Aspekten, die bei der professionalisierenden Ausbildung notwendig sind sowie die diskursiv-historisch bedingte, aber auch auf Erfahrung basierte Problematisierung des Wissens (und das ist für eine solche praxisorientierte Arbeit besonders wichtig), sind aber Elemente, die die Zugehörigkeit dieses Textes zu der untersuchten Textsortenklasse rechtfertigen. Über die Gründe der Buchverfassung kommt Paracelsus selbst in der Vorrede des Textes zu Wort:

> Drei ding seind, die mich hie zu schreiben und ein buch der wundarznei zu setzen verursauchen [...] unangesehen anderer vermeinten practischen arzet wissen und künden, und das nit unbilich, dan ich mich mer der kunst zu gutem geflissen hab, mer dan ander, so mir je bekannt, meine guten herren und freunde, doctores und meister. das erst ist das

> die bücher der alten, so vor und gewesen, wievil noch an tag seind komen, gar mit einem so unvolkomnen grunde gestellet, also das einicherlei rechte vertröstung des vermügens halben der natur bei inen nit gefunden mag werden. das ander ist der unbilich verderblich schaden, so durch ungeschiklikeit und misverstand der vermeinten wundarzet den kranken schadhaften wird zugefügt. das drit betrift den zufall, so bei den verwunten sich zutregt, als zufell mir zum höchsten zu bedenken, so auch alein der größte schaz dieser kunste ist, weder bei den alten noch neuen ie gedacht worden. (ebd.: 10)

Die Gründe sind auch kritisch angelegt: Die mangelhaften Bücher der Alten, die darin gescheitert sind, die Kraft der Natur zu zeigen, die Schäden, die deswegen den Verletzten beigebracht wurden, und ein ethisches Anliegen, jegliche „Zufälle" auf eine Art zu bedenken, wie noch nicht getan wurde. Der Lehrbuchcharakter des Textes lässt sich aber auch aus der Themenauswahl und -ordnung erkennen. Aus makrostruktureller Sicht wird das gleiche deduktive Vorgehen, das auch die anderen Texten bestimmt, verwendet: Der erste Traktat beginnt mit einem Kapitel zur Bestimmung des Wesens und Ansehens der Wunden, dessen Titel auf den lehrenden Charakter des Textes zur professionellen Ausbildung hinweist: „Vom ersten ansehen der wunden, was ein arzet wissen und in inen erkenen sol". In den folgenden Kapiteln werden dann erst die Heilung (Kapitel 2) und die allgemeinen Unterscheidungsprinzipien zwischen tödlichen und nicht tödlichen Wunden (Kapitel 3–4) vorgestellt. Dabei zeigt Paracelsus beim Titel des 4. Kapitels nochmals, dass der Inhalt zum Zwecke der Professionalisierung gedacht worden ist: „Was ein arzet förchten muß in wunden, was das himelisch gestirn mit würket und was im müglich sei und was nit, und wie weit der terminus reicht".

Das erste Buch ist in drei Traktate untergliedert, die die tatsächlichen Grundlagen der Disziplin behandeln und jeweils aus unterschiedlichen Kapiteln bestehen. Der erste Traktat fokussiert die Wunden im Allgemeinen, bzw. ihr Aussehen, ihre Klassifikation und die allgemeine Behandlung. Die folgende Tabelle teilt die Kapitel dieses Traktats nach den unterschiedlichen Makrothemen auf; die Titel sind dabei in der Originalform gelassen:

Erscheinungsform(en) bzw. Klassifizierungen der Wunden	1.Vom ersten ansehen der wunden, was ein arzet wissen und in inen erkenen sol. 3.welche wunden tötlich oder nit seind, was lame wunden oder nit geben 8.Von den vergiften wunden durch die waffen und wie es sich dan dergleichen zutregt, mit fleiß oder sonst 11.Von den wunden der frauen, so in ir angebornen krankheit begegnen, wie zu handlen.
Entwicklungsprozesse der Wunden	2.Wie und in was weg ein wund geheilt würd und was die wunden heilet und was sie verderbt. 5.Was in frischen wunden zu handeln sei und was in den verderbten; wie die arznei sich da entscheit. 6.Von den zufellen der wunden nach der zeit himlischs, laufs, unfal, unrat und böse anstöß. 12.Von den zeichen, so in den wunden erscheinen, aus wölchem verderben hernach folgen, fürzukomen. 17.Von etlichen aufmerkung zu sonder wunden und stichen, an sundern orten angriffen.
Krankheiten, die mit Wunden verbunden sind	7.Von den verborgenen krankheiten des leibs so sich mit den wunden vereinigen, daraus krebs, fistel, sirei, und ander hernach in die wunden fallen. 9.Von den kranken, so selbst verderben durch unkeuschei, spil. trinken und andere unzimliche bemühnung. 10.Von den zufallenden zufellen, so aus der complexion und eigenschaft der person erwachsen, wundsucht sc.
Anweisungen für den Arzt	4.Was ein arzet förchten muß in wunden, was das himelisch gestirn mit würket und was im müglich sei und was nit, und wie weit der terminus reicht. 13.Wie die verderbten wunden erstlich solen wider erneuwert werden durch arznei und geheilt 14.Was geheft sol werden oder nit und wie die heft on nedel am besten seind durch arznei. 15.Von underrichtung in den wunden zu heilen in dem ersten, mittel und lezten arznei mit sampt was not it.

Tab. 4: Themenübersicht des ersten Buchs der „Großen Wundarznei" (Traktat 1)

Das zweite Traktat behandelt die Arzneien sowie weitere Mittel, die bei der Wundbehandlung verwendet werden:

Vorbereitung	1.Von bereitung der arznei ein gemeiner underricht zwischen dem alten und neuen brauch. 2.Von bereitung der wunt trenken und von irem vermügen und kreften, wie sie gemacht werden. 3.Von bereitung der wuntsalben, wie sie von alter her und iezt im besten gemacht werden. 4.Von machen und zurichten der wundöl und wuntbalsam, wie sie bereit sollen werden. 6.Von bereitung der wunt- und stichpflastern, von alten und neuen künsten nichts underlassen. 7.Von bereitung und rüstung der wunt- und stichpulver mit sampt iren tugenden.
Heilungsprozesse und -Einrichtungen	5.Von der arznei, die wunden in reinigung zu behalten und durch solche reinigung zu heilen. 8.Von heilung der wunden durch himliche kreft, das ein misbrauch geheißen ist worden. 9.Von heilung der wunden durch die sublimaten und sistillaten wie sie bereit werden. 10.Von den blutstellen und was zu den blutstellen noturftig ist. 11.Vom stellen des glidwassers und wie mit demselbigen gehandel werden sol. 12.Vom abwenden zufallender hiz, frost, fieber und sucht, geschwulst, krampf, geilfleich und dergleichen. 13.Underricht wie ein iegliche arznei, wie gemelt, sollen administrirt und applicirt werden. 14.Von dem underricht der wunden, glücksame und unsellige heilung, wie sie erkent sollen werden. 15.Von beschließen der wunden und wie einem guten end verlassen und bestendig on zufell. 16.Von ordnung und proceß der stichwunden, was sie weiter und mer bedürfen dan wunden. 17.Von ordnung und schickung wie mit dem pfeilen, schütz, holenpfeil etc. zu handlen sei.

Tab. 5: Themenübersicht des ersten Buchs der „Großen Wundarznei" (Traktat 2)

Der dritte Traktat behandelt Vergiftungen, Beinbrüche und Verbrennungen:

Vergiftungen	1.Von dem biß der hunt, zeringen oder wüterich, wie mit inen zu handlen und zu heilen. 2.Von den schlangen, natern, vipern, eggessen und dergleichen bissen und hecken. 3.Von ergern vergiften tieren, als krotten, spinnen, moltwürm und was inen gleich ist.
Beinbrüche	4.Von den beinbrücken und bein- oder fleischzerknütschung wie zu handlen. 5.Von den gestandenen blut im leib, wie dasselbig on schaden benomen würd.
Verbrennungen	6.Von dem brant des holzfeuers, des öls, des wassers der milch und dergleichen. 7.Von dem brant der metallen, von dem brant in der salzpfannen, vitriel kessel, ferber und dergleichen. 8.Von dem brant des büchsenpulvers, schwebel, niter, harz, wachs, unschlit etc. und irs gleichen. 9.Von dem brant des wilden feuers, donner, stral, schaur und dergleichen himelizen. 10.Von büchsenkuglen ausziehen, brantschleg und wie mit inen zu handlen.
Weitere	11.Von dem orengedöß oder augenbrunst, so von dem geschüze begegnet. 12.Von dem erfrieren im wasser, in trückne, wie mit denselbigen zu handlen. 13.Von etlichen sondern handgriffen, die einem wund arzt zu wissen notwendig sind.

Tab. 6: Themenübersicht des ersten Buchs der „Großen Wundarznei" (Traktat 3)

Die Struktur der einzelnen Kapitel lässt sich nicht anhand eines Musters schematisch veranschaulichen. Jedes Kapitel weist eine eigene Struktur je nach den jeweiligen sehr spezifischen Themen auf, die rhetorisch sehr gepflegt anhand vieler und unterschiedlicher Vergleiche und Metaphern sowie Beispiele entwickelt werden.

Das erste Kapitel („von dem ersten ansehen der wunden, was ein arzt wissen und in inen erkennen sol") besteht z. B. aus fünf Absätzen und enthält deskriptive, explikative und narrative Themenentfaltungsstukturen:

1. Deskription (+ metakommunikative Explikation): Der Arzt muss wissen, wie die Wunden aussehen, weil er bei der Heilung der Natur folgen muss.

   Ein ieder wundarzet sol erstlich mit disem stuck verfaßt sein und wissen im ersten ansehen der wunden, was da under augen ist und ligt, so bald er die wunden ansihet, nemlich wie weit er mit ir komen müg, zu was ende er sie müg bringen, damit un er sich im ersten nit verschnapp, mer oder weniger zusage, dan der natur gefelig ist. dan also sol er sich der wunden understan, das er in der vermüglicheit der natur sein wort seze, nit sich mer understant, dan der natur müglich sei, oder minder volbring, dan die natur wol het mügen leisten. wölches er da ubersicht, ist im ein schwere schant und großer spot. dan sagstu zu vil zu, und die natur mags nit volbringen, ist in irem vermügen nit, so zeblet und füchtlet dahin, dahin du nit komet magst. und ie lenger du zablest, ie mer du darzu verderbest und dich selbst zu schanden bringest. sagst zu wenig zu und bringst weiter ist aber ein spot, das du dein eigen werkzeug und dein kunst nit verstanden hast. oder hetest weiter mügen bringen, ist nit beschehen, wie vil größer ist dein schant. darumb so lerne das du erstlich ein wissent habest mit der natur und der kunst, das ir drei zusamen komen; dan wölches da gebresten würde, das würde das ganz spil verderben. (Paracelsus: 30)[3]

2. Deskription: Arzneien müssen den gleichen Prinzipien der Natur folgen. Dabei werden Beispiele zur Veranschaulichung angegeben.

Du solt wissen, das sich die natur nit übernoten laßt noch in ein anders wesen treiben, dan ir natur ist. du mußt ir nach, und sie dir nit. darumb bringest du arzei die der natur nit bequem ist, so verderbst du sie; dan sie folget dir nit, du mußt nun ir folgen. das ist die kunst, das du der natur bequeme arznei arkennest, so magstu leichtlich eilen. ein glid das

3 Jeder Wundarzt soll sich erstlich damit auskennen und beim ersten Ansehen einer Wunde erkennen, was ihm da unter die Augen kommt und vorliegt, sobald er die Wunde ansieht, nämlich wie weit er mit ihr kommen kann, zu welchem Ende er sie bringen kann, damit er sich nicht zuerst verplaudert, mehr oder weniger zusagt, als der Natur gefällig ist. Und er soll die Wunde verstehen, damit er entsprechend ihrer Natur seine Worte wähle, sich nicht mehr unterstehe, als die Natur leisten kann, oder weniger vollbringe, als die Natur hätte leisten können. Was er da übersieht, ist ihm eine schwere Schande und zum großen Spott, denn versprichst du zu viel, und die Natur kann es nicht vollbringen, vermag es nicht, dann schmerzt es weiter und dringt weiter vor, und da solltest du nicht hin. Und je länger du Schmerzen verursachst, je mehr verdirbst du und bringst dich selbst in Schande. Versprichst du zu wenig, wird gespottet, dass du dein eigenes Werkzeug und deine eigene Kunst nicht verstanden hast. Und wenn du hättest mehr vollbringen können und es nicht getan hast, dann ist deine Schande noch größer. Darum sollst du dir zuerst ein Wissen der Natur und [Arznei-]Kunst verschaffen, damit ihr drei zusammenkommt, denn würde eines gebrechen, würde es das ganze Spiel verderben.

abgehauen ist vom leib, magst nimer hinan sezen. was aber ab ist und wider hinan gesezt mag werden, das mag nimer an das alt wesen on gebresten komen. also was lam gehauen ist, das mag nit wider gerad werden, und was zum tot ist, understant dich nit zu enthalten beim leben. also understant dich nit unmügliche ding, dan es ist spötlich. darum lerne, so dir ein ding offentlich, under den augen ligt, wissest was der natur vermügen seie, auch der kunst, und im selbigen fürfaret. wiewol die hantgriffe nicht mügen geschrieben werden, als nemlich die zusammenfügung der wunden, so soltu das selbige aus eigener geschicktlichkeit, die du aus der erfarnus erlernet hast, wissen und nicht wider die gebürliche zusamenfügunge tuest, damit du nicht die natur bringest in ein misgewechs durch dein ungeschiklikeit. (ebd.: 30–31)[4]

3. Narration: Dass der Arzt die Gesetze der Natur befolgen muss und die Heilung nicht als eigenes Verdienst, sondern als Erfolg der Natur aufzufassen sei, wird anhand seiner eigenen Erfahrung zum Teil narrativ entfaltet.

Ich habe vilmalen zu geloset scherern und badern und irs gleichen, die sich irer kunst so teuer berümpt habent, das sie abgehauen nasen, die drei tage im schne gelegen, abgehauen finger und dergleichen noch unglaubigers widerumdb uber etlich tag gefunden haben, hinan an sein alte stat gesezet: solicher weidsprüch pfig dich nit. ein arzet solle wahrhaftig, ernsthaft, dapfer sein mit seinen reden, nit leichtfertig. rede das mügliche und der natur gleichmeßig, das mag ein fromb man glauben und dich loben. ich hab wol in Veriul gesehen, warde einem ein or abgehauen und ein bader nam es und sazt es widerum hinan mit steinme-

4 Du musst wissen, dass die Natur sich nicht nötigen oder in ein anderes Wesen zwingen lässt, als ihre Natur ist. Du musst sie befolgen und nicht sie dich. Deshalb, wenn du Heilung bringen willst, die der Natur nicht entspricht, dann verdirbst du sie; denn sie folgt dir nicht, du musst nur ihr folgen. Das ist die Kunst, dass du die der Natur entsprechende Arznei erkennst, so kannst du leicht heilen. Ein Glied, das vom Leib abgehauen wurde, solltest du niemals ansetzen. Was aber ab ist und wieder angesetzt werden mag, wird nie wieder sein altes Wesen ohne Gebrechen erreichen. Was also lahm gehauen wurde, wird nie wieder gerade, und was sterben soll, unterstehe dich, am Leben zu erhalten. Versuch nicht unmögliche Dinge, denn das ist lächerlich. Darum lerne, so sich dir ein Ding offenbart, unter die Augen kommt, zu erkennen, was im Vermögen der Natur liegt und auch der Kunst, und so fahre fort. Obgleich die Handgriffe, nämlich zum Verschließen der Wunden, nicht mögen aufgeschrieben sein, die solltest du aus eigener Geschicklichkeit wissen, die du aus deiner Erfahrung gewonnen hast und somit nicht wider die gebührende Heilung tust, um die Natur nicht in Misswuchs durch deine Ungeschicklichkeit zu bringen.

zen küt, kesleim sc., er behielte das lob und ein groß wunder geschrei. am andern tag fiel es widerumb herab, da es der eiter underfresset hette. also geschehent auch ander dergleichen angesetzten glideren; was lob ist es aber? (ebd.: 32)[5]

4. Deskription (+Explikation)

Du solt auch underricht sein, gut und bös zeichen der wunden erkennen, ob etwas in der wunden widerwertigs begegnen wollte, das die selbigen teglich erkennest und wissest ir bedeutung, was sie fürbilden und was sie args die zeichen anzeigen, damit du teglich solchem zufall fürkomest. dan ein gesunder leib ist nit on zufell, wie vil mer ein verlezter. dan also begnen wunden die zum schlag gedeien, zur glidsucht, zur schwintsucht, zur fallenden sucht und ander mer. wo du solichs nit verstehest, so verfürest dich selbst und verderbst den kranken. als ein unwißner und unerfarner verachtestu sie, wirfest in luft und kanst nit wenden, vertrauest deiner kunst und doch sie nit kenst. so schaue wie du den verwunten in not bringest, und das du verachtest, bringt jamer und not erger dan die wunt an ir selber. darumb so du aber weißt und kanst, erkennest solche zeichen und zufell, so magstu fürkomen künftig bresten, das dir und deiner kunste ein mechtig lob ist. also soltu dich fleißen, das du in den dingen gelernet habest, das du solchs vil geschikters in dir entpfindest und gewisser in dir seie dan gerberwek bein gerbern. es müssen alle ding aus der ler und erkantnus komen. darumb so fleug nit, du habest dan die ding wol gelernet. da hilft kein hoffart, kein bochen, kein vermeinte kunst, sonder alein das wissen und künden. das ist aber bisher ein groß verderben gewesen, das nicht auf das

5 Ich habe oftmals Scherer und Barbiere und ihresgleichen gehört, die sich ihrer Kunst so gerühmt haben, dass sie abgehauene Nasen, die drei Tagen im Schnee lagen, abgehauene Finger und dergleichen Unglaublicheres nach einigen Tagen wiedergefunden und an ihre alten Stellen gesetzt hätten. Solchem Jägerlatein ergib dich nicht. Ein Arzt soll wahrhaftig, ernst und tapfer sein beim Reden, nicht leichtfertig. Sage das Mögliche und der Natur Angemessene, das würde ein guter Mann glauben und dich loben. Ich habe wohl in Veriul gesehen, da wurde einem ein Ohr abgehauen, und ein Bader nahm es und setzte es wieder an mit Kitt vom Steinmetz, Geschleim [Schlämmkreide und Leinölfirnis] sc. [subcutan, unter die Haut]. Er erhielt Lob und ein großes Wundergeschrei. Am folgenden Tag fiel es wiederum ab, denn der Eiter hatte es zerfressen; also was ist da zu loben?

ent gelernet ist worden, und alle mal meister worden, ehe der schüler erwachsen ist. (32) [6]

5. Deskription (+ Explikation): Der Arzt soll den Willen des Patienen unterstützen.

Bei den Explikationen, die die deskriptiven Entfaltungen begleiten, wird das gleiche Konzept, z. B., dass der Arzt das „Wort" der Natur zu befolgen habe, mehrmals wiederholt und veranschaulicht. Wenn man aus den Kapiteln trotz der Heterogenität ein abstraktes Muster ableiten möchte, könnte man nur feststellen, dass Paracelsus in der Regel mit einer allgemeinen Einführung durch die Erklärung der Relevanz des Themas beginnt, dabei knüpft er das Thema an das allgemeine Ziel des Textes (Chirurgen ausbilden bzw. zu einer solchen Ausbildung durch seine Erfahrung beitragen) an und dann liefert er Beispiele und/oder Vergleiche zur Veranschaulichung. Dabei wird das Hauptthema, das im Titel klar angegeben wird, im Laufe der relativ kurzen Kapitel mehrmals wiederholt.

Funktionell lassen sich solche Kapitel jedoch auch nach den Kategorien von Brinker analysieren, und dabei werden auch die Besonderheiten im Schreib- und Lehrstil des Paracelsus ersichtlich. Hinsichtlich der Themenentfaltungsstrukturen lassen sich nämlich wichtige Unterschiede zu den anderen Lehrtex-

6 Du solltest auch darin unterrichtet sein, gute und schlechte Zeichen von Wunden zu erkennen, ob etwas in der Wunde nicht Beachtetes dir begegnet, dass du dieselben täglich beschaust und die Bedeutung kennst, wie sie sich entwickeln und was an argen Zeichen zeigen, damit du täglich Anfällen beikommst. Denn ein gesunder Leib ist nicht ohne Anfälle, wie viel mehr ein verletzter. Denn es gibt Wunden, die zum Schlag, zu Gliederkrankheiten, Schwindsucht oder Fallsucht oder mehr führen. Wo du solches nicht verstehst, betrügst du dich selbst und schadest den Kranken. Als ein Unwissender und Unerfahrener übersiehst du sie, arbeitest ins Leere und kannst nichts wenden, du vertraust deiner Kunst, und kennst sie doch nicht. Schau, wie du den Verletzten mehr in Not bringst, und was du übersehen hast, bringt Jammer und Ärger, mehr als die Wunde selbst brachte. So du aber weißt um sie und solche Zeichen und Anfälle erkennen kannst, kannst du Gebrechen beikommen, dass dir und deiner Kunst mächtiges Lob gilt. Befleißige dich also, dass du die Dinge gelernt hast, du mehr Geschick in dir empfindest und gewisser in dir seist als Gerberwerkzeug bei den Gerbern es tut. Es müssen alle Dinge aus der Lehre und Erkenntnis entstehen, also erhebe dich nicht eher als du die Dinge wohl gelernt hast. Da hilft kein Hochmut, kein Pochen, keine vermeintliche Kunst, sondern allein das Wissen und Erkunden. Das aber machte bisher großen Schaden, dass nicht bis zum Ende gelernt wurde und alle Meister sein wollten, bevor der Schüler erwachsen ist.

ten erkennen: In erster Linie verwendet Paracelsus relativ viele narrative Verfahren, um medizinische Themen zu problematisieren. Die Explikationen, die eigentlich auch die anderen Texte typischerweise von Deskriptionen begleitet bestimmen, vermehren sich hier und werden sogar in manchen Kapiteln dominant. Deskriptionen unterstützen solche explikativen Entfaltungsstrukturen, und nicht umgekehrt, wobei diese allgemeinen Tendenzen den Text als Ganzes betreffen, aber die Distribution der Themenentfaltungen hängt immer vom Thema der einzelnen Kapitel ab.

Das zweite Kapitel des ersten Buchs ist zum Beispiel argumentativ entfaltet, denn das allgemeine Thema, nämlich der Heilungsprozess der Wunde, wird im Kapitel durch einen von Paracelsus selbst eingeführten medizinischen Begriff erklärt, nämlich den natürlichen Balsam des Körpers, „die materialisierte Selbstheilungskraft des Körpers“ (Benzenhöfer 2002: 72). Deshalb lässt sich das Kapitel argumentativ lesen, und wie folgt zusammenfassen:

1. Formulierung der These: Es gibt einen Balsam im Körper, der zur Heilung der Wunde notwendig ist.

   Damit und du verstandest, was das seie, das ein wunden heilet, dan on solches magstu kein arznei bequemlich erkennen, so solt du das wissen, das die natur des fleischs, des leibs, des geeders, des beins in ir hat ein angeborenen balsam, der selbig heilet wunden, stich und was dergleichen ist. […] (ebd.: 33)

2. Argument: Beispiele

   als ein exempel: was ist das da mechet das fleische, die feiste, das schmer, das blut, das mark sc. wachsen? der mensch nit, die speis nit, aber die natur hat ein wachsende und merende kraft in ir, die selbig machet den leib volkomen, aber durch die speis und krank wird die selbig kraft erhalten. der regen und die erd machen kein holz, sonder der baum selbst macht es, aber on den regen und erden stirbt er. Also wissent weiter, wie das exempel von der erden inhalt, also auch mit der arznei der wunden, in der gestalt: der balsam ist der da heilet. (ebd.: 35)

3. Deskription: Wenn die Wunden verderben (sollen)

4. Schlußfolgerung der These: Ohne Erkenntnis der Wundheilungsprozesse (des Balsams) arbeitet der Arzt blind

> [...] wo du das nit gelernet hast, so ist dein ding blint, es gerate wol oder ubel. aber du schreiest fast, wan du einmal etwas triffest, on dein kunste. [...] die wunde mußtu kennen und das sie heilsam, die im menschen ist, heilet alein: halt sie sauber und beschirms vor den eußern und zufallenden feinden, also werden all wunden geheilt. (ebd.: 36–37).[7]

Als Besonderheit dieses Textes im Vergleich zu den anderen dieser Studie zählt der relativ ausgeprägte Gebrauch von Narrationen. Im siebten Kapitel lässt sich zum Beispiel noch eine Narration erkennen:

> ich hab ein verwunten erzkapen gesehen, des wunt in ersucht und erbidmet, oft im tag drei oder vier mal, und ein mechtiger krampf darbei, der das gelid hin und her zug, und schaum und gest auf der wunden lag, und werete auf ein viertel stunt. da ich im gab zu trinken die arznei für die fallent sucht, genaß die wunden von irem parorysmo und warde sein sach besser. das ist, da ime der liquor vitrioli geben warde, da genaß er; dan es ware ein art eines fallenden siechtagen. soliche zeige ich darumb an, wa soliche ungebürlich krankheit keme, das mans müg erkennen, das mer dan ein wunt da ist, darumb die leibarznei da sol ersucht werden. (ebd.: 50)[8]

7 Wo [bei welchen Wunden] du das nicht gelernt hast, dort arbeitest du blind, ob es nun wohl oder übel gerate. Aber du schreist fast, wenn dir mal etwas gelingt ohne deine Kunst [unbewusst]. Erkenne die Wunde und was zu heilen ist, die im Menschen ist, heilt allein: Halte sie sauber und schütze sie vor den äußeren Feinden und Anfällen, dann werden alle Wunde geheilt.

8 Ich habe einen verwundeten Erzknappen gesehen, dessen Wunde hat ihn heimgesucht und erschüttert, oft drei- oder viermal am Tag, und ein mächtiger Krampf war dabei, der das Glied hin und her zog, und auf der Wunde lag Schaum und Gischt, das dauerte eine Viertelstunde. Ich gab ihm eine Arznei gegen die Fallsucht [Epilepsie] zu trinken, und die Wunde genas in ihrem parorysmo [Anfall] und die ganze Situation verbesserte sich. Das war so, weil ihm liquor vitrioli gegeben wurde, und er genas, denn es war in der Art des Leidens eines Fallsüchtigen. Solches erzähle ich deshalb, damit man, wenn solch eine ungebührliche Krankheit kommt, man es auch erkennen möge, dass mehr als eine Wunde da ist, und darum soll man die Leibarznei nutzen.

Im ersten Traktat, der, wie gesagt, aus 17 Kapitel besteht, lassen sich insgesamt fünf Fälle von Narrationen erkennen. Die meisten Kapitel sind jedoch meistens deskriptiv strukturiert, wie z. B. schon aus dem dritten ersichtlich wird:

1. Deskription: Der Arzt muss erkennen, wann die Wunden geheilt werden können und wann nicht.
2. Deskription: Wie Arzneien auf Wunden wirken.
3. Deskription: Wie die Arzneien auf die Glieder wirken
4. Deskription: Hauptwunden
5. Deskription: Milzwunden
6. Deskription: Gallenwunden
7. Deskription: Lungenwunden
8. Deskription: Magenwunden
9. Deskription: Leberwunden
10. Deskription: Wunden, die tief im Leib sind
11. Deskription: Hauptwunden (2)
12. Deskription: Wunden bei gespannten oder ausgedehnten Gliedern
13. Deskription: Weitere gefährliche Umstände

6.3.2 Fachsprachliche Auffälligkeiten

Paracelsus verwendet viele eingedeutschte Latinismen, liefert aber ganz selten terminologische Erklärungen. Einige Beispiele für Erklärungen, die gelegentlich vorkommen, lassen sich schwer im Sinne eines linguistisch-terminologischen Anliegens interpretieren:

- also wissent auch das er fieber bringet in die wunden, also das zu den genanten stunden <paroxysmi> das fieber in wunden anfacht und volbringt sein würkung (48)
- diese schweinung heißt aridum membrum (63)
- es ist ein kraut, heißt sophien kraut, ubergelegt, gesotten oder roch, heilet ein ieglichen beinbruch (181)
- und nachfolgent gehört contemplatio darzu, das ist acht auf die natur haben. (ebd.: 162)

Es geht bei den oben eingeführten Beispielen nicht um den thematischen Schwerpunkt des Textes, sondern um Nebenthemen. Sehr oft vermischt außerdem Paracelsus fast beliebig Deutsch und Latein:

- in krebs, fistel oder ulceration (ebd.: 63)
- auf sein etlich exeptiones (ebd.:159)
- das ich derselben kunste ein corrector und examinator bin (ebd.: 161)

Mit Pörksen (1994) können wir diese quasi beliebige Alternanz zwischen Deutsch und Latein, die nicht an bestimmte thematische Aspekte gebunden ist, als allgemeines Zeichen eines von Diglossie geprägten und bewusst gezeigten Sprachstils interpretieren. Dabei ist jedoch ein didaktisches Anliegen nicht unbedingt ausgeschlossen: Es könnte sich gerade in dieser Entscheidung erkennen lassen. Paracelsus scheint nämlich, nach der Interpretation Pörksens, bewusst mit den zwei Denktraditionen zu spielen, sie eben deswegen zu vermischen, weil er auf eine erneuerte medizinische Ausbildung hofft, die beide als gleichrangig behandeln würde. Pörksen (1994) betont außerdem, dass der besonders ausgeprägte Gebrauch der ersten Person Singular in den Werken von Paracelsus funktional bedingt sei. Aus heutiger Sicht wäre ein solches Phänomen als systematische Verletzung des Postulats der Anonymität zu interpretieren. Ohne ein solches Postulat anachronistisch betrachten zu wollen, ist es zu den Zwecken vorliegender Arbeit nur interessant, diese funktionale Basis des Ich-Gebrauchs in den Werken des Paracelsus zu betonen, denn sie scheint, auch die „Große Wundarznei" zu betreffen:

> Es sind wechselseitige Anlässe, aber fast immer ist es die Position der Verteidigung, aus der heraus er von sich spricht, der Rechtfertigung. Das Ich wird zur Grundlage und zum Argument. (ebd.: 48)

In der „Großen Wundarznei" lässt sich tatsächlich oft der Gebrauch der ersten Person erkennen, der mit den schon oben angesprochenen narrativen Themenentfaltungen verbunden ist.

> ich hab ein verwunten erzknapen gesehen, des wunt in erschut und erbidmet, oft im tag drei oder vier mal, und ein mechtiger krampf darbei, der das glid hin und her zug, und schaum und gest auf der wunde lag, und weret auf ein viertel stunt. da ich im gab zu trinken die arznei für die fallen sucht, genaß die wunden von irem parorysmo und warde sein sach besser. das ist, da ime der liquor vitrioli geben warde, da genaß er; dan es ware ein art eines fallenden siechtagen. soliches zeige ich darumb an, wa soliche ungebürlich krankheit keme, das mans müg erkennen, das mer dan ein wunt da ist, darumb die leibarznei da sol ersucht

werden. wiewol es gepürlicher were, das ein wundarzet solche noturft der wunden on weiter erforschung wißt zu heilen. aber auf iren unfleiß und faulkeit ist solichs wol weiter zu ersuchen bilich. so begibt sich auch oftmals, das krankheit in leib felt durch ursach der wunden und doch nit in der wunden wonent sonder rechte leibktankheit daraus wird, als taubsucht, der fallent siechtag. und ob gleich wol die wunden geheilt werden, noch seind die krankheiten nit vertriben. darumb muß am selben ort ein anderer ratschlage gesucht werden, dan wie gemelt, auch ander ratschlag dan die arznei in solichen krankheiten gibt. es muß ein besondere arznei sein außerthalb aller anderen recept, deren noch bisher nicht vil erfunden seind. darumb weiter und mer zu lernen auch zu erfaren, dan alle arzet bisher erfaren und gelernet haben, ist notwendig sonst würde keinem nimer geholfen. (Paracelsus, 50)

Das allgemeine Ziel des Autors dabei ist es, die Bedeutung der fortdauernden Erfahrung in der medizinischen Praxis zu betonen und mithilfe einiger Beispiele zu erläutern. Das Thema des siebten Kapitels, woraus die zitierte Stelle stammt („von den zufellen der wunden, nach der zeit, nach des himels lauf, auch von anderen unfelligen anstößen“), ist nämlich die Beschreibung besonderer Arten von Fieber, die zu bestimmten Zeiten erscheinen, und bei Wundverletzungen leicht mit anderen Krankheiten („Wundsucht“ bzw. Wundkrankheiten) verwechselt werden können.

Wie schon bemerkt, interpretiert auch Pörksen (1994) das Vorkommen des Ich-Gebrauchs im Sinne einer bewussten funktionalen Entscheidung des Autors: Es ließe sich dementsprechend als eine erkenntnistheoretische Position von Paracelsus interpretieren. Die vom ihm gewünschte auf Erfahrung basierte Medizin würde sich nämlich im Sprachstil widerspiegeln:

> Damit wird das Ich des Wissenschaftlers, sein Verstand und seine Arbeit, seine Erfahrung an und mit der Natur zum Ausgangspunkt, die Rechenschaft darüber zur Legitimation. Die Rechenschaft wird im Extremfall zur wissenschaftlichen Autobiographie. […] In der Großen Wundarzney von 1536 gibt es Passagen, in denen er glaubwürdig macht, daß er dies Werk auf Kopf, Auge und Ohr gegründet habe. Es ist nicht mehr nur, als der umstrittene einsame Prophet, die Identifikationsfigur, sondern auch die Induktionsfigur des Lesers. […] Das Ich, sein Erfahren und Prüfen, wird zur Sonde der Wahrheit. (ebd.: 52– 53)

Die Daten aus der Themenentfaltungsanalyse unterstützen diese Interpretation, denn das Vorkommen von Narrationen scheint funktionell bedingt zu sein und dabei Einstellungen des Paracelsus zur erfahrungsbasierten Medizin zu unterstützen.

6.3.3 Didaktisierung

Der Mangel an terminologischen Erklärungen wird in Bezug auf diese Ebene mit dem Gebrauch zahlreicher Metaphern und Vergleiche zur Erläuterung von abstrakten Konzepten balanciert. Interessant dabei ist zu bemerken, dass der Begriff *Körper* selbst abstrakt wird und mit einem Baum verglichen, und zwar nicht, wie im Text Gersdorffs, in Bezug auf seine anatomische Struktur (die eigentlich in diesem Werk gar nicht berücksichtigt wird), sondern aus holistischer Perspektive und im Hinblick auf die zugrundeliegenden Prozesse, die, nach Paracelsus, das Leben bestimmen:

1. die natur hat ein wachsende und merende kraft in ir, die selbig machet den **leib** volkomen, aber durch die speis und trank wird die selbig kraft erhalten. der regen und die erd machen kein **holz** sonder der **baum** selbst macht es (Paracelsus, 1536: 35)
2. weiter sollen ir auch wissen, das oftmals sich begibt und begeben hat, das geil **fleisch** in den **wunden** gewachsen ist und heraus gewachsen wie ein **schwam** in seinem **baum** (ebd.: 52)
3. auch dergleichen gibt es sich, das die wunden an inen selberst ein art entpfahent, zu gleicher weis wie das **holz**, so in einem bösen zeichen gehauen ist, wurmstichig wird, auch wie ein leim, der zu ungleicher zeit gegraben wird […] dan es befint sich oftmals das **wunden zurück schlahen** [HEILUNG ALS KRIEG] under der gewissen arznei, wölchs alein ein ursauch himlischs laufs ist zu gleicher weis wie etwan ein **holz** abgehauen wird in böser constellation, nimer wider wachsen will, auch in solcher ursach ein zweig der gepflanzt ist. also wiewol selten, iedoch aber geschiht auch den wunden solcher eintrag, sarumb du dich der erkantnis himlischs laufs nit eußeren solt, sonder zu lernen empfig sein, auf das du nicht do standest als ein schuchmacher, der den ganzen schuch machen kann bis ans umbkeren. (ebd.: 42–43)
4. also wiß auch von dem menschen.ein **holz** ist besser zu schnizlen dan das ander, eins eftiger dan das ander, eins herter dan das ander, eins widerspennig und widerhelzig wie man es angreift, jedoch wirts

> alles gehobelt. also auch mit den **steinen** mancherlei art. wie also in solchen dingen vil underscheit sind, **also wissent auch vom menschen; dan wir komen all aus der erden und wachsen aus ir** (ebd.: 58)[9]

Die Metapher kommt also zu unterschiedlichen Zwecken vor, nicht nur um medizinische Prozesse und die Unterschiede in der Natur der Menschen zu erläutern, wie im zweiten und letzten Beispiel, sondern auch argumenativ, um die Existenz des Balsams der Natur (erstes Beispiel) und die Wichtigkeit der Astrologie (drittes Beispiel) zu beweisen. Interessanterweise sind nicht alle Metaphern unmittelbar mit medizinischen Prozessen verbunden. In der Einleitung zu dem ersten Buch seines Werks verwendet Paracelsus die Metapher WISSEN ALS KRIEG, um die Bedeutung der praktischen Erfahrung in der medizinischen Ausbildung zu unterstützen:

> gros ist ir anhang, verzettelt sich aber ie lenger ie mer durch mißgeratung irer künsten. so eur Rö. Kü. majestat alein die erfarenheit **schirm traget** […] dan so ein ding auf das höchst kompt, so fellet es ganz schnell zu boden. so die kunst der wundarzeni warhaftig on allen gepresten grüntlich erfunden wird und bewert, wie in disem buch ver-

9 1. Die Natur hat eine wachsende und mehrende Kraft in sich und macht den Leib vollkommen, aber durch Speis und Trank wird die selbige Kraft erhalten. Der Regen und die Erde machen kein **Holz**, sondern der **Baum** selbst macht es.
2. Weiter solltet ihr auch wissen, dass es oftmals passiert und geschah, dass neues Fleisch in den Wunden gewachsen ist und herausgewachsen **wie ein Schwamm an seinem Baum**.
3. Wunden reagieren manchmal wie das **Holz**, das unter bösen [astrologischen] Zeichen gehauen und wurmstichig wird, auch wie Lehm, der zur Unzeit gegraben wird […]: Wie **Holz**, das in einer bösen Konstellation abgehauen wurde, und, mit derselben Ursache, ein Zweig, der gepflanzt wurde, nie wieder wachsen wird, geschieht es oftmals, dass solche Wunden gegen gewisse Arzneien **zurückschlagen** [sie abwehren], und die Ursache dafür ist der himmlische Lauf. Obwohl selten, geschieht solch Schaden auch bei Wunden, deshalb enthalte dich nicht der Kenntnis des himmlischen Laufs, sondern lerne diese emsig, aufdass du nicht da stehst wie ein Schumacher, der den ganzen Schuh nur machen kann bis zum Umkehren [Leder wurde gewendet, und erst so wurde ein Schuh draus – „umgekehrt“].
4. Also wisse auch von dem Menschen. Ein **Holz** ist besser zu schnitzen als das andere, eins heftiger als das andere, eins härter als das andere, eins ist widerspenstig und widerhälsig sobald man es anrührt, jedoch wird alles gehobelt. Und so sind auch **Steine** von mancherlei Art. Wie es in diesen Dingen viele Unterschiede gibt, so wisset [begreift] es auch vom **Menschen; dann kommen wir alle aus der Erde und wachsen aus ihr.**

> zichnet, ist gut zu gedenken, dieweil sich die warheit spüren und merken laßt, das ir feint den **kampfe** verilieren wird. (Paracelsus, 18)[10]

Durch die Erfahrung allein kann also der Arzt seinen Krieg (bzw. das Wissen, das jeweils zur Heilung dient) gewinnen.

In der darauffolgenden Vorrede werden weitere Metaphern zur Veranschaulichung des Wissenserwerbs bzw. dessen, was Paracelsus sich als angemessen medizinischen Wissenserwerb vorstellt, verwendet und dabei werden seine kritischen Positionen hinsichtlich der traditionellen Medizin unterstützt:

> das so vil geret ward und ist: schreier und schwezer waren sie im pracht und pomp und **war in inen nichts als toten grab, das auswendig schön ist, inwendig ein stinkents fauls as voller würm.** [...] es ist also under den scherern und badern auch, das sie geschworen meister sind einer stat und schweren das den eid nit bestetigen mag, dan sie haben den kunst nit auf die sie schwörent. sovil sag ich euch darzu, es bedarf keins ratschlags, sonder es sit ein gewisse kunst und ein warhafte, **gleich so fertig als ein zimerman in seim zimern, der muß recht lernen zimern**, so kann ers recht, darf keins rat darzu. kann ers aber nit recht, so ratschlag er all tag und noch wird nichts guts daraus; felt am lezten alles ein. also ist mit der arznei auch der wunden. das ich sage, das ist ein gewisse kunst, dem ist also wie das ist. (ebd.: 21–22).[11]

10 Ihr Anhang [dieser Art Wundärzte] ist zwar groß, sie verzetteln sich aber je länger desto mehr durch Missraten ihrer Künste. Vor solcher Art **schützt** [...] allein ihre Röm. [ische] Kü. [Königliche] **Majestät** die Erfahrenheit.
Wenn so ein Ding aufs Höchste kommt, so fällt es ganz schnell zu Boden [i.S.v. Hochmut kommt vor dem Fall]. Wie es in diesem Buch verzeichnet ist, in dieser Weise geht die Kunst der Wundarznei wahrhaftig allen Gebrechen auf den Grund und bewährt sich, und es ist, während sich die Wahrheit spüren und merken lässt, gut zu denken, dass deren Feind den **Kampf** verlieren wird.

11 So viel wurde geredet, und das ist's: Schreier und Schwätzer waren sie in Pracht und Pomp, dabei war **in ihnen nichts als ein totes Grab, das außen schön ist, innen stinkende Fäulnis und voller Würmer.** [...] Es ist also auch bei Scherern und Badern so, dass sie geschworene Meister einer Stadt [mit Bürgerrecht und Berufs- und Gehorsamseid gegenüber dieser] sind, und was sie schwören, darauf kann ich keinen Eid geben, denn sie können die Kunst nicht, auf die sie schwören. Soviel sage ich euch dazu, es bedarf keines Ratschlages, denn es ist eine gewisse [i. S. v. sichere, genaue] und wahrhafte Kunst, **genauso vollendet wie ein Zimmermann in seiner Zimmerei, auch der muss das Zimmern recht erlernen**, und kann er es recht, so bedarf er keiner Hilfe dazu, kann er es nicht recht, so sucht er um Rat jeden Tag, und doch

Diesen allgemeinen Überlegungen zum Thema der medizinischen Ausbildung folgt die Auflistung der Gründe, die den Autor bewegt haben, das Buch zu schreiben, das eben die für lückenhaft befundene medizinische praxisorientierte Bildung verbessen sollte.

Dass viele Metaphern zu argumentativen Zwecken dienen, lässt sich auch im ersten Kapitel erkennen:

> dan also sol er sich der wunden understan, das er in der vermüglicheit der **natur sein wort seze,** nit sich mer understant, dan der natur müglich sei, oder minder volbring, dan die natur wol het mügen leisten. (ebd.: 30)[12]

Der Wundarzt soll nach Paracelsus das Wesen der Wunde erkennen, um nicht wider die Natur zu heilen und damit weniger als diese zu erreichen.

Auch die bekanntesten, sehr konventionellen Metaphern des medizinischen Diskurses (vgl. Kapitel 2.4) kommen in unterschiedlicher Ausprägung in diesem Text vor. Im folgenden Textausschnitt wird z. B. die Gleichgewichtsmetaphorik, die theoriekonstitutiv für medizinische Prozesse war (und immer noch ist), verwendet:

> Dieweil **unordnung** ein gesunden leib verderbt, wie vil mer in einem kranken, als dan in den verwunten solle werden, sonderlich so wir sehen, das durch speis, trank und gute ordnung die wunde geheilt mögen werden, auch gleich so wol verderbt. darumb solle in allen bringen ein **ordnung** gehalten werden, die zur gesuntheit diene, und wider dieselb nit handle; dan **böse ordnung** und gute arznei mag nit ein gut werk machen, auch böse arznei und gute ordnung gleich als wenig. (ebd.: 85–86)[13]

wird nichts Gutes daraus: Es fällt zuletzt alles ein. So ist es auch mit dem Heilen der Wunden. Ich sage es, wie es ist, es ist eine gewisse Kunst.

12 Denn er soll sich mit Wunden so befassen, dass er sein Wort auf das Vermögen der Natur setze, sich nicht mehr unterstehe, als der Natur möglich ist, oder weniger vollbringe, als die Natur hätte leisten können.

13 Weil Unordnung auch einen gesunden Leib verdirbt, wie viel mehr geschieht das in einem kranken, alsdann in dem verwundeten, besonders, wenn wir sehen, dass Speis, Trank und gute Ordnung die Wunde heilen mag und gleichwohl diese auch verdirbt. Deshalb soll in allen Dingen eine Ordnung gehalten werden, die der Gesundheit dient und nicht dagegenwirkt. Denn weder böse Ordnung und gute Arznei noch gute Ordnung und böse Arznei können ein gutes Werk tun.

Auch die Konzeptualisierung von PROZESSEN ALS REISE kommt mehrmals in den Texten vor. Im ersten Beispiel kommt auch die politische Dimension der Krankheitsauffassung vor (die mit der Konzeptualisierung KÖRPER ALS STAAT verbunden ist):

- darumb so gwiß von tötlichen wunden nit mag warhaftig erkantnus erfunden werden, gewiß und eigentlich ein iegliche wunt zum tot oder zum leben zu urteilen, die also verborgen wie ein **dieb** herein schleichen [KRANKHEIT ALS VERBRECHEN]. die aber so entlich zum tot geschlagen werden und in den kein wider aufbringen ist, sind die: als die hirnwunden, wo dasselbig ein **ausgang** gewint, ist kein leben zu erwarten. aus wölche stich oder wunden umb das herzgrüblin beschehent, sind auch zum tot, dan das herze will sein region unverlezt haben. (ebd.: 45)[14]
- was **weg** ein wund geheilt wird (ebd.: 33)
- es sei dan das mentruum in seinen rechten **gang** gebracht worden (ebd.: 60)

Die bekannte Metapher HEILUNG ALS KRIEG wird auch in diesem Text verwendet, im ersten Beispiel werden dabei auch weitere Metaphern verwendet, die in Klammern spezifiziert werden:

- solchs bringt dich zu spot, das du der kunst den grunde nit gewißt hast. so ist auch des menschen natur so verporgen und heimlich, das niemant im menschen sehen kan, wa ein **dieb** oder **mörder** (KRANKHEIT ALS VERBRECHEN) verschlagen ligund mit keiner ursach bewegt, wider dich zu hantlen. darum so fleiß dich; vil besser zu vil sorg dan zu wenig. es sind so vil **zufell** die den menschen **angreifen**, das gar nahent ein iegliche wunde mer tötlich dan lebendig geurteilt muß werden. dan stunt und zeit, natur und complex sehen **ungleich**. mer zu dem ergern geneigt dan zum bessern (KRANKHEIT ALS UNGLEICHGEWICHT). also soltu vorhin trachten und

14 So gewiss gegen tödliche Wunden wahrhaftig kein Mittel gefunden werden konnte, so gewiss kann man doch über alle Wunden, die verborgen wie ein **Dieb** hereinschleichen, urteilen, ob sie zum Leben oder zum Tod führen. Die aber zu den tödlichen zählen und gegen die es kein Gegenmittel gibt, sind diese: Von Hirnwunden, wo das Hirn nach draußen dringt, ist kein Überleben zu erwarten; welche durch Stiche oder Verwundungen rund um die Herzgrube zugefügt wurden, führen auch zum Tod, denn das Herz will seine Region unverletzt haben.

wissen, was zu dem ganzen **werk** gehöre, geschikter und besserer geordnet und mit wenigerm gebresten, dan ein kein **zimerman** oder **steinmez** (ARZT ALS HANDWERKER) (ebd.: 32–33)[15]

- so aber der arzet vermeint, er sei der der da heile, so verfürt er sich selbst und erkennt sein eigene kunst nit. aber damit du wissest, warzu du wundarzet gut seiest und nutzlich und warzu die kunst, ist also, das du der natur an dem verletzten schaden **schirm** und **schutzung tragest** vor **widerwertigen feinden**, damit das die eußerlichen **feint** den balsam der natur nit **zurück schlagen**, nit vergiften noch verderben, sonder das sie bleib in irer balsmischen kraft und würkung durch bewarung des schirmes. dan das ist ein mal gewiß und vor augen, so die wunt offen ist und nit bewart oder beschirmpt, das sie in keinerlei weg mag ir würkung volbringen. darum der wol beschirmen und hüten kann, derselbig ist ein guter wundarzet. **also ist der wundarzet durch die arznei ein schirmer der natur vor den eußeren elementen, die wider die natur streben**. und wa die natur bresthaftig erfunden wird, da gedenken sie noch mer bresten einzufürn. solche feint und elementische kraft sol der arzet durch die arznei hinweg treiben. so mag die natur in irem balsam fertig und glücklich **hindurch faren** (PROZESSE ALS REISE).so sie also durch den schirm in frid und ruwe behalten wird und in ir selbst, und sich die natur befint einer solcher schirmung und dein geschicklichkeit der verbindung, heilet sie sich selbst zusamen und machet das fleisch wachsen, das geeder oder was das ist nach dem vermügen so in wunden sein mag. (ebd.: 34)
- halt sie sauber und **beschirms** vor den eußeren und zufallenden **feinden**, also werden alle wunden geheilt. (ebd.: 37)

15 Was dir Spott einbringt, ist, dass du die Kunst nie von Grund auf gewusst hast. So ist auch des Menschen Natur verborgen und heimlich, dass niemand am Menschen erkennen kann, wann ein **Dieb** oder **Mörder** sich darin verbirgt und ohne Grund gegen dich handelt. Darum befleißige dich; am besten zu viel Sorge als zu wenig. Es gibt so viele **Anfälle**, die den Menschen **angreifen**, dass fast jede Wunde eher als tödlich denn heilbar zu beurteilen ist, denn Stunde und Zeit, Natur und Komplexion scheinen aus dem Gleichgewicht. Mehr zum Ärgeren geneigt denn zum Besseren. Also musst du vorher das Ganze [i. S. V. das Ganzheitliche] betrachten und darum wissen, geschickter und besser geordnet und mit weniger Mängeln, nicht anders als ein **Zimmermann** oder **Steinmetz**.

Die zugrundeliegende Auffassung von KRANKHEIT ALS ÜBEL bzw. die Zuschreibung von moralischen Werten einem natürlichen und deshalb moralisch neutralen Prozess lässt sich auch erkennen:

> Du solt auch underricht sein, gut und bös zeichen der wunden erkennen, ob etwas in der wunden widerwertigs begegnen wollte, das du die selbigen teglich erkennest und wissest ir bedeutung, was sie fürbilden und was argst die zeichen anzeigen, damit du teglich solchem zufall fükomest. dan ein gesunder leib ist nit on zufell, wie vil mer ein verlezter. dan also begegnen wunden die zum schlag gedeien, zur glitsucht, zur schwintsucht, zur fallenden sucht und ander mer. (ebd.: 32)

6.3.4 Intertextualität

Die intertextuellen Hinweise im Text von Paracelsus sind immer sehr allgemein angegeben, wie das folgende Beispiel zeigt:

- so eineinfallende krankheit vorhanden were, ist nit minder du findest vil von den selbigen geschriben, wie ein iegliche zu heilen seie, in den anderen büchern meiner großen wundarznei, in wölichen die selbigen zu heilen gelernet werden, nicht not hie fürzuhalten. magst auch wol lernen bei **anderen scribenten und vermeinten erzeten**. […] Eins will ich dir fürhalten das ausgelassen ist in allen recepten anderer arzten, ausgenomen in meiner schul, das mich auch ursacht dises capitel zu setzen, das ein hauptstuck vorhanden ist, das allen verderbten wunden durch die natur der einfallenden krankheit, als krebs, fistel und dergleichen, widerstet und sie heilet, und das selbig ist ein salz vom realgar wie ein alkali, das ich doch hie nicht lerne sonder fürhalt, das du es suchest an seiner stat und in seinem buch, domit heilest du all fistel, krebs an wunden und, auch in wunden. […] derselbigen proceß und ordnung ist hie nit not zu entdecken, ich mag auch solchs wol sagen, das ich fug und recht hab, vil heimlicheit der natur zu eröfnen, dieweil ich mer dan die andern erfaren hab, gelernet und gesehen. und sondelrich mich zwinget zu berümen mein erfarenheit, **so ich sihe das doctor, scherer, bader** so gar unerfahren sind und so gar in keinen künsten die zeichen tunt bewert, und durch ir kunst verderben und nichts nach rechter ordnung der natur hindurch fürent, das macht mich freidig, und das sie vil hemer habent, aber nit füren künent und nicht wissent, was der hamer vermage. dan was solle der

> saue ein berlin, dieweil sie doch nichts kann als alein treffen. ich rüm die kunst alchimia, dan sie gibt die heimlicheit der arznei und gibt hilf in allen verzweifleten krankheiten. aber was sol ich an den selben loben, dieweil sie nicht wissen die heimlicheit der natur die in iren handen ist. ich lobe auch groß die kunst der arznei. was sol ich aber die loben, so arzet seind und nicht alchmisten? das ist, ist die kunst bei den alchimisten, so verstont sie es nicht, ist sie bei den erzten, so künden sie es nicht, dan sie habent die heimlicheit in iren henden nicht. (ebd.: 65–66).

In diesem Zitat betont Paracelsus, dass die von ihm angesprochenen Krankheiten auch bei anderen Verfassern medizinischer Schriften und vermeintlichen Ärzten zu finden sind, aber die Rezepte aller anderen haben einen wichtigen Punkt weggelassen, nämlich die Alchemie. Auf welche Autoren hier verwiesen wird, wird nicht erläutert. Solche Ärzte hätten, wie sich Paracelsus ausdrückt, jedoch viele Hämmer, die sie nicht benutzen können bzw. sie würden nicht einmal erkennen, was der Hammer vermag. Es sei schließlich an ihrer Arbeit nichts zu loben, wenn sie nicht auch Alchemisten und bloß Ärzte sind. In diesem Zitat kommt also implizit nochmals die Darstellung des Wundarztes als Handwerker vor (die auch den oben beschriebenen etymologischen Wurzeln entspricht), wobei die Medizin als tatsächliches Werkzeug dargestellt wird sowie die typische kritische Haltung von Paracelsus gegenüber der tradionellen akademischen Medizin. Die Funktion solcher betont allgemeinen Hinweise, die in der Regel mit praxisbezogenen Themen verbunden sind, bei denen Paracelsus seine Erfahrungen und sein Wissen (hier eben die Alchemie) mit denjenigen von den „anderen Ärzten“ vergleicht, scheint nämlich weder die Mitteilung bzw. Anerkennung der Quellen noch der Beweis der Gültigkeit des Dargestellten zu sein, sondern sie dienen eher als Grundlage der dem Autor eigenen Kritik.

Kurzes Zwischenfazit

Die ausgewählten frühneuhochdeutschen Texte unterscheiden sich stark hinsichtlich der Struktur einzelner Kapitel sowie in Bezug auf die Berücksichtigung der Mehrsprachigkeit. Während Gersdorff eine relativ deutliche wiederkehrende Struktur verwendet und der Erklärung sowie Übersetzung lateinischer Termini viel Aufmerksamkeit schenkt, sind die Kapitel der „Großen

Wundarznei“ relativ heterogen in ihrer Struktur, und terminologische Erklärungen kaum vorhanden. Sogar diese auf den ersten Blick so unterschiedlich konzipierten Texte weisen jedoch interessante Gemeinsamkeiten auf: Die behandelten Makrothemen (Wunde, Heilmittel, ausgewählte Krankheiten) sind eigentlich gleich (nur Vergiftungen behandelt Gersdorff nicht, und die Anatomie sowie der Aderlass werden von Paracelsus nicht berücksichtigt), aber sie werden unterschiedlich behandelt bzw. Paracelsus geht auch auf spezifischere Teilaspekte der Makrothemen ein.

Aus textstruktureller Sicht lässt sich darüber hinaus feststellen, dass sie trotz dieser Unterschiede immer noch dominant deskriptiv strukturiert sind. Bei der Beschreibung von therapeutischen Maßnahmen, die in beiden Texten mit der Vorbereitung von Heilmiteln verbunden sind, erscheinen die Deskriptionen in Form von „regelhafte[n] […] Vorgänge[n]“ (Brinker 2014: 62), die sich im Gebrauch von Imperativsätzen zeigen.

In beiden Texten lassen sich Fälle von Redundanz erkennen, die in der Regel die Struktur des Textes betreffen und im Dienst der Verständlichkeit und der Erleichterung des Wissenserwerbs wirken. In beiden Texten werden darüber hinaus Vergleiche zur Veranschaulichung und in der „Großen Wundarznei“ zu argumentativen Zwecken verwendet. Besonders interessant ist dabei die Tatsache, dass die Metapher MENSCH ALS BAUM in beiden frühneuhochdeutschen Texten und in keinem von den anderen, die zu dieser Studie gehören, vorkommt. Ob die die Verwendung einer solchen mit bestimmten kulturellen Strömungen der Renaissance verbunden ist, sollte im Rahmen weiterer Studien untersucht werden.

Aus diachronischer Sicht lässt sich Folgendes festhalten:

- Die Deskription ist in allen Texten trotz der Unterschiede die dominante Themenentfaltung.
- Die Didaktisierung erfolgt hauptsächlich durch Vergleiche (und Metaphern): Hinsichtlich anatomischer Strukturen wird in den zwei Texten, die diese Ebene berücksichtigen (Ortolfs Arzneibuch und Gersdorffs „Feldtbuch“), der MAGEN ALS BEHÄLTER dargestellt.
- Die Terminologie wird nur von Ortolf und Gersdorff systematisch berücksichtigt. Gersdorff zeigt außerdem ein ausgeprägtes, fast philologisch orientiertes Interesse an diesem Problem.
- Auch die Intertextualität wird nur bei den zwei oben genannten Texten systematisch berücksichtigt. Beide Autoren beziehen sich auf die Autoritäten der klassischen Medizin, die nicht nur als Quelle, son-

dern auch als Beweise der Gültigkeit des Dargestellten verwendet werden. Paracelsus verallgemeinert dagegen Ärzte im Rahmen seiner Argumentationen, um sie als Gegenpol zu seinen eigenen Theorien darzustellen.

6.4 Die „Ausübende Arzneywissenschaft" des Johann Theodor Eller

6.4.1 Strukturelle Elemente

Ellers Text besteht aus 62 Kapiteln, die in der folgenden Tabelle nach Makrothemen eingeordnet werden. Dabei wird schon ersichtlich, dass der Autor dem Problem der Mehrsprachigkeit viel Aufmerksamkeit schenkt, denn er beginnt mit der Angabe des deutschen Terminus, dem meistens die lateinische Bezeichnung folgt: Solche Kapitel, die dagegen an das vorherige Thema anknüpfen, geben nur die deutsche Terminologie (vgl. z. B. 5. und 10. Kapitel) an (vgl. Kapitel 6.4.2.). Noch zu betonen ist, dass der größte thematische Block sich auf Fieber bezieht, die im Lehrtext von Hufeland dagegen nur einen kleinen Teil des Textes darstellen (vgl. 6.5.1.).

Blutungskrankheiten	1. Von der Vollblutigkeit, de Plethora 2. Von Congestionen des Bluts und Blutflüssen überhaupt 3. Vom Nasenbluten, de haemorrhogia narium 4. Vom Bluthusten, de Haemoptysi 5. Von der von einem Bluthusten, oder auch von anderen Ursachen entstandenen Lungensucht, und verschlossenen Geschwür der Lungen 6. Vom Blutbrechen, de vomito cruento 7. Vom Blutharnen, de Mistu cruento 8. Vom güldenen Aderfluß, de Fluxu haemorrhoidali 9. Von zu starken, wie auch unterdrücken Monathsfluß der Weiber, de Fluxu mensium nimio et suppresso 10. Von der Würkung der Vollblütigkeit in den verschiedenen Theilen des menschlichen Körpers, wo kein Blutfluß erfolget
Kopf- und Gesichtsbeschwerden	11. Von ganz und halbseitigen Kopfschmerz, de Cephalagia, Cephalaea et Hemicrania 12. Von dem fließenden und Stockschnupfen, de Coryza et Grauedine 13. Vom Ohrenzwang, schweren Gehör und Taubheit, de Otalgia, graui auditu et furditate 14. Vom Zahnweh, de Odontalgia

Atembeschwerden und Brustkrankheiten	15. Von der Bräune, de Angina 16. Von dem Huften und der Heiserkeit, de Tuffi et Raucedine 17. Von der Engbrüstigkeit, de Asthmate
Fieber	23. Von den Fiebern überhaupt, de Febribus in Genere 24. Von den beständig anhaltenden Fiebern, besonders dem eintägigen, de Febribus continuis et quidem primo de febre ephemera sive diaria 25. De Synocho simplici 26. De Synocho putrida siue Febre putrida 27. Vom hißigen Fieber, de Causo sive febre Ardente 28. Von continuirenden, intermittirenden Fiebern, besonders dem gutartigen Flußfiebern, de Febribus continuis, intermittentibus, et in specie de quotidiana continua, sive catarrhali Benigna 29. Vom dreintägen continuirenden Fieber, de Febre tertiana continua. 30. Vom schleichenden Fieber, de Febre lenta 31. Vom hectischen Fieber, de Febre hectica 32. Von den Entzündungsfiebern überhaupt, de Febribus inflammatoris in genere 33. Von der Entzündung des Gehirns, de Phrenitide 34. Vom hißigen Fieber mit Entzündung der Lunge vergesellschaftet, de Peripneumonia 35. Von der falschen Lungenentzündung, de Peripneumonia spuria sive notha 36. Von hißigen Fiebern mit Seitenstechen, de Pleuritide 37. Vom hißigen Fieber mit Entzündung des Zwergfells, de Paraphrenitide 41. Von Friesel, Nessel- und Scharlach-Fieber, de Purpura, de Febre miliari, Purpura urticata, et febre scarlatina 42. Von Pocken und Masern, de Variolis et Morbilis 43. Von den sogenannten Fleckfiebern, de Febre petechiali 44. Vom ansteckenden giftigen catarrhalichen Fieber, mit Friesel oder Flecken vergesellschaftet, de Febre Catarrhali maligna cum petechiis vel purpura quandoquidem coniuncta 45. Von der sogenannten Ungarischen Krankheit, de Febre Hungarica 46. Von Pest und pestilentialischen Fiebern, de Peste 47. Vom täglichen kalten Fieber, de Febre quotidiana intermittente 48. Vom dreintigän kalten Fieber, de Febre tertiana intermittente 49. Vom viertägigen kalten Fieber, de Febre quartana intermittente
Entzündungen	38. Von der Inflammation der Leber, und gelben Sucht, de Hepatitide et Ictero 39. Von der Entzündung der Nieren, de Nephritide sive Inflammatione renum 40. Von der Entzündung des Magens und der Dämer, de Ventriculi et Intestinorum inflammatione.

Weitere Krankheiten der innerlichen Glieder	58. Von verschiedenen Krankheiten des Magens, de variis morbis ventriculo propriis 59. Von den Zufällen, so den Därmen eigen sind, de morbis peculiaribus intestinorum 60. Von den Zufällen der Theile, so den Urin absondern und ausführen, de morbis in viis urinariis existentibus 61. Vom Nieren- und Blasen-Stein, de calculo renarum ac vesicae 18. Vom Herzklopfen, de Palpitatione cordis 20. Vom Sichtfluß, de Rheumatismo 21. Von der Sicht, de Arthridite
Weitere Krankheiten der Gewebe	19. Von der hypochondrie und der Mutterbeschwerde, de Malo Hypochondriaco et Passione Hysterica 22. Vom Podagra und übrigen Arten der Arthiridis fixae 53. Von der Schwermüthigkeit und Raseren, de Melancholia et Mania 54. Vom tollen Hundsbiß, oder der Wasserschene, deRabie-caninasive Hydrophobia 55. Vom Scharbock, de Scorbuto 56. Von der Cachexie, de Cachexia 57. Von der Wassersucht und deren verschiedenen Arten, de Hydrope, eiusque speciebus 62. Von den venerischen Krankheiten, de Morbis venereis

Tab. 7: Themenübersicht zur „Ausübenden Arzneywissenschaft"

Wie bei den anderen Texten lässt sich auch in diesem Lehrtext die Deskription als dominante Themenentfaltungsstruktur erkennen, wie eigentlich schon aus der Einleitung ersichtlich wird. Sie besteht aus 13 Absätzen, die in der folgenden Tabelle zusammengefasst wurden:

1. Deskription	Alle Menschen werden von Krankheiten betroffen.
2. Deskription	Die Therapie beschreibt die Heilmethoden.
3. Deskription	Die Genesung von der Krankheit.
4. Explikation	Der Mensch muss noch am Leben sein, damit die Medikamente wirken (Explanandum), weil die Mittel sich mit den flüssigen Teilen des Körpers vermischen (Explanans).
5. Deskription	Die zwei Wirkungsarten der Medikamente.
6. Explikation	Die natürlichen Bewegungen des Körpers können manchmal allein eine heilende Wirkung haben; der Arzt muss „ein Diener der Natur und kein Meister" sein: er muss feststellen, welche Teile von solchen Bewegungen betroffen ist, gefährliche Situationen erkennen aber auch im richtigen Moment handeln (Explananda), weil die ganze Heilung aus den natürlichen Bewegungen im Körper entsteht (Explanans).

7. Deskription	Wenn die natürlichen Bewegungen im Körper nicht reichen, muss man Medikamente richtig anwenden.
8. Explikation + Deskription	Die Medikamente wirken aus zwei Weisen (Explanandum), weil der Körper aus festen und sanften Teilen besteht (Explanans) Feste und sanfte Teile und deren Arbeitsprinzipien
9. Deskription	Erstes Wirkungsprinzip der Medikamente, die spezifischen Bedingungen werden aufgelistet.
10. Deskription	Zweites Wirkungsprinzip der Medikamente und ihre Liste.
11. Deskription	Liste und Wirkungsart der alterierenden Mittel.
12. Deskription	Liste der Grundregel der Heilung.
13. Explikation + Deskription	Es gibt unterschiedliche Typen von Krankheiten (Explanandum), weil der Mensch aus unterschiedlichen Teilen geschaffen ist (Explanans) Klassifikation von Krankheiten nach den älteren Ärzten.

Tab. 8: Themenentfaltungen der Einleitung (Eller, 1767)

Die Struktur der einzelnen Kapitel (die Beispiele beziehen sich auf die Kapitel 1, 14 und 15) lässt sich wie folgt zusammenfassen:

1. Definition des Hauptgegenstands oder allgemeine Eunführung ins Thema:

   - [Erstes Kapitel] Unter dem Wort Plethora wird verstanden ein Ueberfluß gutes und gesunden Gebluets im menschlichen Cörper, welches zwar an sich selbst keine Krankheit ist, aber zu vielen Krankheiten Gelegenheit geben kann. (ebd.: 19)
   - [Vierzehntes Kapitel]: Was das Zahnweh sei, ist niemanden unbekannt, indem nicht leicht ein Mensch gefunden wird, der mit dergleichen schmerzhaften
   - Empfindung nicht einmal sollte belästiget worden sein. […] (ebd.: 175)
   - [Fünfzehntes Kapitel] Unter dem Wort Bräune wird überhaupt verstanden ein schmerzhaftes und verhindertes oder beschwerliches Schlucken und Athemhohlen, welche von einem Geschwell oder Anhäufung der Feuchtigkeiten wie auch verstoppung derselben im larynge oder pharynge seinen Ursprung nimmt. Die Benennung ist aus dem Griechischen […] strangulo oder auch […] ein Stick, weil das Athemhohlen bei dergleichen Patienten so beschwerlich ist, als ob sie

halb erstrickt oder der Hals mit einem Strick zusammengeschnütt würde. (ebd.: 184)

2. Spezifizierungen (Unterklassen) und/oder Kennzeichen (bzw. Symptome)

- Die Kennzeichen, woraus man eine Vollblütigkeit bei einem Menschen wahrnimmt, sind erstlich das Alter [...] Zweitens des Körpers Beschaffenheit [...] Drittens die Lebensart [...] (ebd.: 19)
- Bei den Kennzeichen dieser Krankheit sich aufzuhalten, wird unnöthig sein, es sei dann, daß man die verschiedentliche Empfindung des Schmerzens berühren wollte, da derselbe mit einem heftigen Stechen, bald mit einem Brennen, oder auch mit einem gewaltsamen Ziehen in den benachbaren Theilen empfunden wird, da er denn entweder auf eine Zeitlang dauret, oder auch zuweilen nachläst, und nich hernachmals wieder einfindet, als nach Beschaffenheit der Umstände, da entweder der Zahn an sich selber, oder dessen Beinhaut, oder die Zahnhöhle, und dessen Beinhaut oder der Kinnbacken und desselben Theile leiden. Man theile übrigens das Zahnweh in idiopathisches, und symptomatisches. (ebd.: 176).
- Diese Krankheit ist von den Authoren in verschiedene Classen oder Stufen eingetheilt worden. Ueberhaupt haben sie solche unterschieden in die wahre und solche Bräune (in anginam veram et spuriam) [...] (ebd.: 184)

3. Ursachen

- Die Ursachen der Vollblütigkeit, und überhaupt alle diejenigen, welche Gelegenheit geben können, daß ein Ueberfluß von gutem Milchsaft und folgich gutem Geblüt im Cörper zuwege gebracht, und zweitens die gemäße Consumption derselben durch verminderte Ausführungen zurückgehalten werden, welches absonderlich gewürket wird durch nahrhafte gesunde Speisen, die sich leichte und in vielen chylum resolviren, wenn die natürliche gesunde Beschaffenheit und Stärke des Magens und der Gedärme, wie auch der übrigen viscerum chylopoeorum darzu kommt, desglleichen auch die Kraft und Beschaffenheit von dem Herzen und Pulsadern, worzu denn noch kommt ein ruhiger lange anhaltender Schlaf, wenige Gemüths- und Leibesbewegungen, fürnehmlich wenn die gewöhnlichen Entledigungen des Geblüts, sie seind natürlich oder künstlich, zurückbleiben, oder verabsäumet werden. [...] (ebd.: 20–21)

- Die Ursachen, woher dergleichen empfindliches Uebel entsteht, sind nicht einerlei. Die Erfahrung zufolge hat man angemerket, daß bei einigen vollblütigen oder sanguinisch-phlegmatischen Personen den gleichen Schmerz gemeiner sei, als bei andern; man hat wahrgenommen, daß er auf ein vertreibenes oder auch zuruckgebliebenes Nasenbluten erfolget [...] (ebd.: 176)
- Es beruhet aber die wahre Bräune oder die mit der Entzündung vergesellschaftete oder aber der Alten kinanche und parakinanche in einer Anhäufung und Stockung des Geblüts in vorerwehnten Theilen [...] Die Ursachen hingegen der anginae aquosae, nothae, albae, oder catarrhalis sind wiederum einigermaßen von vorigen unterschieden. [...] (ebd.: 188–190)

4. Therapie

- Da nun, wie vorerwähnt, die Vollblütigkeit an sich selber keine Krankheit, sondern nur die causa remota vieler Krankheiten ist, so findet noch, im eigentlichen Verstande zu reden, keine Cur allhier statt, indessen ist nicht zu leugnen, daß hier das einige erfordert werde, was man eigentlich präservieren nennet. [...] (ebd.: 25).
- Wenn man in der Cur dieses schmerzhaften Zufalls vernünftig verfahren will, muß man auf die verschiedenen Ursachen und Grade dieser Krankheit billig acht haben. [...] (ebd.: 180)
- Die Cur dieser unterschiedenen, und zum Teil hochstgefährlichen Zufälle gründet sich hauptsächlich auf derselben genaue Erkänntniß, nehmlich, daß man wohl zu unterscheiden wisse, welche von vorher angegebenen Arten bei einem Patienten zugegen sei [...] (ebd.: 194).

Die Kapitel, die als Beispiel gewählt und teilweise zitiert wurden, zeigen, dass trotz thematischer Unterschiede in den Themen eine übergeordnete wiederkehrende Struktur zu erkennen ist, die nicht thematisch bedingt ist: Nicht nur Krankheiten im engeren Sinne, sondern auch allgemeine Störungen, die eventuell auch zu Krankheit führen können, werden in den ausgewählten Kapiteln behandelt.

6.4.2 Fachsprachliche Auffälligkeiten

Im Lehrtext Ellers wird die lateinische Terminologie immer übersetzt, wenn sie den Hauptgegenstand des Kapitels darstellt, wie aus der oben eingeführten Tabelle mit den Titeln der Kapitel ersichtlich wird. Auch wenn die lateinischen Termini nicht als Titel auftreten, werden sie jedoch gelegentlich übersetzt. Dabei geht es nicht nur um pathologische Phänomene, sondern auch um anatomische und physiologische Elemente:

- morbis epidemici oder ansteckende Krankheiten (Eller 1767: 6)
- Congestionen oder Anhaeufungen des Gebluets (ebd.: 30)
- Magensaft (liquori gastrici) (ebd.: 29)
- Blutbrechen (vomutus cruentus) (ebd.)
- zweitens die bronchiae oder Luftröhren (ebd.: 28)

Andere Termini bleiben dagegen in der lateinischen Originalform:

- Blutgefäße in der cortice cerebri so wohl, als auch in den vielen finibus venosis desselben, die substantia medullarem (ebd.: 21)
- Welches zu vielen Krankheiten den Weg bahnet, als zur cachexie, leucophlegmatie, anasarca, hydrope, und ihren Arten, chlorosi, Verstopfung der Drüßen hin und wieder, Catarrhis und dergleichen (ebd.: 23)
- z. B. der Kranke hat Anlage zum Bluthußten oder Apoplexia sanguinea (ebd.: 140)

Solche Termini gehören auch zu unterschiedlichen Themenbereichen, nämlich zur Anatomie, Physiologie, Pflanzenheilkunde und Krankheitslehre. Die Entscheidung, sie ins Deutsche zu übersetzen, ist also nicht thematisch bedingt. Manchmal werden auch Latinismen verwendet, die nicht zur medizinischen Terminologie gehören und sie zeigen, dass das Prestige des Lateins noch sehr lebendig war, und zwar vor allem als gelehrtes Registerzeichen:

- [Mitteln], die aus einem schleimigen, mehligten, seiffenhaften *principio* ihren Ursprung nehmen (ebd.: 9)

Dass Eller viel Wert auf terminologische Erklärungen legt, zeigen auch folgende Beispiele, die erläutern, woher die Namen der Klassen von Medikamenten (im ersten Beispiel) und Krankheiten (im zweiten Beispiel) stammen:

- Die Antispasmodica oder solche Mittel, welche das heftige Spannen und die gewaltsame Zusammenziehung der Fiebern in den Gefäßen der festen Theile verhindern und zurück halten [...] Die anodyna, paragorica, narcotica oder besänftigende, schmerzstillende, betäubende Mittel, welche aus einem principio sulphureo oleoso blando oder oleoso mit einem flüchtigen Urinsalze vermischt, in unserm Geblüt vertheilt, die starke Bewegung des feinsten liquidi in den nervigten un heutigen Fibrillen, auf eine Zeitlang schwächen oder hemmen (ebd.: 10)
- Es sind aber von den Schriftstellern noch andere Eintheilungen von den Fiebern gemacht worden, welche theils von dem Verlauf, welche die Fieber halten, hergenommen sein, als z. B. chronische Fieber (febres chronicae) welche lange Zeit fortdaueren, bevor sie den patienten verlassen, als die febres quartanae, lentae, hecticae, und dergleichen febrae acutae, welche in kürzer Zeit, auf höchste aber in 28. Bis 30. Tagen sich endigen [...] Ferner wird die Eintheilung hergeleitet von den unterschiedenen Feuchtigkeiten des Cörpers [...] daher werden einige febres sanguinae geheissen, als die hitzige und inflammatorische Fieber, die eine Vollblütigkeit zum Grunde haben, ander febres biliosae, die von Ergiessung der Galle, oder derselben Ueberfluß zum Voraus setzen [...] So wird auch weiter die Eintheilung hergenommen vom Ursprung und Beschaffenheit der Fieber, daher nennt man epidemische Fieber, welche ohne Unterschied die meisten Menschen zu gewissen Zeiten auf einerlein Art mehrentheils überfallen; endemische Fiebern aber, welche nur gewissen Völkern oder Nationen eigen seinn, und febre sporadicas, wenn dieser oder jener von besonderer Ursache seiner Beschaffenheit oder Lebensart mit einem Fieber belästigt wird. So werden gleichfalls in Ansehung des Ursprungs die Fieber eingetheilet in idiopathische und symptomatische, wovon diese jederzeit eine andere Krankheit begleiten, jene aber ursprünglich und anfänglich als ein fieber entstehen. Endlich hat die besondere Eigenschaft und Anordnung, welche die Fieber zu halten pflegen, noch zu einer Eintheilung Gelegenheit gegeben, daher man diejenigen febres legitimas nennt, welche einen ordentlichen Verlauf halten; febres anomala hingegen, welche unordentlich und sich an keine gewisse Regeln binden, wie nicht weniger der Unterschied unter febres exquisitas und nothas oder spurias, welches ohngefehr eben dasselbe sagen will. (ebd.: 298–299).

Die Definitionen, die in der Regel explikativer Natur sind, werden in der Regel am Anfang des Kapitels angegeben. Interessanterweise verwendet Eller genau wie Gersdorff viele etymologische Erklärungen für die Terminologie, und zwar sowohl für die lateinische als auch für die griechische Terminologie:

> Wegen dieser Umstände willen scheint auch die Benennung oder das Wort Febris (Fieber) entstanden zu sein, indem solches sonder Zweifel aus dem lateinischen februare, welches so viel als purgare oder reinigen, ist hergeleitet worden, wovon auch selbsten der Monat Februarius seinen Nahmen überkommen, indem bei den Römern das Reinigungsfest alsdann einfiel (ebd.: 295).

Auch die deutsche Terminologie wird in ihrer historischen Dimension einbezogen:

> Von der sogenannten ungarischen Krankheit (De febre Hungarica) [...] Es hat vermutlich seine Benennung von den teutschen Schriftstellern übernommen, welche diese Art Fieber an den Soldaten in den ungarischen Feldzügen absonderlich wahrgenommen. (ebd.: 489)

6.4.3 Didaktisierung

Die Didaktisierung im Text Ellers wird vernachlässigt: Der Autor verwendet weder verbale noch nonverbale Elemente zur Erleichterung des Lernprozesses oder zur Veranschaulichung von Inhalten. Die einzige festgestellte Metapher, die beabsichtigt verwendet wird, beruht auf der politischen Dimension:

> daher denn ein Arzt in dieser Absicht mehr ein Diener der Natur und natürlichen Bewegungen im Cörper als ein Meister derselben sein soll. (ebd.: 3)

Da der Text von Hufeland stattdessen einige wichtige Elemente enthält, die auf ein didaktisches Anliegen hindeuten könnten, wäre in Bezug auf diese Ebene eine Erweiterung des Korpus von Lehrtexten des 18. Jahrhunderts wünschenswert, um diese Dimension in dem besonderen historischen Kontext genauer zu betrachten. Sogar die Metaphern, die in diesem Text erkennbar sind, lassen sich nur mit den sehr bekannten und konventionellen Metaphern in Verbindung setzen, und sie werden immer unbeabsichtigt verwendet:

- Wenn aber solche **Absonderungen** (KRANKHEIT ALS DEFEKT) in einem zärtlichen innerlichen Theil sollte scheinen zu geschehen, wovon der **Ausgang** (PROZESSE ALS REISE) gefährlich [...] oder gar tödlich sein kann. (ebd.: 4).
- Und zuweilen langwierige Krankheiten [...] den **Weg** (PROZESSE ALS REISE) bahnet. (ebd.: 5)
- Das gewahltsame Nasenbluten ist wieder unterschrieben in critische Blutflüße, oder dasjenige Nasenbluten, so bei hitzigen Krankheiten, von der **Gewalt** (KRANKHEIT ALS FEIND) des fieberhaftigen bewegten Geblüts an einem critischen Tage (ebd.: 35)
- Die Pressung an dem Ort des **Ausbruchs** (KRANKHEIT ALS FEIND) (ebd.: 42)
- **Unterdrückungen** des Nasenblutens (KRANKHEIT ALS FEIND) (ebd.: 45)
- So muß man mit allem Fleiß trachten selbige wiederum durch die behörige Mittel in **Ordnung** (KRANKHEIT ALS UNGLEICHGEWICHT) zu bringen. (ebd.: 56)
- Wiederum in natürliche **Ordnung** (KRANKHEIT ALS UNGLEICHGEWICHT) zu bringen (ebd.: 124)
- Was die Zeit der **Invasion** oder Anfall des Paroxismi betrift (KRANKHEIT ALS FEIND) (ebd.: 298)
- Daher nennt man epistemische Fieber, welche ohne Unterschied die meisten Menschen zu gewissen Zeiten auf einerleien Art mehrentheils **überfallen** (KRANKHEIT ALS FEIND) (ebd.: 299)
- Und den Patienten währenden Anfall aller äusserlichen und innerlichen Sinnen **beraubet** (KRANKHEIT ALS VERBRECHEN) (ebd.: 547)
- Der Patient wird plötzlich vom Anfall **überfallen** (KRANKHEIT ALS FEIND) (ebd.: 549)
- Wenn diese krampfigten Bewegungen in convulsivische Bewegungen **ausbrechen** (KRANKHEIT ALS FEIND) (ebd.: 556)

Dem Zweck der Veranschaulichung dienen die explikativen Strukturen, die die Deskriptionen begleiten sowie die terminologischen Erklärungen, die jedoch in den vorherigen Unterkapiteln angesprochen wurden. Wie schon betont (vgl. Kapitel 5) zählen in dieser Arbeit zu der Ebene der Didaktisierung im engeren Sinne jedoch nur die sprachlichen oder außersprachlichen Elemente, die das Verstehen von Inhalten vereinfachen (wie Vergleiche oder Metaphern, wenn sie beabsichtigt verwendet werden) bzw. erleichtern (wie Bilder) oder gedächtnisfördernd wirken. Solche Elemente sind in diesem Text nicht zu erkennen.

6.4.4 Intertextuelle Hinweise

Die intertextuellen Hinweise sind in diesem Text nicht nur zahlreich, sondern auch in Bezug auf ihre Form und Funktion differenzierter als die der älteren Texte. In der Einleitung vergleicht zum Beispiel der Autor unterschiedliche Krankheitsauffassungen:

> Die Aeltesten, als Galenus, sagten, eine Krankheit wäre eine widernatürliche Beschaffenheit der Theile des menschlichen Cörpers. Andere behaupten, es wäre die Krankheits nichts anders als ein Unvermögen, die natürlichen Aktiones zu verrichten. Wiederum andere hielten dafür, eine Krankheit wäre eine üble Beschaffenheit des Cörpers, welche diese oder jene Verrichtung verletze. Noch wieder andere, als Sydenham, meineten, eine Krankheit wäre eine Bemühung und Trieb der Natur, um die schädliche Materie aus dem Cörper auszuwerfen, damit die Gesundheit erfolgte, oder erhalten werde [...] Es mag dannenhero eine Krankheit eine widernatürliche Beschaffenheit der Theile im menschlichen Cörper, nach Galeni Meinung, oder eine Bemühung der geschäftigen Natur, um die Schädlichkeit auszuwerfen, nach Sydenhams Muthmassunge sein, so nimmet man allerzeit wahr, daß bei aller Krankheit eine Hemmung oder Schwächung der gewöhnlichen natürlichen Verrichtungen in einem oder mehr Theilen des menschlichen Cörpers vorfalle. (ebd.: 1–2)

Er versucht dabei nicht nur die Unterschiede zu betonen, sondern die Definitionen auch auf einen gemeinsamen Nenner zu bringen: Eine kritischere Haltung gegenüber dem Problem der Intertextualität lässt sich erkennen und womöglich als Folge der neuen theoretischen Ansätze der Aufklärung interpretieren.

Weitere Beispiele von intertextuellen Hinweisen werden im Folgenden aufgelistet. Nicht nur theoretische Themen, sondern auch therapeutische Einstellungen werden im Sinne von Intertextualität nicht bestätigt (wie in den älteren Texten der Fall war), sondern eher kritisch betrachtet und problematisiert:

- Aus jetz gesagtem erhellet, was von der Paracelsi und Helmontii Verbot des Aderlassens zu halten, ob der von Paracelso geschriebene helleborus hinlängig sei die Vollblütigkeit zu mindern, und ob das Kauen des schwarzen Tobacks, die Holztränke, der Gebrauch des Pfeffers, des Wermuth-Salzes rc. In dieser Absicht was ausrichten können, weil alle diese und dergleichen nur den lymphatischen Theil des Geblüts abführen. (ebd.: 27).
- Denn die Erfahrung bezeuget, daß zwar eine phthisis, oder exulceratio der Lunge von einer gewaltsamen innerlichen oder äusserlichen Verletzung [...] entstehe könnte: allein die fürnehmliche Ursache, so eine nach und nach verschwürende Verstopfung in der Lunge zu erwecken fähig ist, beruhet gewöhnlich in einem höchstflüßigen subtilen Geblüt bei solchen Personen, bei denen die festen Theile des Cörpers sehr zart, und nachgehend, und welche nach Hippokratis Beobachtung zwischen dem 18ten und 38ten Jahre ihres Alters befindlich, bei welchen Umständen, zufolge der vielfältigen Beobachtungen, insgemein eine starke Anhäufung des Geblüts in den häufigen und nachgebenden Gefäßen der Lunge geschiehet. (ebd.: 59–60).
- Zu der Classe der ansteckenden epidemischen milignen, und mit Flecken ausbrechenden Fiebern gehöret auch fürnehmlich dasjenige, welches mit dem Namen catarrhalis maligna von den neuern Aerzten beleget, und zu jetzigen Zeiten fast in ganz Europa hin und wieder zum öftern verspüret wird. Es hat eine große Verwandschaft mit der alten so genannten febre quotidiana continua et phlegmatica, und der Neuern gutartigen Flußfiebern, als von welchen es nur Stufenweise, theils wegen der heftigen Zufälle, theils auch, weil es was ansteckendes mit sich führet, und öfters mit Ausschlägen (exanthematibus) zum Vorschein komt, unterschieden ist, daher es auch catarrhalis petechizans von dem Herrn Hofrat Stahl pflegt geheissen zu werden. (ebd.: 484).

6.5 Das „System der practischen Heilkunde" des Christoph Wilhelm Hufeland

6.5.1 Strukturelle Elemente

Der erste Band des Texts von Hufeland ist in 15 Kapitel gegliedert und die ganze Therapeutik deckt sich mit seiner eigenen Theorie, die er in der Monografie als „Makrobiotik“ (1796) beschrieben hatte. Aus dem folgenden zusammenfassenden Schaubild wird schon ersichtlich, dass das ganze vorgestellte und systematisierte medizinische Wissen in diesem Lehrtext von dieser Theorie geprägt ist:

Grundlagen des Heilungsprozesses	I. Kap. Therapeutic der Natur II. Kap. Allgemeine Theorie der Heilung überhaupt
Heilmittel	III. Kap. Heilmittel, ihre Wirkung und Anwendung
Heilmethoden	IV. Kap. Heilverfahren – Verschiedenheit des Heilgeschäfts nach dem Zweck VI. Kap. Die Fundamentalmethoden der Heilkunst VII. Die excitirende Methode VIII. Die stärkende Methode IX. Die besänftigende Methode X. Die schwächende Methode XI. Die spezifische Methode XII. Die antagonistische Methode XIII. Die restaurirende Methode XIV. Die ausleerende Methode XV. Die Methoden der Umänderung der materiellen Eigenschaften und Verhältnisse des organischen Körpers
Grundlagen der Krankheitslehre	V. Kap. Pathogenie, und Darstellung der Grundkrankheiten in therapeutischer Rücksicht

Tab. 9: Themenübersicht des „Systems der practischen Heilkunde“ (Band 1)

Dabei werden alle wichtigen therapeutischen Themen behandelt, der größte Teil des ersten Bandes ist jedoch der Naturtherapeutik gewidmet. Die Kapitel dieses Bandes sind relativ heterogen strukturiert, aber ein allgemeines Muster kann trotzdem festgestellt werden:

1. Definition(en)
2. Spezifizierungen
3. Vertiefungem

Im zweiten Band werden dagegen spezifische Krankheiten behandelt, nämlich Fieber und Entzündungen, die eine unterschiedliche Aufteilung aufweisen im Vergleich zu Ellers Text (vgl. Tab. 7): zu den unterschiedlichen Klassifikationen der Fieber äußern sich eigentlich beide Autoren, Hufeland beschreibt sie im ersten Kapitel (Hufeland 1803: 10). Das Buch ist in zwei Abteilungen gegliedert, die zwei große Themen unterscheiden: Die erste Abteilung behandelt die Fieber (Febris simplex, sthenica, asthenica, intermittens sind die Makrokategorien bzw. die Grundgattungen), die zweite, viel umfangreichere Abteilung behandelt dagegen die Entzündungen (Encephalitis, Ophthalmia, Otitis, Pneumonia, Carditis, Angina, Diaphragmitis, Gastritis, Enteritis, Hepatitis, Splentitis, Nephritis, Castritis, Metritis, Peritonitis, Omentitis, Mesenteritis, Psoitis, Erysipelas), die vom Kopf beginnen (wie in den älteren Texten Wundenbeschreibungen von dort ansetzen) und mit Hautentzündungen enden. Solche Themen werden anhand einer deutlich wiederkehrenden Struktur behandelt, die dasselbe induktive Vorgehen aufweist, wie bei den anderen Lehrtexten festgestellt wurde. Die Deutlichkeit dieser Struktur ergibt sich unter anderem daraus, dass die Einteilung vom Autor selbst angegeben wird, der die Themen in Unterkapitel aufteilt, die darüber hinaus genau wie folgt genannt werden:

1. Diagnostik
2. Prognostik
3. Aetiologie
4. Therapie
5. Komplikationen

Die dominante Themenentfaltung ist auch in diesem Text die Deskription. Ein wichtiger Unterschied besteht jedoch darin, dass das Lehrbuch von Hufeland auch viele argumentative Entfaltungen enthält (vor allem im ersten Band), die mit der Tatsache verbunden sind, dass der Autor seine eigene Theorie entwickelt hatte, die als Grundlage dienen und gleichzeitig unterstützt werden sollte, wie unter anderem das erste Kapitel des ersten Bandes (das unten schematisch beschrieben wird) zeigt. Schon aus der Einleitung, die im Vergleich zu den anderen Textteilen mehrere explikative Entfaltungsstrukturen enthält, wird jedoch ersichtlich, dass die Deskription auch in diesem Text das dominante Muster ist.

1. Deskription	Zweck der Heilkunst
2. Deskription	Allgemeine Bemerkungen zu der Macrobiotik
3. Deskription	Allgemeine Bemerkungen zu der Therapeutik
4. Deskription	Grundlage der Macrobiotik
5. Deskription	Prozesse der Lebensoperationen
6. Deskription	Liste der Bedingungen für Erhaltung des Lebens
7. Deskription	Liste der Bedingungen für Aufhören des Lebens bzw. natürlichen Todes
8. Deskription	Liste der Bedingungen für Lebensdauer
9. Deskription	Prinzipien der Lebensverlängerung
10. Deskription	Therapeutik: Was heißt Krankheit heilen
11. Deskription	Wissensbestände der Therapeutik
12. Deskription	Struktur des Buchs

Tab. 10: Themenentfaltungen der Einleitung (Hufeland 1800)

Der Text beginnt mit einer sehr subjektiv konnotierten Vorrede des Autors, der seine eigenen Annahmen in Hinsicht auf die damaligen medizinischen Theorien vorstellt. In diesem Teil des Textes lassen sich dementsprechend viele intertextuelle Hinweise in Bezug auf die einflussreichsten damaligen Theorien, die zusammengefasst und problematisiert werden, erkennen (vgl. 5.5.4). Das erste Kapitel beginnt dagegen mit einer allgemeinen argumentativ entfalteten Einführung ins Thema der Naturtherapeutik, die teilweise auch durch Deskriptionen begleitet wird:

1. Formulierung der These

> Der organische Körper hat das Vermögen, nicht allein sich und sein Leben zu erhalten, sondern auch Störungen und fehlerhafte Zustände desselben wieder aufzuheben und ins Gleiche zu bringen. Die Natur kann also für sich allein Krankheiten heilen. Die Lehre von dieser Heilkunst der Natur nenne ich Therapeutik der Natur. Sie verdient unsre grösste Aufmerksamkeit und genauere Untersuchung, weil diese Naturoperation bey jeder auch künstlichen Heilung mit zum Grunde liegt, wenigstens zugleich mitgeschieht, ja es Krankheiten giebt, die wir ganz allein dieser Bearbeitung überlassen müssen. (Hufeland 1800: 11)

2. Argumente

Die Beweise für diese Heilkraft der Natur giebt theils die Erfahrung, theils die Theorie des Organismus.

Die Erfahrung lehrt uns folgendes: I. Es existiert keine Krankheit, (einige wenige gänzliche Destructionen organischer Theile ausgenommen,) die nicht schon durch die Natur allein ohne alle Beyhülfe der Kunst geheilt worden wäre. Sogar penetrierende Lungenwunden, brandigte Absterbungen ganzer Theile, ja der höchste Grad der Pest in einem völlig hülflosen Zustand konnten durch die Natur allein gehoben werden.*) – Wie viel Tausend Menschen rein ohne Kunst und Nebenabsicht darstellten, sondern auch die Natur selbst natürlicher und gleicher in Krankheiten wirkte; da die Körper noch ungeschwächt und unverdorben waren, und der Gang der Krankheiten durch keinen künstlichen Eingriff gestört oder verändert wurde. Aus jenen Zeiten also müssen wir durchaus das reine Schema der kranken Naturerscheinung und Naturhülfe herbeyholen, wenn wir vollkommen richtige Begriffe davon erhalten wollen.*)[16] (ebd.: 11–12).

3. Deskription: Grundregel der Therapeutik

Es lässt sich das wichtigste unter folgende Hauptsätze bringen.

I. Bey allgemeinen fieberhaften Krankheiten.

1. Ihre Dauer ist auf gewisse Zeiten eingeschränkt [...] 2. Die Besserung geschieht entweder durch allmählichen Uebergang, oder durch eine plötzliche Verwandlung des gefährlichen Zustandes in einen verbesserten. [...] 3. Die Besserung ist oft mit sinnlichen Ausleerungen verbunden [...] (ebd.: 12ff.)

6.5.2 Fachsprachliche Auffälligkeiten

Hufeland übersetzt genau wie Eller die Termini systematisch, wenn sie Phänomene bezeichnen, die für den jeweiligen Kontext besonders relevant sind.

16 Die Symbolverbindung *) verwendet Hufeland, um Fußnoten anzuzeigen. Die in diesem Bezug verwendeten Fußnoten werden in den folgenden Kapiteln zitiert: Die erste ist ein intertextueller Hinweis, und die zweite enthält einen Vergleich zwischen Heilkunst und der sog. schönen Kunst.

Dabei geht es nicht nur um deutsche Übersetzungen für Termini, die erst auf Latein angegeben werden, sondern auch die umgekehrte Prozedur:

- Affectio vitalis, Erregung (Hufeland I: 59)
- Erregung (Incitatio) (ebd.: 26)
- Excierend (die Lebensäusserung erhöhend) [...] Deprimierend (die Lebensäusserung schwächend) (ebd.: 101)
- Zuweilen geschieht die Besserung [...] entweder örtlich (Metastasis) [...] oder formell (Metaschematismus) (ebd.: 14)
- Febris Simples. Das einfache Fieber (Hufeland 1803: 16)
- Febris sthenica. Das entzündliche Fieber (ebd.: 20)

Im Text lassen sich auch explikative Definitionen erkennen, die sich auf theoretische Themen beziehen:

- Pathologie, Kenntniss der Entstehung, wesentlichen Verschiedenheiten, Kennzeichen der Krankheiten (Hufeland 1800: 5)
- Der Zeitraum der Krise (Stad. Criseos). Crisis heißt der Zeitpunkt der Krankheit, wo durch den Nachlass der pathologischen Reactionen das Gleichgewicht des dynamischen Verhältnisses woeder hergestellt, und die krankhaften Materien [...] abgeschieden und mit bessern durch das wiederhergestellte Restaurationsgeschäft vertauscht werden. (ebd.: 84)
- Crisis des Fiebers heißt der Zustand der Krankheit, wo das natürliche Gleichgewicht des Reitzverhältnisses sich wiederherzustellen und die fehlerhafte Mischung der organischen Materie theils durch innere chemische Operationen theils durch äussere Abscheidungen sich wieder zu verbessern anfängt. (Hufeland 1803: 6)
- Der Gegenstand der Prognostik ist überhaupt die Bestimmung der Gefahr des Lebens und der Heilbarkeit (ebd.: 2)
- Fieber mit geringem Grade der Schwäche (Typhus miti) [...] Fieber mit hohem Grade der Schäche (Typhus vehemens) (ebd.: 29–30)
- Nervosa (Nervenfibris in specie) [...] Putrida (Faulfieber) (ebd.: 29).

Die unterschiedlichen (aber gleichbedeutenden) Definitionen des Begriffs *Krise* zeigen, einerseits, dass die Redundanz zur Erleichterung des Verstehens verwendet wird, und andererseits, dass solche Definitionen zu den sog. *Repräsentativa* gehören, die einen informierenden Charakter aufweisen und „erläutern, wie ein bestimmter Ausdruck [...] verwendet wird" (Adamzik 2016: 43). Die sogenannten *Nominaldefinitionen* liefern stattdessen eine „explizite Bedeutungsfestlegung" (ebd.: 44). Ein Beispiel von dieser Art definitorischer Festlegung lässt sich auch interessanterweise in diesem Text erkennen, und zwar in der am Anfang des Textes argumentativ entfalteten Stelle zur Einführung in die Naturtherapeutik: „Die Lehre von dieser Heilkunst der Natur nenne ich Therapeutik der Natur" (Hufeland 1800: 11). Beide Definitionsformen können also im Prinzip in Lehrtexten vorkommen, der zweite Typ ist jedoch natürlich mit den subjektiven Absichten des Autors (in diesem Fall die Vorstellung seiner Theorie der Naturtherapeutik) verbunden. Der erste Typ dient dagegen der Herstellung der Orientierungebene, die zu der kanonischen Funktion dieser Textsortenklasse gehört.

Im Allgemeinen lässt sich festhalten, dass alle Autoren versuchen, die lateinischen Termini, vor allem, wenn sie thematisch besonders wichtig sind, d. h., wenn sie der Hauptgegenstand der Textsektion sind oder eine große Relevanz zum Verstehen des Hauptgegenstands haben, in deutscher Sprache so verständlich wie möglich weiterzugeben. Eine solche Aufmerksamkeit lässt sich übrigens (wie bei Eller) auch in diesem Text in Bezug auf die deutsche Terminologie erkennen:

> Die pathognomonischen Zeichen des Fiebers mit den Zeichen und Ursachen der Asthenie [...] Der Puls schwach (leicht zu komprimiren) ungleich [...] in der Frequenz [...] (frequenz & celer) bis zu 140 und mehr Schläge in der Minute. (Hufeland 1803: 27)

Ein sprachliches Anliegen, das Problem der Exaktkeit, wurde schon im Text Ortolfs festgestellt und erscheint dort ebenfalls als mit (puls)diagnostischen Fragen verbunden.

Falls eine deutsche Übersetzung nicht möglich ist, wird der Terminus umformuliert und explikativ definiert. Heilmittel werden jedoch in der Regel wie bei den anderen Texten nicht übersetzt:

- Antimonium, Sarsaparilla, Bardana, Taraxacum, Saponaria, Guajacum (Hufeland 1800: 313)

Auch pathologische Zustände bleiben manchmal unerklärt:

- Die pathologischen Zeichen [der Encephalitis] sind folgende:
    1. Delirium, entweder furiosum oder stupidum, und zwar vom Anfang an, und wesentlich mit der Krankheit verbunden. (Hufeland 1803: 36)

Manche Latinismen gehören schließlich auch in diesem Text, wie schon bei Eller bemerkt, nicht zur Terminologie:

- Dies wird sich am besten beantworten lassen, wenn wir zuerst das Factische dieses Geschäfts (was geschieht) nach der Erfahrung festsetzen, und dann die Theorie desselben (wie geschieht es) daraus und aus den allgemeinen Principien des Organismus ableiten. Zuerst die Facta. (ebd.: 11)
- Das Factum, die Aufhebung einer Eiterung durch die andere, bleibt dasselbe. (ebd.: 26)
- Wenn es auch nicht primario geschieht, doch immer secundario erfolgt (ebd.: 36)

Als Registerzeichen können vielleicht auch die lateinischen Merksätze gelten, die er manchmal als knappe in Klammern gesetzte Erläuterung von Grundprinzipien verwendet:

- Oertliche Reize, die so stark auf einen Theil wirken, daß die Thätigkeit der Gefässe desselben, und dadurch die Bluthäufung in demselben bis zum Grade der Entzündung erheben können (omnis irritatio attrahit). (Hufeland 1803: 70).

Obwohl Hufeland keine etymologischen Erklärungen der Terminologie liefert, ist ihm das Problem der lexikalischen Eindeutigkeit sehr wichtig, wie aus den metakommunikativen Äußerungen, die typischerweise in Fußnoten erscheinen, ersichtlich wird:

- [Zum Begriff „Grundkrankheiten" in einer Fußnote] Ich weiss keinen schlicklichern Nahmen für diese Krankheit des Vitalitätsverhältnisses, in so fern alle Fehler erst Vitalitätsfehler werden müssen, um Krankheit zu sein. Man hat sie auch allgemeine Krankheiten genannt im Gegensatz der örtlichen und materiellen. Da aber auch eine Krankheit des Lebensverhältnisses örtlich und hingegen eine materielle Krankheit allgemein seyn kann, so finde ich diese Benennung nicht brauchbar. (ebd.: 146)

- Noch muss ich bemerken, dass ich mich häufig statt des ehedem gebräuchlichen Worts Lebenskraft des Worts Erregbarkeit bedient habe, nicht als ob ich damit eine neue Meynung verbunden hätte [...] sondern weil es jetzt gebräuchlicher, und weniger Misdeutungen der philosophischen Grammatic ausgesetzt ist; ohneracht ich gestehen muss, dass zur Bezeichnung des generischen Begriffs (da selbst nach den neueren Auslegungen das Wort Erregbarkeit nur das Perceptionsvermögen (Reizfähigkeit), nicht aber das Wirkungs- oder Reactionsvermögen bezeichnet), das Wort Lebenskraft immer noch brauchbar und notwendig bleibt. (Hufeland 1800: XI)
- Die Worte Lebenskraft und Erregbarkeit sind mir gleichbedeutend. Ich wähle aber das letzere, weil es jetzt allgemeiner im Gebrauch und daher für manchen verständlicher ist. (Hufeland 1800: 147)

Die Suche nach der richtigen Benennung einer Krankheit bzw. dessen, was als Krankheit eben aufzufassen und entsprechend zu kategorisieren ist, wird ausdrücklich als erster Teil des Heilgeschäfts beschrieben:

> Man suche den Nahmen der Krankheit aufzufinden, d. h. die Benennungen, welche die Krankheit theils im gemeinen Leben theils in den Schriften der Aerzte hat. Dies geschieht, indem man die hervorstechendsten Symptome aufsucht, und dadurch eine möglichst treuere historische Darstellung der Krankheit zu erhalten sucht. Diese Untersuchung giebt uns zwar keine praktische, sondern eine historische oder empirische Kenntnis der Krankheit, aber sie setzt uns in den Stand, uns anderen verständlich zu machen, und bey andern über die Krankheit nachzufragen und nachzulesen, und auf diese Art dient sie mittelbar zur praktischen Erkenntniss und Heilung der Krankheit. – Es ist wahr, man kann eine Krankheit nach ihrer inneren Natur vollkommen kennen und heilen ohne ihren gangbaren oder naturhistorischen (nosologischen) Nahmen zu wissen, aber es ist mit einer solchen Bekanntschaft gerade so wie mit der Kenntniss eines Menschen, ohne seinen Nahmen; man kann ihn von Seiten seines Karakters und wesentlichen Eigenschaften vollkommen kennen, aber man kann ihn weder andern bestimmt bezeichnen, noch auch von andern darüber Nachrichten einziehen, und

man verliert dadurch manche wichtige Notiz, die selbst die Kenntniss seines Innern und Wesentlichen sehr vollkommen wurde*) […]

*) Je mehr man fortläuft, mit jeder neuen Theorie auch die Namen der Dinge zu ändern, desto nötiger wird eine solche Synonymik der Krankheiten (so wie man's bei den Nahmenveränderungen in der Chemie, Naturgeschichte, Anatomie etc. gemacht habe). Sonst geht uns die ganze Erfahrung der alten Welt blos durch Unkunde der Nahmen verloren. So z. B. ist das, was die Alten Kälte, Intemperies frigida nannten, das nehmliche, was nachher Atonie, Torpor und in den neuesten Zeiten Asthenie heißt. Was jetzt Typhus heißt, finden wir unter den Nahmen Febris nervosa putrida, Synochus putris, febris maligna, pestilentialis, petechialis etc. Es könnte sich jemand ein grosses Verdienst nun die Heilkunde und die Benutzung der medizinischen Literatur erwerben, wenn er eine solche Synonymik mit Sachkenntniss bearbeitet. (ebd.: 122–123)

6.5.3 Didaktisierung

Besonders auffällig ist in diesem Werk die Tatsache, dass der Autor am Anfang des Textes eine Bibliografie hinzufügt, die er jedoch ausdrücklich nicht als Quelle, sondern als didaktisches Instrument vorstellt. In seinen einleitenden Bemerkungen erfahren wir außerdem viel über seine Einstellungen zur medizinischen Bildung:

> Nicht blos der gelherte, sondern auch der practische Arzt muss lernen, um sich zu vervollkommen. Das Studium der Natur und die Literatur sind die beyden Quellen, durch die er nicht nur die Materialien zum Nachdenken, sondern auch die nöthige Kultur und Richtung seines Geistes für dieses Geschäft erhält. […] Dazu gehört aber ein zweckmässiges Lesen, und auch hier ist es weit besser multum als multa. Durch zu vieles und unverdautes Lesen verliert man sich selbst, lähmt seine eigene Denk- und Produktionskraft, und wird endlich ein Buch, ein blosses Repertorium. […] Man erlaube mir daher, hier eine Auswahl von Büchern aufzustellen, die ich zum Behuf des Practikers für vorzüglich nützlich halte, wobey ich aber im Voraus erinnere, dass man nicht etwa glaube, dass diess die einzigen wären, und ausser diesen nicht noch andre mit eben dem Recht genannt zu werden verdient hätten. Ich bitte sie nur als solche zu nehmen, die ich für meine Ausbildung und meinen

practischen Gebrauch vorzüglich nützlich gefunden habe, und die ich daher mit Ueberzeugung und aus eigener Erfahrung empfehlen kann. – Die wichtigern Schriften über einzelne Krankheiten werden bey jeder derselben in der Folge vorkommen.

Ich theile alle Bücher, die ein Practiker braucht in drey Klassen:

1. Allgemeine Anleitungen zur Praxis und Theorie derselben,
2. Muster der Nachbildung und Nachahmung im practischen Geschäft.

Ich verstehe darunter solche, bey denen es mehr auf den Geist ankommt, der darinnen herrscht, als auf die Materialien, die sie enthalten, mehr auf ihren subjectiven als objectiven Werth. Diese Schriften müssen also nicht blos gelesen, sie müssen studiert werden, damit man nicht blos auswendig lerne, was sie enthalten, sondern sich dem Geist, der darinnen weht, die Denk- und Handlungsweise des Verfassers eigen mache. Es giebt eine Menge Dinge in der Praxis, die sich nicht lehren lassen, eine Menge verwickelter, kritischer und individueller Lagen, aus denen und kein System, kein Compendium heraushilft, und die den anfangenden Arzt in die peinlichste Verlegenheit setzen können. In solchen Fällen zu sehen, welchen Ideengang ein Boerhave, Sydenham, Brendel, Lentin, Wichmann, Herz, Selle, Frank etc. nahmen, mit welcher Sagacität, Klugheit, Geistesgegenwart, Standhaftigkeit sie sich heraushalfen, – diess ist von erstaunlichem Werth. – Es ist ausgemacht, dass Beyspiele das beste Mittel zur Vollendung in einer practischen Wissenschaft sind, und diese Schriften haben eben den Nutzen für den Arzt, den die Feldzüge eines Friedrich II., Villars etc. für den Tactiker haben. – aber freylich gehört dazu, von Seiten der Schriften, dass der Verfasser das Talent hat, seinen Geist hineinzulegen, und von Seiten des Lesers, dass er sie nicht blos lieset, um Recepte und Formeln zu haschen, sondern in den Geist derselben eindringt, und sich oft fragt, ehe er weiter liest, wie würdest du in diesem Falle gehandelt haben?

3. Repertorien zum Nachschlagen, um practische Notizen und Matrialien zu sammeln, auch immer in der Kenntnis der neuen Erfindungen und Bereicherungen der Heilkunnst mit fortzugehen. (Hufeland 1800: XV–XVII)

Auf diese Bibliografie soll noch im folgenden Kapitel eingegangen werden. In Bezug auf seinen didaktischen Wert zeigt sie das Anliegen des Autors, der praktischen Medizin einen theoretisch fundierten Wert zu geben bzw. die Wichtigkeit des theoretischen Wissens auch für die praktische Medizin zu betonen. Ein solches Anliegen war eigentlich auch in den älteren Werken des untersuchten Korpus enthalten, die, wie schon bemerkt, zum Teil auch auf dem theoretisch tradiierten Wissen klassischer Autoritäten basierten, aber im Lehrtext von Hufeland wird es ausdrücklich als didaktisches Problem vorgestellt. Der zweite Punkt in der oben zitierten Stelle zeigt insbesondere, dass Lernen für Hufeland nicht nur praktisch in Bezug auf die Erfahrung mit der außersprachlichen Dimension des Wissens, sondern auch mit einer sprachlichen Systematisierung verbunden ist und damit jeweils Ausdruck der geistlichen (gedanklichen) Dimension, die eben nur sprachlich weitergegeben und erworben werden kann. In diesem Punkt wird also die Fachkommunikation als Ausdruck des Fachdenkens ersichtlich.

Metaphern werden auch in diesem Werk verwendet, und sie dienen unterschiedlichen Funktionen. Im folgenden Zitat wird zum Beispiel das Leben mit einer Flamme verglichen:

> Wir wollen zurückgehen zu dem Uranfang alles Lebens, zu dem Prozess, wo der erste **Funke** dieser wunderbaren **Flamme entzündet** wird, zur Zeugug. (ebd.: 41).

Während diese Metapher eher nur eine interesseweckende Funktion ausübt, werden manchmal Metaphern absichtlich zur Unterstützung von Argumentationen verwendet. Besonders interessant in Bezug auf die Unterscheidung zwischen unbeabsichtigtem und beabsichtigtem Gebrauch ist vor allem die Tatsache, dass auch diejenigen, die sehr tief im medizinschen Denken verwurzelt sind und auch im Text von Eller als sehr konventionalisiert vorkommen, zum Teil absichtlich verwendet werden:

> Denn was ist die Erhaltung des Lebens selbst schon anders, als ein unaufhörlicher **Kampf** mit den auf uns **eindringenden** Todesursachen, und eine **Besiegung** derselben? (ebd.: 11)

KRIEGSMETAPHORIK wird im selben Text auch unbeabsichtigt verwendet:

- **Wiederausbruch** dieser krankhaften Tätigkeit (ebd.: 23)
- Indem die nächste Ursache unmittelbar **angegriffen** und bezwungen wird z. B. beym Blutfluss der zu schwache **Widerstand** des Gefässe durch Adstringentia, mechanischen Druck etc. (ebd.: 72).

Wie Bauer (2006) betont, sind die politischen und militärischen Bereiche die ältesten und am häufigsten verwendten Bildspender der medizinischen Metaphern. Neben der KRIEGSMETAPHORIK lässt sich auch die politische Dimension medizinischer Begriffe im Text Hufelands erkennen, wie aus den folgenden Beispielen ersichtlich wird, die die Metapher ORGANISMUS ALS STAAT versprachlichen:

- Das Innere, der Mechanismus dieser Heiloperationen der Natur hat seinen Grund, so wie jede lebende Operation, in den Grundkräften und **Grundgesätzen** des Organismus. (ebd.: 16)
- Es giebt Krankheiten, die [...] eine natürliche zur Ausbildung des Organismus gehörige **Revolution** zu bewirken (ebd.: 76).

Weitere Metaphern, die sich in diesem Text erkennen lassen, werden im Folgenden aufgelistet:

- GLEICHGEWICHTS- und STÖRUNGSMETAPHORIK:
  - o eine Aufhebung des örtlichen **Übels**, Erhebung oder Schwächung oder Umstimmung der Thätigkeit, genug Wiederherstellung des **Gleichgewichts** (ebd.: 20)
  - o jene Unthätigkeit für die **Harmonie** und das **Gleichgewicht** des ganzen Organismus (ebd.: 20)
  - o Diese **Grundfehler** der Mischung (ebd.: 27)
  - o Verbesserung eines materiellen **Fehlers** (ebd.: 27)
  - o Wenn die Natur überhaupt ihre Integrität verloren hat, und das ganze Leben der Menschen ein **anomalischer** und erkünstelter Zustand geworden ist; dann können wir auch jene **normale** Naturwirkung in Krankheiten nicht mehr erwarten, die nur das Eigenthum einer unverdorbenen und regulären Natur ist. (ebd.: 32).
  - o Die Krankheit selbst (im wahren praktischen Sinne) ist derjenige **fehlerhafte** Zustand der Kräfte und Materie des Körpers, der den

Erscheinungen so wesentlich zum Grunde liegt, dass mit seinem Daseyn auch die Erscheinung da sind, und mit seiner Abwesenheit auch die Erscheinungen fehlen. (ebd.: 67)

- o So, um bey obigen Beyspielen zu bleiben, ist die nächste Ursache des Blutflusses das aufgehobene **Gleichgewicht** zwischen dem contento und den contentibus, welches sowohl in einem plus als minus liegen kann; nächste Ursache des Wechselfiebers jene **anomalische** Wirkungsart des Nervensystems, welche den wesentlichen Fiebererscheinungen zum Grunde liegt, und welche sowohl durch Schwäche, als durch mancherley spezifische Reize erzeugt werden kann; nächste Ursache der Wassersucht das aufgehobene Gleichgewicht zwischen Exhalation und Absorpion, welches sowohl durch Schwäche als auch durch übermässige Stärke, oder auch durch spezifische Reizung […] erzeugt werden kann. (ebd.: 71)

- • REISE- und RAUMMETAPHORIK:
  - o Je mehr der praktische Arzt die verschiedenen Wege und Verhältnisse kennt durch welche auf die organische Natur gewirkt und sie umgeändert werden kann, je mehr ihm folglich Ansichten und Behandlungsarten derselben zu Gebot stehen, desto umfassender und vollkommener ist seine Kunst, desto mehr werden sie werden sich auch in solchen Fällen ihm noch Ideen und Heilwege anbieten, wo ein andrer, der an eine allein helfende Kurart glaubt, am Ende seiner Kunst ist; desto freyer kann **sein Geist um sich herumblicken**, und neue Wege der Heilung […] aufsuchen, desto eher kann er Erfinder werden und das Gebiet der Heilkunst erweitern. (ebd.: 51)
  - o die […] den natürlichen **Gang** der Krankheit stören (ebd.: 12)
  - o und der **Gang** der Krankheit durch keinen künstlichen Eingriff gerstört oder verändert wurde. (ebd.: 12)
  - o Diese Krankheiten haben daher ihre **Grenzen** (ebd.: 13)
  - o Wie oft sehen wir nicht Kranke an hitzigen Fiebern, die durch zu warmes Verhalten und eingeschlossene Luft dem **Tode nahe** gebracht waren. (ebd.: 30)

- • KRANKHEIT ALS OBJEKT
  - o Die Krankheit ist **gebrochen** (ebd.: 13)
  - o Erstens, wenn die nächste Ursache schon so eingewurzelt, schon so sehr ein **Eigenthum** selbst geworden ist, dass sie auch, und folglich

die Krankheit, trotz der gehobenen entfernten Ursachen, fortdauert. (ebd.: 72).

  - o wenn die Krankheit durch lange Dauer ein **Eigenthum**, ja ein Bedürfnis des Organismus geworden ist, und ihre Entfernung eine plötzliche **Lücke** in der Verbindung der organischen Kraft und Verrichtungen macht. (ebd.: 77).

- MEDIZIN ALS GESCHÄFT
  - o dann hat der Patient, ob er gleich seine Krankheit los wird, für seine Lebensoperation und Dauer mehr **verloren** als **gewonnen**. (ebd.: 78).

- KRANKHEIT ALS MENSCH
  - o Die Krankheit hört an dem bisherigen Theil und folglich unter der bisherigen Gestalt auf, und kommt an einem andern und unter einer andern **Gestalt** hervor. (ebd.: 15)

Bei der zum Teil argumentativ entfalteten Darstellung der Naturtherapeutik wird in einer ebenso argumentativ entfalteten Fußnote diese Theorie mit der sogenannten schönen Kust, also mit der ästhetisch und nicht zweckmässig motivierten Kunst, verglichen:

> Es ist mit diesem empirischen, anchaulichen Theil der Heilkunst, wie mit der schönen Kunst. Beide erfordern einen eigenen Sinn für die Naturbeobachtung, diese eine eigene Ausbildung der Sinnlichkeit für die schöne, jene für die kranke Natur, daher es in diesem Sinn eben so wohl gebohrne Heilkünstler, als gebohrne Schönkünstler geben kann. So gewiss es nun zwar ist, dass wir in der Theorie und den Regeln der Aesthetik jetzt viel weiter sind als die Griechen, so zeigen doch ihre noch übrigen Kunstwerke, dass sie in dem anschauenden und darstellenden Theil der Kunst und in dem empirischen Sinn für Schönheit ungleich weiter waren als wir, woran unstreitig theils die reinere und unverdorbenere Menschen-Natur objectiv, theils der reinere Sinn der Künstler zur Auffassung jener Form subjektiv Ursache waren. Und dasselbe gilt von der kranken Natur. Die Darstellungen derselben in den Schriften der griechischen Aerzte werden ewig Muster der Darstellung und zugleich die einzigen Fundamental. (Hufeland 1800: 12)

Ein solcher Vergleich könnte auch insofern einen didaktischen Wert haben, weil er das Verstehen der zugrundeliegenden Prozesse der Erkenntnisgewinnung nach dieser Theorie veranschaulicht.

6.5.4 Intertextuelle Hinweise

Der Text ist im Hinblick auf diese Ebene besonders interessant, nicht nur, weil er viele intertextuellen Hinweise enthält, sondern auch, weil diese sehr differenziert hinsichtlich Form und Funktion sind. In der oben zitierten Einleitung zur Bibliographie lässt sich schon bemerken, dass die dort aufgelisteten Texte nur indirekt als Quelle dargestellt werden. Sie sind deswegen wichtig für den Autor, weil sie seine eigene professionelle Vorbereitung ermöglicht haben. Der Grund, weshalb er sie in diesem Text auflistet, ist jedoch nicht mit der heutigen Funktion einer Bibliographie, die im Prinzip ein zuverlässiges Bild des zugrundeliegenden Forschungsprozesses erlaubt, unmittelbar gleichzusetzen. Dem Autor geht es eher darum, Lernempfehlungen zu geben: Solche intertextuellen Hinweise würden aus heutiger Sicht eine vertiefende Literatur darstellen.

Formal lässt sich darüber hinaus feststellen, dass manche Texte, die zu dieser Bibliografie gehören, jeweils auch Lehrtexte sind:

> Vogel Handbuch der practischen Arzneywissenschaft zum Gebrauche für angehende Aerzte. Stendal 1781. 4 Bände [...]
> Vogel Anleitung zum Krankenexamen. Stendal 1796. [...]
> Riechter Anfangsgründe der Wundarzneykunst. Göttingen 1787.
> (Hufeland 1800, XVII)

Sie sind darüber hinaus nicht alphabetisch angeordnet, wie man es von einer heutigen Bibliographie erwarten würde. Im Text werden außerdem die intertextuellen Hinweise oft in Fußnoten angegeben. Solche Noten sind nicht nummeriert, sondern durch einen Asterisk signalisiert:

- [Das Thema hier ist die Naturtherapeutik, deren Wirken durch Beispiele argumentativ unterstützt wurde] *) Man sehe hierüber ein Buch, welches reich an hierher gehörigen Thatsachen und an heilen Blicken in ihre Natur ist: Gall über Natur und Arzneywissenschaft. Ferner Cooks, Forsters und anderer Reisenden Bemerkungen über die Südseeinseln. – Auch findet sich ein äusserst merkwürdiger Fall der Art in den Auszügen aus dem Tagebuch eines neuen Reisenden nach Asien, aus dem Franz, Leipzig 1784. Der Vf. wurde mit der Pest behaftet, von seiner Karavane in den Sandwüsten Arabiens verlassen, lag im heftigsten Pestfieber 9 Tage lang unter freyem Himmel ohne Menschenhülfe, ohne das Vermögen, sich von der Stelle zu regen, ohne altes Labsal, außer dem Wasser, was er mit der Hand aus einer kleinen Quelle schöpfte, die Pestbeulen gingen im Brand über, und das alles überstand er durch innere Naturkraft allein (ebd.: 9–10).

Im Text wird sogar ein Zitat verwendet, das jedoch formell nicht weiter spezifiziert wird:

- Und der Hippocratische Ausspruch bleibt immer noch wahr: quando suppurat, non revertitur. (ebd.: 25)

Aus Hufelands Worten lässt sich nur vermuten, dass das Zitat als dem Adressatenkreis bekannt vermutet wird und wie bei älteren intertextuellen Hinweisen dazu dient, die Gültigkeit des Dargestellten zu versichern.

Ein weiteres direktes Zitat eröffnet den zweiten Band dieses Handbuchs, und es stammt aus „Wilhelm Meister“ von Goethe:

> Nur ein Teil der Kunst kann gelehrt werden, der Künstler braucht sie ganz. Wer sie halb kennt, ist immer irre und redet viel; wer sie ganz besitzt, mag nur tun und redet selten oder spät. Jene haben keine Geheimnisse und keine Kraft, ihre Lehre ist, wie gebackenes Brot, schmackhaft und sättigend für einen Tag; aber Mehl kann man nicht säen, und die Saatfrüchte sollen nicht vermahlen werden. Die Worte sind gut, sie sind aber nicht das Beste. Das Beste wird nicht deutlich durch Worte. Der Geist, aus dem wir handeln, ist das Höchste.

Obwohl das Zitat natürlich keine direkte Verbindung zu dem vorgestellten medizinischen Wissen aufweist, kann es einerseits gesehen werden als Ausdruck seiner Achtung für Goethe, mit dem Hufeland, wie oben betont (vgl. 5.3.5.), nicht nur auf professioneller Ebene in Kontakt, sondern auch befreundet war, und andererseits als Erklärung seiner eigenen Einstellungen zum Problem der Bildung.

Im zweiten Band gibt es keine Bibliografie, aber jedes Kapitel beginnt mit einer Liste von Texten, die zwar nicht weiter besprochen werden, aber womöglich sowohl als Quelle als auch als vertiefende Lektüre dienen sollen, und zwar genau im Sinne der oben dargestellten und im ersten Band verwendeten Bibliographie:

> Febris intermittens.
> Wechselfieber, kaltes Fieber, aussetzendes Fieber.
> Werholff Opera.
> Torti Therapeutice general.
> Senac de recondite Febrium natura.
> Strak Observationes de febribus intermittentibus.
> Truca de Krzowzitz Historia febrium intermittentium omnis aevi observata.
> Grainger Bemerkungen über das kalte Fieber.
> Von Hoven über das kalte Fieber und seine Heilart. (Hufeland 1803, 50)

Da Hufeland in diesem Band im Unterschied zum ersten solche Hinweise nicht kommentiert, müsste eine inhaltliche Analyse die Funktion klären, die sie ausüben: Ob sie nur als Quelle angegeben werden oder, ob sie wie im anderen Text zur Vertiefung des entsprechenden Themas einladen.

7 Ausblick

Im folgenden abschließenden Kapitel werden die Ergebnisse der Studie zusammengefasst und interpretiert. Dabei wird die untersuchte Textsortenklasse genauer umrissen. Es wird sich jedoch zeigen, dass die Schlussfolgerungen als Anhaltspunkte für weitere Untersuchungen dienen sollen, die das Korpus und eventuell die Analyseebenen sowie zugrundeliegende Kategorien erweitern und problematisieren sollen. Dementsprechend werden bei der Formulierung dieses Ausblicks auch Desiderata und offene Fragen angesprochen, die die notwendige Offenheit der theoretischen und methodologischen Auseinandersetzungen mit dem Problem der (Fach)Textualität widerspiegeln. Eine sehr knappe Zusammenfassung soll als Ausgangspunkt folgenden Kapitels dienen:

Der deutsche medizinische Lehrbuchtext ist eine dominant deskriptive Textsortenklasse. Sie dient wie die heutige Textsorte *Hochschullehrbuch* der Vermittlung von „Grundkenntnissen" (vgl. Bongo 2008: 241) eines (praxisorientierten) Fachbereichs und der Herstellung einer „Orientierungsebene" (vgl. ebd.:) für solche Kenntnisse. Eine solche Funktion wird deskriptiv, durch Übersetzungen sowie (ab der frühneuhochdeutschen Phase der Sprachgeschichte) etymologische Erklärung der Terminologie erfüllt, die Didaktisierung anhand von Metaphern und Vergleichen und mithilfe metakommunikativer Intertextualitätshinweise, die jedoch bis zum 18. Jahrhundert nicht normiert sind.

Bilder könnten in diese Betrachtung auch einbezogen werden. Da sie aber nur in einem Text dieser Studie vorkommen, dürfen sie (noch) nicht als spezifisch für die Textsortenklasse gelten. Dabei weisen sie jedoch interessanterweise einen eigenen informativen Charakter auf und tragen zur Wissenskonstitution bei.

7.1 Schlussfazit: Der deutsche medizinische Lehrtext

In dieser Studie wurden Lehrtexte im Hinblick auf ausgewählte Ebenen, die bei der Textsortenklassenbestimmung für relevant gehalten wurden, analysiert: Textgestaltung, Didaktisierung (dazu Metaphern und Vergleiche), fachsprachliche Postulate (insbesondere Eindeutigkeit bzw. Terminologiegebrauch und -erklärung), intertextuelle Hinweise. Solche Texte wurden als Paradebeispiele einerseits der untersuchten Textsortenklasse und andererseits der jeweiligen Momente der deutschen Sprachgeschichte sowie, aus diskurshistorischer Sicht, der praxisorientierten Medizingeschichte behandelt. Die Auswahl der Analyseebenen war so gedacht, dass sie eine möglichst genaue Beschreibung der Merkmale dieser Textsortenklasse im Hinblick auf ihre Funktion erlauben würden, die als entscheidendes Kriterium der textuellen Dimension gehalten wurde.

Die Funktion spiegelt sich in erster Linie in der Art und Weise wider, wie die ausgewählten Themen logisch dargestellt, bzw. „entfaltet" werden (vgl. Brinker/Cölfen/Pappert 2014: 57ff.). Die gesammelten Daten deuten darauf hin, dass medizinische Lehrtexte in deutscher Sprache im Hinblick auf ihre Entfaltungsstruktur hauptsächlich deskriptiver Natur sind, und zwar vom Mittelalter bis zur Neuzeit. Insbesondere werden je nach Themenart zwei Typen von Deskription verwendet: Die Autoren beschreiben regelhafte Vorgänge (in den älteren Texten bei therapeutischen Maßnahmen inklusive Heilmittelvorbereitung) oder einen Gegenstand (typischerweise, aber nicht immer eine Krankheit bzw. einen pathologischen Zustand).

Da medizinische Lehrtexte, vor allem in ihrer praxisorientierten Form, darauf abzielen, den LeserInnen einen Überblick des medizinischen Wissens zu bieten, das im Hinblick auf seine praktische Anwendung bzw. Symptomerkennung, Diagnoseformulierung (bzw. Einordnung in ein begriffliches Fachsystem) und Therapiefortschritt (der nach erprobten standardisierten Verfahren erfolgen soll) systematisiert wird, liegt es auf der Hand, dass die Dominanz deskriptiver Entfaltung thematisch bedingt sein könnte. Es geht schließlich in diesen Texten darum, eine bestimmte Beobachtungsfähigkeit zu fördern, die ärztliche Praxis erst ermöglicht und das darauf basierende (prozedural bestimmte, aber zum Teil auch deklarativ verfügbare) Handeln prägt.

An zweiter Stelle sind Explikationen zu erkennen. Argumentationen kommen selten vor, sie leisten jedoch in den Texten von Paracelsus und Hufeland einen besonderen funktionalen Beitrag. Dabei ist es nämlich interessant zu merken, dass beide Autoren die Texte nicht nur zur Aufbereitung des traditionellen medizinischen Wissens verwenden, sondern auch, um ihre eigenen Theorien im Hinblick auf solches Wissen vorzustellen. Argumentationen könnten dementsprechend mit solchen persönlichen Absichten verbunden sein.

Narrationen lassen sich dagegen nur im Lehrbuch des Paracelsus erkennen: Das Vorkommen von Erzählungen in der ersten Person Singular könnte, wie oben bemerkt (Kapitel 6.3.) mit seinem Schreibstil und den damit verbundenen (und dadurch kritisch ausgedrückten) erkenntnistheoretischen Einstellungen verbunden werden. Dabei wäre jedoch ein Vergleich mit den heutigen Lehrbüchern interessant, um die unterschiedlichen Funktionen, die solche Themenentfaltungsmuster dabei aufweisen, auszumachen (vgl. 7.2.).

Aus makrostruktureller Sicht lässt sich darüber hinaus ein wiederkehrendes Muster erkennen, das bei fast allen Texten die Kapitel, und zwar vor allem diejenigen, die Krankheiten beschreiben, bestimmt:

Ortolf	Gersdorff	Eller	Hufeland I	Hufeland II
• Benennung der Krankheit bzw. Definition • Ursachen/ Unterklassen • Symptome • Therapie	• Einführung • Ursachen und Zeichen • Unterklassen • Heilung	• Definition • Spezifizierungen (Unterklassen) und Kennzeichen (Symptome) • Ursachen bzw. Ätiologie • Therapie	• Definitionen • Spezifierungen • Vertiefungen	• Diagnostik • Prognostik • Ätiologie • Therapie

Tab. 11: Wiederkehrende Makrostruktur der Kapitel

Paracelsus stellt in dieser Hinsicht auch eine Ausnahme dar, denn die Kapitel in seinem Text lassen sich nicht auf ein übergeordnetes Schema reduzieren.

Zur professionellen Vorbereitung gehört in erster Linie das Beherrschen von Terminologie, die die Fachkommunikation zum größten Teil ausmacht. Die Erklärung und/oder Übersetzung der Terminologie dürfte als Charakteristikum der untersuchten Textsortenklasse gelten, wie die zahlreichen Beispielen aus (fast) allen Texten beweisen (in dieser Hinsicht gilt Paracelsus auch als Ausnahme). Dabei lässt sich jedoch festhalten, dass eine solche Erklärung nicht immer auf die gleiche Weise erfolgt und aus diachronischer Sicht interessante Veränderungen erfahren hat.

Das Phänomen der Mehrsprachigkeit in den Wissenschaften betrifft aus diachronischer Sicht in der vorliegenden Untersuchung das Verhältnis zwischen Deutsch und Latein bzw. den Gebrauch und die schrittweise Etablierung des Deutschen als Wissenschaftssprache trotz des Prestiges des Lateins. Wie schon mehrmals bemerkt, ist die Sprachwahl in den untersuchten Texten nicht (unmittelbar) mit einem bewussten Streben nach Forderung des Deutschgebrauchs in der Medizin verbunden, sondern sie ist in den älteren Phasen der Sprachgeschichte mit dem (damals oft lateinunkundigen) Adressatenkreis eng verbunden. Es stellten sich dementsprechend folgende Frage: Wie wird die Terminologie in den Texten behandelt? Wird sie systematisch erklärt? Berücksichtigen die Autoren auch terminologische Probleme bzw. äußern sie sich hinsichtlich der Eindeutigkeit in der Fachkommunikation? Zeigen sie auch ein fachsprachliches Interesse bzw. ein didaktisches Anliegen für das Problem der Mehrsprachigkeit?

Bezüglich dieser Fragen lässt sich Folgendes festhalten: Die Autoren erklären immer die Terminologie, wenn sie den thematischen Schwerpunkt des Teiltextes (Kapitels oder Absatzes) bezeichnet. Der einzige Themenbereich, der aus diachronischer Sicht nie davon betroffen ist, ist die Pflanzenkunde. Ortolf von Baierland übersetzt oder erklärt die meisten medizinischen Termini, je nachdem, ob ein entsprechendes deutsches Wort vorhanden war. Hans von Gersdorff verwendet dazu auch etymologische Erklärungen und fügt am Ende des Textes drei Vokabularien hinzu. Das „Feldtbuch der Wundarzney" zeigt dementsprechend schon ein höheres sprachliches Interesse für terminologische Probleme auf, das sich in den folgenden Jahrhunderten noch verstärkt. Etymologische Erklärungen lassen sich auch im Text Ellers erkennen, und sie begleiten in der Regel die Definitionen am Anfang des Kapitels. Hufeland übersetzt oder erklärt die Termini, sein Text ist aber vor allem im Hinblick auf die metakommunikativen Äußerungen zum Problem der Eindeutigkeit interessant:

> [Zum Begriff „Grundkrankheiten" in einer Fußnote] Ich weiss keinen schlicklichern Nahmen für diese Krankheit des Vitalitätsverhältnisses, in so fern alle Fehler erst Vitalitätsfehler werden müssen, um Krankheit zu sein. Man hat sie auch allgemeine Krankheiten genannt im Gegensatz der örtlichen und materiellen. Da aber auch eine Krankheit des Lebensverhältnisses örtlich und hingegen eine materielle Krankheit allgemein seyn kann, so finde ich diese Benennung nicht brauchbar. (Hufeland 1800: 146)

Das Zitat deutet darauf hin, dass Hufeland versucht hat, terminologisch so korrekt wie möglich zu sein, ihm war dementsprechend die Bedeutung einer möglichst exakten Bezeichnung von Gegenständen zur Vermeidung von Ambiguität bewusst.

Die Orientierung, die das Hochschullehrbuch schafft, basiert darüber hinaus auf Grundkenntnissen, die ausdrücklich auf andere Texte hinweisen. Es geht nämlich immer um eine systematische Auseinandersetzung mit einem

Kanon, was auf unterschiedliche Weise in den Texten weitergegeben werden soll. In dieser Hinsicht lassen sich keine festen formellen Strukturen in den praxisorientierten Lehrtexten erkennen, und zwar weder aus diachronischer noch aus synchronischer Perspektive. Trotzdem lassen sich Formen der Intertextualität erkennen, die bei allen Texten vorkommen, nämlich die metakommunikativen Hinweise in Form von Anknüpfungen (vgl. Hausendorf/Kesselheim 2008: 189). Solche Hinweise sind die älteste Form von Intertextualität, wie die Beispiele aus den mittelhochdeutschen sowie frühneuhochdeutschen Texten zeigen. Dabei dienen sie nicht nur als Quelle, sondern auch als Garantie bzw. Beweis der Wahrheit des Dargestellten, da der medizinische Erkenntnisgewinn bis zur Aufklärung nicht auf direkter Erfahrung, sondern auf antiken Autoritäten basierte. In diesen Phasen war also solches Wissen auch nicht problematisiert, sondern als unbestreitbare Wahrheit dargestellt. Im 18. Jahrhundert lassen sich dagegen einige Veränderungen erkennen: Infolge der Aufklärung entwickelt sich eine kritischere Haltung gegenüber den alten Autoritäten, so vergleicht zum Beispiel Eller die unterschiedlichen Krankheitsdefinitionen in der Einleitung seines Werkes, und auch in therapeutischer Hinsicht werden manchmal die Maßnahmen im Hinblick auf unterschiedliche Positionen beschrieben. Eine besondere Stellung nimmt Hufelands Text ein, denn der Autor verwendet nicht nur metakommunikative Kommentare, sondern auch Textnachweise in Form von Zitaten und Paraphrasen. Interessanterweise fügt Hufeland eine Bibliografie am Anfang seines Textes ein, die jedoch nach seinen eigenen Worten für didaktische Zwecke bestimmt ist.

Die Intertextualität stellt, wie mehrmals betont, eine vielseitige Ebene der Analyse dar, die sich auf unterschiedliche Weise in den Texten zeigt. Sie stellt insbesondere die Schnittstelle dar zwischen der genuin textlinguistischen Analyse und der diskursiven Dimension, die sich in den Texten äußert. Um diese Dimension in die Studie ausdrücklicher und analytischer zu integrieren, wurden die konzeptuellen Metaphern analysiert, die eine wichtige Grundlage zur Diskurskonstitution darstellen. Solche Metaphern dienen in den Texten unterschiedlichen Funktionen, die als Anhaltspunkte für zukünftige Untersuchungen dienen könnten. Sie erleichtern nicht nur das Verstehen der entsprechenden Phänomene und Gegenstände, indem sie eine konkrete Grundlage für abstrakte Begriffe wie Gesundheit und Krankheit sind, oder erhellen auch anatomische Strukturen, die bis zur Entwicklung der empirischen Methode auch grundsätzlich abstrakt waren. Manche von diesen Metaphern haben sich historisch etabliert (wie die vielzitierte KRIEGSMETAPHORIK) und als solche werden sie konventionell weitergegeben. Durch diese Weitergabe in Lehrkontexten ermöglichen sie die Entwicklung von den entsprechenden zugrundeliegenden Fachdenkmustern (z. B. der Auffassung von HEILUNG ALS KRIEG). Wie Steen (2008) bemerkt, sollte die kommunikative Funktion von Metaphern nicht (mehr) vernachlässigt werden. Er plädiert diesbezüglich für ein Drei-Ebenen-Modell, das die linguistische, kognitive und kommunikative Dimension berücksichtigt. Dabei unterscheidet er zwischen beabsichtigtem und unbeabsichtigtem Gebrauch, um zu betonen, dass SprecherInnen oft bewusst Metaphern verwenden, um bestimmte kommunikative Ziele zu erreichen. Die Beeinflussung der kognitiven Perspektivierung, die Metaphern notwendigerweise mit sich bringen, wird dementsprechend relativiert bzw., sie wird z. T. von den SprecherInnen bewusst ausgenutzt. Die in dieser Studie zu dieser Ebene gesammelten Daten deuten darauf hin, dass in der untersuchten Textklasse beide Gebrauchsformen vorkommen. Wenn die Autoren eine neue bzw. nicht konventionelle Metapher verwenden, dann ist sie in der Regel beabsichtigt verwendet und dient entweder der Didaktisierung von Inhalten oder der Unterstützung von Argumentationen. Wenn sie sich dagegen auf sehr konventionelle Muster beziehen, dann werden sie in der Regel (aber nicht immer) unbeabsichtigt verwendet. Interessanterweise ist diese Verbindung konventionell: Die Kriegsmetaphorik, deren Wurzel sehr alt ist, kommt im Lehrtext von Hufeland beabsichtigt vor. Das mit dieser Metapher verbundene Denkmuster wurde also nicht unbedingt unreflektiert verwendet. Es wäre diesbezüglich wünschenswert zu überprüfen, wie solche Metaphern in anderen medizinischen Texten verwendet werden, welche linguistische Form sie aufweisen und welche Funktion sie ausüben. Diese sowie weitere offene Probleme werden genauer im folgenden abschließenden Kapitel angesprochen.

7.2 Desiderata

Die Texte wurden, wie oben betont, als Paradebeispiele nicht nur der fokussierten Textsortenklasse, sondern auch der jeweiligen Phasen der deutschen und Medizingeschichte behandelt. Die Begrenztheit der Quellen, die die Analyse historischer Texte immer erschwert, hat bei der Auswahl eine erhebliche Rolle gespielt: Es wurden also, allgemein formuliert und wiederholt, nur Texte ausgewählt, die ursprünglich in deutscher Sprache verfasst wurden und anhand innerer (metakommunikativer Äußerungen) oder äußerlicher Gegebenheiten (Adressatenkreis) als Lehrwerke aufgefasst. Eine solche Stellung sollte natürlich noch im Rahmen weiterer synchronisch sowie diachronisch orientierter Studien bestätigt und/oder problematisiert werden. Die Grenze der hier umrissenen Textsortenklasse sollte insbesondere mithilfe zusätzlicher Texte, die Ausdruck der Unterschiede zwischen den dazu gehörenden Textsorten sein sollen, noch genauer bestimmt werden. Es wäre in Bezug darauf auch interessant zu klären, inwieweit die auf Deutsch geschriebenen Lehrtexte, die ursprünglich für den nicht akademischen aber trotzdem professionellen Bereich gedacht waren, sich von denen unterscheiden, die dagegen für den Gebrauch als Hochschullehrbücher konzipiert waren, jedoch auf Latein verfasst wurden. Eine solche Untersuchung würde auch klären, wie die beiden Denk- und Schreibtraditionen sich vereinigen, und durch einen Vergleich mit den heutigen Lehrbüchern, der natürlich auch wünschenswert ist, zeigen, inwieweit das hier festgestellte Muster auf die deutsche und lateinische Schreibkultur bzw. auf ihre gegenseitige Beeinflussung zurückgreift.

Das Thema des Aufeinandertreffens unterschiedlicher Denk- und Schreibkulturen bzw. der Verbindung zwischen der Nationalsprache und der Lingua franca in der wissenschaftlichen Kommunikation ist sehr aktuell. Der Gebrauch des Englischen als Lingua franca der Wissenschaftskommunikation und das Verhältnis dieser Sprache zum Deutschen sind nämlich Probleme, die in den letzten Jahren stärker ins Zentrum des linguistischen Forschungsinteresses getreten sind. Wie Bongo (2018: 146) diesbezüglich bemerkt, ist das Prestige des Englischen als Wissenschaftssprache keine selbstverständliche bzw. von den Merkmalen der Sprache selbst bedingte Gegebenheit, sondern vor allem als historisches Phänomen zu sehen, und als solches dem Wandel der historischen Umstände unterworfen. Daraus sowie um die Gefahr nationalsprachiger Perspektive zu vermeiden (vgl. ebd.), entsteht die Möglichkeit bzw. Notwendigkeit, das Problem der wissenschaftlichen Mehrsprachigkeit und der Förderung der Nationalsprache(n) in den Wissenschaften aus einer genuin linguistischen Perspektive zu betrachten. Anschließend an die von Roelcke (2015: 97) festgestellten Argumente für die Förderung des Deutschen als Wissenschaftssprache listet Bongo (2018: 147f.) zwei weitere wichtige Argumente auf: das „humboldtianische Argument“ (ebd.) und die „soziale Verpflichtung“ (ebd.: 148–149). Beim ersten geht es, zusammengefasst, darum, die „epistemische Verpflichtung“ der deutschen Sprache als Mittel der Wissenskonstitution zu fördern (ebd.: 147). Das zweite Argument bezieht sich hingegen auf die Wissensvermittlung und darauf basierende Entwicklung des Deutschen als Kultursprache: Dabei geht es nicht um einen „Vergleich zwischen Sprachen“, sondern um das komplexere „Verhältnis zwischen Texten“ (ebd.: 153). Im Hinblick auf eine solche Auffassung des Problems der Mehrsprachigkeit wäre es interessant zu klären, wie das Verhältnis zwischen Deutsch und Latein und das zwischen Deutsch und Englisch sich unterscheiden: Wird in den heutigen medizinischen Lehrtexten die englische Terminologie auch erklärt, und, wenn ja, wie? Lassen sich auch metakommunikative Hinweise erkennen, die einen bewussten Umgang mit diesem Phänomen zu fördern versuchen?

Hinsichtlich des Problems der Intertextualität im engeren Sinne wäre es noch interessant zu überprüfen, welche Hinweise sich in den heutigen Lehrtexten erkennen lassen, ob sie formell geregelt sind (wie es üblicherweise in den heutigen sogenannten Primärtextsorten der Fall ist) und welche Funktion(en) sie aufweisen.

Zu dem Problem der Didaktisierung wären vor allem Untersuchungen zum Beitrag der Bilder zur Wissenskonstitution wünschenswert, die in dem hier analysierten Korpus nur in einem Text vorkommen. Schließlich wäre eine systematische Auseinandersetzung mit den konzeptuellen Metaphern und ihren Funktionen wünschenswert, und zwar sowohl innerhalb der medizinischen Kommunikation aus synchronischer sowie diachronischer Sicht als auch in Bezug auf weitere Fachbereiche: Man denke z. B. an die schon festgestellte gegenseitige Beeinflussung von Medizin und Politik.

8 Anhang: Themenentfaltungen quantitativ gezeigt

Mehrmals wurde in dieser Arbeit auf die Dominanz der Deskription als Themenentfaltungsmuster verwiesen. Zur Veranschaulichung einer solchen Behauptung werden im Folgenden beispielhaft quantitative Daten angegeben. Von den untersuchten Texten wurden Textausschnitte ausgewählt und im Hinblick auf ihre Themenentfaltungen statistisch dargestellt. Bei allen Texten wurden die Themenentfaltungen der ersten Kapitel angegeben, die in den älteren Lehrtexten, obwohl sie viel kürzer als die moderneren Texte sind, zahlreicher sind, und zwar:

- Ortolf von Baierland (vom ersten bis zum 36. Kapitel, vgl. Riha 2014b: 28–40): Vorbemerkung, die vier Elemente, ihr Gleichgewicht und Störung, manche therapeutischen Maßnahmen, Anatomie, manche Arzneien, ein Teil der Harnschau.
- Hans von Gersdorff (die ersten zehn Kapitel bzw. vom Anfang bis zum 12. Blatt): Einführung und Anatomie
- Paracelsus (die ersten elf Kapitel): Ansehen und Heilung unterschiedlicher Wunden
- Eller (Einleitung und die ersten zwei Kapitel): Einführung in die Krankheitslehre, Vollblütigkeit und Kongestionen.
- Hufeland Band I (Einleitung und ein Teil des ersten Kapitels): Bestimmung und Grundgesetze der Naturtherapeutik.
- Hufeland Band II (erstes Kapitel): Allgemeine Aspekte der Fieber.

Die gesammelten Daten ergeben Folgendes, das unten auch graphisch dargestellt und zusammengefasst wird:

	Arzneibuch	Feldtbuch der Wund-artzney	Große Wundarz-nei	Ausübende Arzneywis-senschaft	System der practischen Heilkunde
Deskription	79	84	61	85	76
Explikation	20	11	6	21	6
Argumentation	1	0	4	1	2
Narration	0	0	3	0	0

Tab. 12: Themenentfaltungen im Vergleich

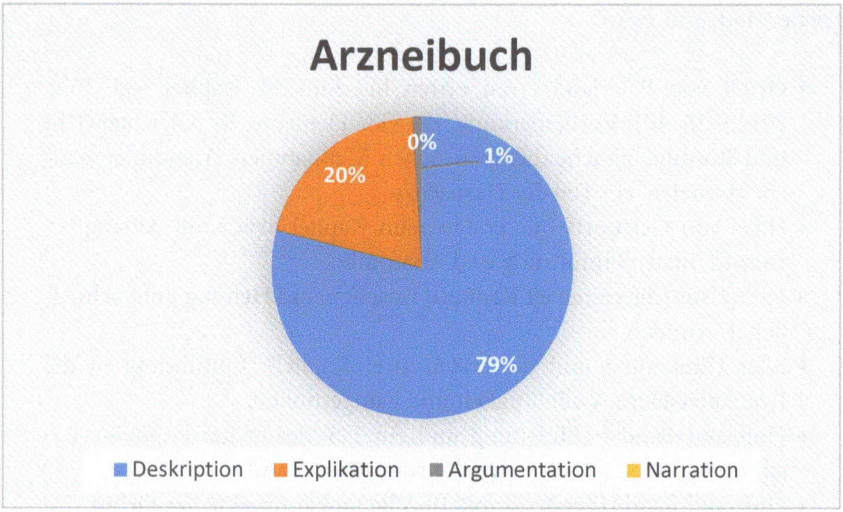

Abb. 16: Quantitative Daten zu den Themenentfaltungen im Arzneibuch

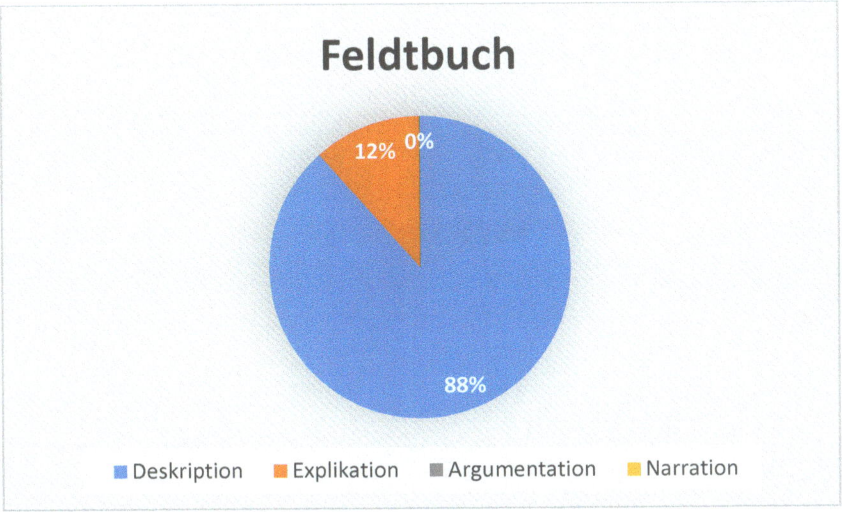

Abb. 17: Quantitative Daten zu den Themenentfaltungen im „Feldtbuch“

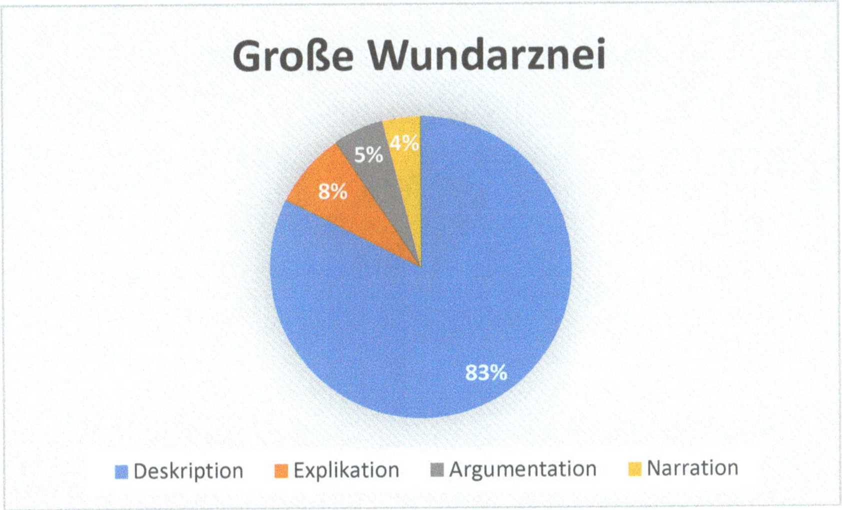

Abb. 18: Quantitative Daten zu den Themenentfaltungen in der Großen Wundarznei

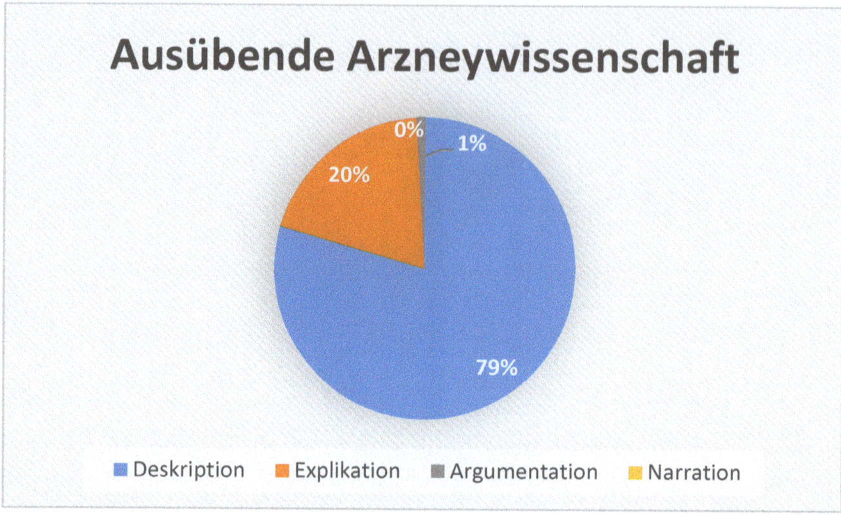

Abb. 19: Quantitative Daten zu den Themenentfaltungen in der „Ausübenden Arzneywissenschaft"

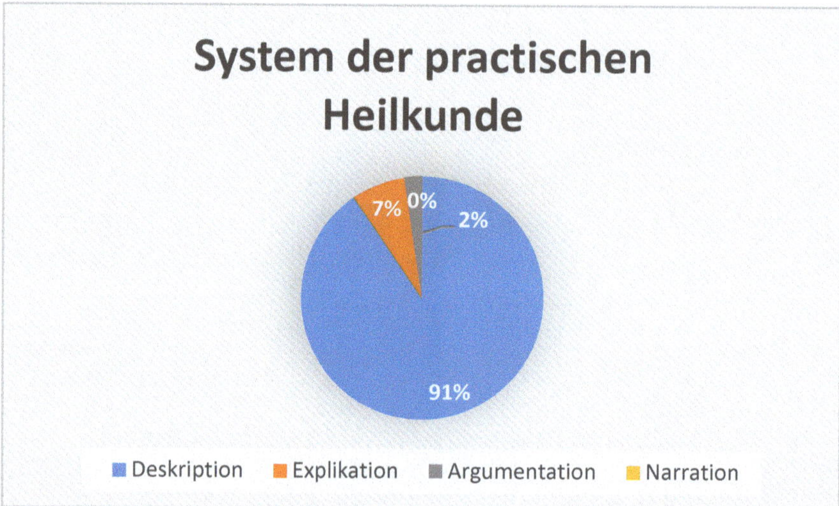

Abb. 20: Quantitative Daten zu den Themenentfaltungen im „System der practischen Heilkunde"

Abbildungs- und Tabellenverzeichnis

Quellen- und Literaturverzeichnis

Texte der Untersuchung in der Reihenfolge ihres historischen Erscheinens

Riha, Ortrun (2014a): *Das Arzneibuch Ortolfs von Baierland auf Grundlage der Arbeit des von Gundolf Keil geleiteten Teilprojekts des SFB 226 „Wissensvermittelnde und wissensorganisierende Literatur im Mittelalter" zum Druck gebracht, eingeleitet und kommentiert.* (Wissensliteratur im Mittelalter 50) Ludwig Reichert. Wiesbaden.

Riha, Ortrun (2014b): *Mittelalterliche Heilkunst.* Das Arzneibuch Ortolfs von Baierland (um 1300). Eingeleitet, übersetzt und mit einem drogenkundlichen Anhang versehen. (Schriften zur Medizingeschichte 15). DWV. Baden-Baden.

Gersdorff, Hans von (1528): *Feldtbůch der wundtartzney, newlich getruckt, vnd gebessert.* Johann Schott. Straßburg.

Paracelsus (1537): „Die große Wundarznei". In: Sudhoff, Karl (Hrsg.): *Theophrast von Hohenheim gen. Paracelsus.* Sämtliche Werke. I. Abteilung. Medizinische naturwissenschaftliche und philosophische Schriften. 10. Band. Oldenburg. München 1928.

Eller, Johann Theodor (1767): *Ausübende Arzneywissenschaft, oder praktische Anweisung zu der gründlichen Erkenntniß und Cur aller innerlichen Krankheiten des menschlichen Körpers.* Lange. Berlin und Stralsund.

Hufeland, Christoph Wilhelm (1800): *System der practischen Heilkunde.* Ein Handbuch für akademische Vorlesungen und für den praktischen Gebrauch. Band I. Frommann. Frankfurt und Leipzig.

Hufeland, Christoph Wilhelm (1805): *System der practischen Heilkunde.* Ein Handbuch für akademische Vorlesungen und für den praktischen Gebrauch. Band II. Mit v. Ghelenschen Schriften. Wien.

Literatur

Adamzik, Kirsten (2004): *Textlinguistik.* Eine einführende Darstellung. Max Niemeyer Verlag. Tübingen.

Adamzik, Kirsten (2007): *Textsortenvernetzung im akademischen Bereich.* Textsorten in der akademischen Welt. URL: https://www.unige.ch/lettres/alman/files/1714/7894/2384/adamzik_2007.pdf (letzter Zugriff: 18.8.2020).

Adamzik, Kirsten (2016): *Textlinguistik.* Grundlagen, Kontroversen, Perspektive. De Gruyter. Berlin.

Adamzik, Kirsten (2018): *Fachsprachen.* Die Konstruktion von Welten. Francke/utb. Tübingen.

Bauer, Alex W. (2006): „Metaphern. Bildersprache und Selbstverständnis der Medizin." In: *Anaesthesist* 55, S. 1307–1314.

Baumann, Klaus-Dieter (1992): *Integrative Fachtextlinguistik.* Narr. Tübingen.

Baumann, Klaus-Dieter (1998a): „Textuelle Eigenschaften von Fachsprachen." In: Hoffmann, Lothar/Kalverkämper, Hartwig/Wiegand, Herbert Ernst (Hrsg.). *Fachsprachen.* Ein internationales Handbuch zur Fachsprachenforschung und Terminologiewissenschaft. Band I. (Handbücher zur Sprach- und Kommunikationswissenschaft 14/1). De Gruyter. Berlin, S. 408–415.

Baumann, Klaus-Dieter (1998b): „Das Postulat der Exaktheit für den Fachsprachengebrauch." In: Hoffmann, Lothar/Kalverkämper, Hartwig/Wiegand, Herbert Ernst (Hrsg.). *Fachsprachen.* Ein internationales Handbuch zur Fachsprachenforschung und Terminologiewissenschaft. Band I. (Handbücher zur Sprach- und Kommunikationswissenschaft 14/1). De Gruyter. Berlin, S. 373–377.

Beaugrande, Robert-Alain de/Dressler, Wolfgang Ulrich (1981): *Einführung in die Textlinguistik.* Niemeyer. Tübingen.

Benati, Chiara (2017): *Die niederdeutsche Fassung des Feldtbuchs der Wundarzney in Kopenhagen, Kongelige Bibliotek, GKS 1663 4°: Edition und Kommentar.* Kümmerle. Göttingen.

Benzenhöfer, Udo (2002): *Paracelsus.* Rowohlt. Hamburg.

Berger, Peter L./Luckmann, Thomas (1966/1980): *The social construction of reality.* A treatise in the sociology of knowledge. Anchor Books. New York.

Bongo, Giancarmine (2008): „‚Lehrbücher', ‚manuali' und verwandte Bezeichnungen. Zur funktionalen Abgrenzung einführender akademischer Texte in der deutschen und italienischen Lehre." In: Dalmas, Martine/Foschi Albert, Marina/Neuland, Eva (Hrsg.): *Wissenschaftliche Textsorten im Germanistikstudium deutsch-italienisch-französisch kontrastiv.* Villa Vigoni Editore. Loveno di Menaggio, S. 235–245.

Bongo, Giancarmine (2018): „Sulla nuova ‚questione della lingua': lingue nazionali e socializzazione della conoscenza nell'esempio tedesco." In: Kruse, Bernhard Arnold (Hrsg.): *Nazionalismo, letteratura e plurilinguismo.* Pacini. Pisa, S. 143–155.

Brinker, Klaus (1988/2001): *Linguistische Textanalyse.* Eine Einführung in Grundbegriffe und Methoden. Erich Schmidt. Berlin.

Brinker, Klaus/Antos, Gerd/Heinemann, Wolfgang/Sagen, Sven F. (Hrsg.) (2000): *Text- und Gesprächslinguistik.* Ein internationales Handbuch zeitgenössischer Forschung. De Gruyter. Berlin.

Brinker, Klaus/Cölfen, Hermann/Pappert, Steffen (2014): *Linguistische Textanalyse.* Eine Einführung in Grundbegriffe und Methoden. Erich Schmidt. Berlin.

Bühler, Karl (1934/1965): *Sprachtheorie.* Die Darstellungsfunktion der Sprache. Gustav Fischer. Stuttgart.

Busse, Dietrich/Teubert, Wolfgang (1994): „Ist Diskurs ein sprachwissenschaftliches Objekt? Zur Methodenfrage der historischen Semantik." In: Busse, Dietrich/Hermanns, Fritz/Teubert, Wolfgang (Hrsg.): *Begriffsgeschichte und Diskursgeschichte.* Methodenfragen und Forschungsergebnisse der historischen Semantik. Westdeutscher Verlag. Opladen.

Carlisle, Fred E. (1985): „Metaphoric reference in science and literature: The examples of Watson and Crick and Roethke." In: *The Centennial Review* 29/3, S. 281–301.

Di Clemente, Valeria (2009): *Testi medico-farmaceutici tedeschi nell'XI e XII secolo.* Edizioni dell'Orso. Alessandria.
Dimter, Matthias (1981): *Textklassenkonzepte heutiger Alltagssprache.* Kommunikationssituation, Textfunktion und Textinhalt als Kategorien alltagssprachlicher Textklassifikation. Niemeyer. Tübingen.
Dressler, Wolfgang Ulrich (1971): *Einführung in die Textlinguistik.* Niemeyer. Tübingen.
Drewer, Petra (2003): *Die kognitive Metapher als Werkzeug des Denkens.* Zur Rolle der Analogie bei der Gewinnung und Vermittlung wissenschaftlicher Erkenntnisse. Narr. Tübingen.
Eberleh, Edmund (1990): „Komplementarität von Text und Bild." In: Becker, Thomas et al. (Hrsg.): *Sprache und Technik.* Gestalten verständlicher technischer Texte: Konzepte, Probleme, Erfahrungen. Alano, Rader-Publikationen. Aachen, S. 67–89.
Eckart, Wolfgang U. (2009): *Geschichte der Medizin.* Fakten, Konzepte, Haltungen. Springer. Heidelberg.
Eckart, Wolfgang U. (2010): *Illustrierte Geschichte der Medizin.* Springer. Heidelberg.
Eckkrammer, Eva Martha (2016): *Medizin für den Laien: Vom Pesttraktat zum digitalen Ratgebertext.* Frank & Timme. Berlin.
Ehlich, Konrad/Rehbein, Jochen (1986): *Muster und Institution.* Untersuchungen zur schulischen Kommunikation. Narr. Tübingen.
Feilke, Helmuth (2000): „Die pragmatische Wende in der Textlinguistik." In: Brinker, Klaus/Antos, Gerd/Heinemann, Wolfgang/Sagen, Sven F. (Hrsg.) (2000): *Text- und Gesprächslinguistik.* Ein internationales Handbuch zeitgenössischer Forschung. Band I. De Gruyter. Berlin, S. 64–82.
Feilke, Helmuth (2014): „Argumente für eine Didaktik der Textprozeduren". In: Bachmann, Thomas/Feilke, Helmuth (Hrsg.) *Werkzeuge des Schreibens.* Beiträge zu einer Didaktik der Textprozeduren. Fillibach bei Klett. Stuttgart.
Felder, Ekkehard (2009): „Sprachliche Formationen des Wissens. Sachverhaltskonstitution zwischen Fachwelten, Textwelten und Varietäten." In: Felder, Ekkehard/Müller Markus (Hrsg.): *Wissen durch Sprache.* Theorie, Praxis und Erkenntnisinteresse des Forschungsnetzwerkes „Sprache und Wissen". De Gruyter. Berlin, S. 21–77.
Felder, Ekkehard/Gardt, Andreas (Hrsg.) (2015): *Handbuch Sprache und Wissen.* De Gruyter. Berlin.
Felder, Ekkehard/Müller Markus (Hrsg.) (2009): *Wissen durch Sprache.* Theorie, Praxis und Erkenntnisinteresse des Forschungsnetzwerkes „Sprache und Wissen". De Gruyter. Berlin.
Fiehler, Reinhard (1990): „Erleben und Emotionalität als Problem der Arzt – Patienten – Interaktion." In: Ehlich, Konrad (Hrsg.): *Medizinische und Therapeutische Kommunikation.* Diskursanalytische Untersuchungen. Westdeutscher Verlag. Opladen, S. 41–65.
Figge, Udo L. (2000): „Die kognitive Wende in der Textlinguistik." In: Brinker, Klaus/Antos, Gerd/Heinemann, Wolfgang/Sagen, Sven F. (Hrsg.) (2000): *Text- und Gesprächslinguistik.* Ein internationales Handbuch zeitgenössischer Forschung. Band I. De Gruyter. Berlin, S. 96–104.

Fleck, Ludwik (1980): *Entstehung und Entwicklung einer wissenschaftlichen Tatsache.* Einführung in die Lehre vom Denkstil und Denkkollektiv. Suhrkamp. Frankfurt a. M.

Fleischman, Suzanne (2008): „Language and Medicine." In: Schiffrin, Deborah/Tannen, Deborah/Hamilton, Heidi E. (Hrsg.): *The Handbook of Discourse Analysis.* Blackwell. Oxford, S. 470–502.

Fluck, Hans-Rüdiger (1991): *Fachsprachen.* Einführung und Bibliographie. Franke/utb. Tübingen.

Foucault, Michel (1974/2014): *Die Ordnung des Diskurses.* Mit einem Essay von Ralf Konersmann. Fischer. Frankfurt a.M.

Fritz, Gerd (2013): *Dynamische Texttheorie.* Gießener Elektronische Bibliothek. Gießen. URL: http://geb.uni-giessen.de/geb/volltexte/2013/9243/pdf/FritzGerd_2013.pdf (letzter Zugriff: 18.8.2020)

Gansel, Christina (2011): *Textsortenlinguistik.* Vandenhoeck & Ruprecht. Göttingen.

Gardt, Andreas (1998): „Sprachtheoretische Grundlagen und Tendenzen der Fachsprachenforschung". In: *Zeitschrift für germanistische Linguistik* (26), S. 31–66.

Gläser, Rosemarie (1990): *Fachtextsorten im Englischen.* Narr. Tübingen.

Gloning, Thomas (2010): „Funktionale Textbausteine in der historischen Textlinguistik". In: Ziegler, Arne (Hrsg.) *Historische Textgrammatik und historische Syntax des Deutschen.* Traditionen. Innovationen. Perspektiven. Band I. De Gruyter. Berlin, 173–194.

Göpferich, Susanne (1995): *Textsorten in Naturwissenschaften und Technik.* Pragmatische Typologie – Kontrastierung – Translation. Narr. Tübingen.

Goschler, Juliana (2008): *Metaphern für das Gehirn.* Eine kognitiv-linguistische Untersuchung. Frank & Timme. Berlin.

Gülich, Elisabeth/Raible, Wolfgang (1977): *Linguistische Textmodelle.* Grundlagen und Möglichkeiten. München. Fink.

Habermann, Mechthild (2001): *Deutsche Fachtexte der Frühen Neuzeit.* Naturkundlich-medizinische Wissensvermittlung im Spannungsfeld von Latein und Volkssprache. De Gruyter. Berlin.

Habermann, Mechthild (2018): „Lateinisch – Deutsch in der Medizin an Universitäten der Frühen Neuzeit." In: Prinz, Michael/Schiewe, Jürgen (Hrsg.): *Vernakuläre Wissenschaftskommunikation.* Beiträge zur Entstehung und Frühgeschichte der modernen deutschen Wissenschaftssprachen. De Gruyter. Berlin, S. 139–168.

Hartmann, Peter (1971): „Texte als linguistisches Objekt". In: Stempel, Wolf-Dieter (Hrsg.): *Beiträge zur Textlinguistik.* Fink. München, S. 9–29.

Hausendorf, Heiko/Kesselheim, Wolfgang (2008): *Textlinguistik für Examen.* Vandenhoek & Ruprecht. Göttingen.

Heinemann, Margot (2000): „Textsorten des Bereichs Hochschule und Wissenschaft." In: Brinker, Klaus/Antos, Gerd/Heinemann, Wolfgang/Sagen, Sven F. (Hrsg.) (2000): *Text- und Gesprächslinguistik.* Ein internationales Handbuch zeitgenössischer Forschung. Band I. De Gruyter. Berlin, S. 702–709.

Heinemann, Wolfgang (1991): „Textsorten/Textmuster – ein Problemaufriss." In: Mackeldey, Roger (Hrsg.): *Textsorten – Textmuster in der Sprech- und Schriftkommunikation.* Wissenschaftliche Beiträge der Universität Leipzig. Leipzig, S. 8–16.

Heinemann, Wolfgang (2000a): „Textsorte – Textmuster – Texttyp." In: Brinker, Klaus/Antos, Gerd/Heinemann, Wolfgang/Sagen, Sven F. (Hrsg.) (2000): *Text- und Gesprächslinguistik.* Ein internationales Handbuch zeitgenössischer Forschung. Band I. De Gruyter. Berlin, S. 507–522.

Heinemann, Wolfgang (2000b): „Aspekte der Textsortendifferenzierung." Brinker, Klaus/Antos, Gerd/Heinemann, Wolfgang/Sagen, Sven F. (Hrsg.) (2000): *Text- und Gesprächslinguistik.* Ein internationales Handbuch zeitgenössischer Forschung. Band I. De Gruyter. Berlin, S. 523–546.

Heinemann, Wolfgang/Viehweger, Dieter (1991): *Textlinguistik.* Eine Einführung. Niemeyer. Tübingen.

Heinrich, Jörg (2003): *Johann Theodor Eller.* Ein bedeutender Arzt, Wissenschaftler und Medizinalbamter in Brandenburg-Preußen in der ersten Hälfte des 18. Jahrhunderts. Matthiesen. Husum.

Herrmann, J. Berenike/Sardinha, T. Berber (Hrsg.) (2015): *Metaphor in Specialist Discourse.* John Benjamins. Amsterdam.

Hoffmann, Lothar (1985): *Kommunikationsmittel Fachsprache.* Eine Einführung. 2., völlig neu bearbeitete Aufl. Narr. Tübingen.

Hoffmann, Lothar (1993): „Fachwissen und Fachkommunikation. Zur Dialektik von Systematik und Linearität in den Fachsprachen." In: Bungarten, Theo (Hrsg.): *Fachsprachentheorie II: Konzeptionen und theoretische Richtungen.* Band II. Attikon. Testedt, S. 595–617.

Hoffmann, Lothar/Kalverkämper, Hartwig/Wiegand, Herbert Ernst (Hrsg.) (1998): *Fachsprachen.* Ein internationales Handbuch zur Fachsprachenforschung und Terminologiewissenschaft. Band I. (Handbücher zur Sprach- und Kommunikationswissenschaft 14/1). De Gruyter. Berlin.

Hoffmann, Lothar/Kalverkämper, Hartwig/Wiegand, Herbert Ernst (Hrsg.) (1999): *Fachsprachen.* Ein internationales Handbuch zur Fachsprachenforschung und Terminologiewissenschaft. Band II. (Handbücher zur Sprach- und Kommunikationswissenschaft 14/2). De Gruyter. Berlin.

Jakobson, Roman (1960/1979): „Linguistik und Poetik." In: Jakobson, Roman: *Ausgewählte Aufsätze 1921–1971.* Suhrkamp. Frankfurt a.M., S. 83–121.

Janich, Nina/Brinker, Karin (2015): „Text und Gespräch." In: Felder, Ekkehard/Gardt, Andreas (Hrsg.): *Handbuch Sprache und Wissen.* Band I. De Gruyter. Berlin, S. 195–220.

Janich, Peter (2012): „Vom Nichtwissen über Wissen zum Wissen über Nichtwissen." In: Janich, Nina/Nordmann, Alfred/Schebek, Liselotte (Hrsg.): *Nichtwissenskommunikation in den Wissenschaften.* Lang. Frankfurt a.M., S. 23–49.

Johnson, Mark (1987): *The Body in the Mind.* The Bodily Basis of Meaning, Imagination and Reason. The University of Chicago Press. Chicago.

Johnson, Mark (1991): „Knowing through the body." In: *Philosophical Psychology* 4, S. 3–18.

Kalverkämper, Hartwig (1993): „Die Symbiose von Text und Bild in den Wissenschaften." In: Titzmann, Michael (Hrsg.): *Zeichen(theorie) und Praxis.* Wissenschaftsverlag Rothe. Passau, S. 199–226.

Kalverkämper, Hartwig (1994): „Diachrone Fachsprachenforschung – Plädoyer für eine Öffnung in neue Perspektiven." In: Spillner, Bernd (Hrsg.) (1994): *Fachkommunikation*. Lang. Frankfurt/M. u.a., S. 15–31.

Kalverkämper, Hartwig (2000): „Vorläufer der Textlinguistik: Die Rhetorik." In: Brinker, Klaus/Antos, Gerd/Heinemann, Wolfgang/Sagen, Sven F. (Hrsg.) (2000): *Text- und Gesprächslinguistik*. Ein internationales Handbuch zeitgenössischer Forschung. De Gruyter. Berlin, S. 1–17.

Keil, Gundolf/Riha, Ortrun (1993): „Beobachtungen zu Ortolfs Stils und rhetorischem Anspruch." In: In: Keil, Gundolf (Hrsg.): *„Ein teutsch puech machen"*. Untersuchungen zu landsprachigen Vermittlungen medizinischen Wissens (Wissensliteratur im Mittelalter 11). Reichert. Wiesbaden, S. 1–14.

Klein, Wolf Peter (2011): „Deutsch statt Latein! Zur Entwicklung der Wissenschaftssprache in der frühen Neuzeit." In: Eins, Wieland (Hrsg.): *Wissen schaffen – Wissen kommunikzieren: Wissenschaftssprachen in Geschichte und Gegenwart*. Harrasowitz. Wiesbaden.

Konerding, Klaus-Peter (2009): „Sprache – Gegenstandskonstitution – Wissensbereiche." In: Felder, Ekkehard/Müller Markus (Hrsg.) (2009): *Wissen durch Sprache*. Theorie, Praxis und Erkenntnisinteresse des Forschungsnetzwerkes „Sprache und Wissen". De Gruyter. Berlin, S. 79–111.

Konerding, Klaus-Peter (2015): „Sprache und Wissen." In: Felder, Ekkehard/Gardt, Andreas (Hrsg.) (2015): *Handbuch Sprache und Wissen*. Band I. De Gruyter. Berlin, S. 57–70.

Lakoff, George (1990): „The Invariance Hypothesis: Is abstract reason based on image schemas?" In: *Cognitive Linguistics* 1, S. 39–74.

Lakoff, George/Johnson, Mark (1980): *Metaphors We Live By*. The University of Chicago Press. Chicago. London.

Lakoff, George/Johnson, Mark (1999): *Philosophy in the Flesh*. The Embodied Mind and Its Challenge to Western Thought. Basic Books. New York.

Lindner, Bettina (2018): *Medizinische Gutachten im 17. Jahrhundert*. (Lingua Academica 2). De Gruyter. Berlin.

Löffler, Heinrich (1985/2010): *Germanistische Soziolinguistik*. 4., neu bearbeitete Auflage. Erich Schmidt. Berlin.

Molitor, Sylvie/Ballstaedt, Staffen Peter/Mandl, Heinz (1989): „Problems in Knowledge acquisition from texts and pictures." In: Mandl, Heinz/Levin, Ivel R. (Hrsg.): *Knowledge acquisition from text and pictures*. North-Holland. Amsterdam, S. 3–35.

Nöth, Winfred (2000): „Der Zusammenhang von Text und Bild." In: Brinker, Klaus/Antos, Gerd/Heinemann, Wolfgang/Sagen, Sven F. (Hrsg.) (2000): *Text- und Gesprächslinguistik*. Ein internationales Handbuch zeitgenössischer Forschung. Band I. De Gruyter. Berlin, S. 489–496.

Oksaar, Els (1998): „Das Postulat der Anonymität für den Fachsprachengebrauch." In: Hoffmann, Lothar/Kalverkämper, Hartwig/Wiegand, Herbert Ernst (Hrsg.) (1998): *Fachsprachen*. Ein internationales Handbuch zur Fachsprachenforschung und Terminologiewissenschaft. Band I. (Handbücher zur Sprach- und Kommunikationswissenschaft 14/1). De Gruyter. Berlin, S. 397–401.

Pfeifer, Klaus (2000): *Medizin der Goethezeit.* Christoph Wilhelm Hufeland und die Heilkunst des 18. Jahrhunderts. Böhlau. Köln.
Pörksen, Uwe (1994): „Paracelsus als wissenschaftlicher Schriftsteller. Ist die deutsche Sachprosa eine Lehnbildung der lateinischen Schriftkultur?" In: Pörksen, Uwe (Hrsg.): *Wissenschaftssprache und Sprachkritik.* Untersuchungen zur Geschichte und Gegenwart. (Forum für Fachsprachenforschung 22). Narr. Tübingen, S. S. 37–83.
Pragglejaz Group (2007). „MIP: A method for identifying metaphorically used words in discourse." In: *Metaphor and Symbol* 22 (1), S. 1–39.
Reichmann, Oskar/Wegera, Klaus-Peter (1988): *Frühneuhochdeutsches Lesebuch.* Niemeyer. Tübingen.
Riha, Ortrun (1992): *Ortolf von Baierland und seine lateinischen Quellen.* Hochschulmedizin in der Volkssprache. (Wissensliteratur im Mittelalter 10). Reichert. Wiesbaden.
Riha, Ortrun (1993): „Ein Buch machen aus allen Büchern. Die Konzeption von Ortolfs ‚Arzneibuch'." In: Keil, Gundolf (Hrsg.): *„Ein teutsch puech machen".* Untersuchungen zu landsprachigen Vermittlungen medizinischen Wissens (Wissensliteratur im Mittelalter 11). Reichert. Wiesbaden, S. 15–38.
Riha, Ortrun (2017): „Die deutsche medizinische Fachsprache des Mittelalters am Beispiel des Arzneibuchs Ortolfs von Baierland (um 1300)." In: Müller, Stephan/ Riecke, Jörg/Wich-Reif, Claudia/Ziegler, Arne (Hrsg.): *Sprachgeschichte und Medizingeschichte.* Texte – Termini – Interpretationen. (Studien und Quellen zur Geschichte der deutschen Sprache und Literatur Bd. 16). De Gruyter. Berlin, S. 81–96.
Roelcke, Thorsten (2010): *Fachsprachen.* Erich Schmidt. Berlin.
Roelcke, Thorsten (2015): „Deutsche Wissenschaftssprache und internationale lingua franca in Aufklärung und Gegenwart." In: Szurawitzki, Michael/Busch-Lauer, Ines-Andrea/Rössler, Paul/Krapp, Reinhard (Hrsg.): *Wissenschaftssprache Deutsch: international, interdiziplinär, interkulturell.* Narr. Tübingen: 95–112.
Russell, Bertrand (1911): „Knowledge by Acquaintance and Knowledge by Description." In: *Proceedings of the Aristotelian Society* (New Series) XI (1910–1911), S. 108–128.
Sander, Kathrin (2012): *Organismus als Zellenstaat.* Rudolf Virchows Körper-Staat-Metapher zwischen Medizin und Politik. Centaurus Verlag & Media KG. Freiburg.
Sandig, Barbara (2000): „Text als prototypisches Konzept." In: Mangasser-Wahl, Martina (Hrsg.): *Prototypentheorie in der Linguistik.* Anwendungsbeispiele – Methodenreflexion – Perspektiven. Stauffenburg. Tübingen, S. 93–112.
Schachtner, Christina (1999): *Ärztliche Praxis.* Die gestaltende Kraft der Metapher. Suhrkamp. Frankfurt a.M.
Schachtner, Christina (2001): „Krankheits- und Gesundheitsbilder Metaphern als strukturierende Strukturen." In: *Journal für Psychologie* 9/4, S. 61–74.
Schiefer, Matthias (2005): *Die metaphorische Sprache in der Medizin.* Metaphorische Konzeptualisierungen in der Medizin und ihre ethischen Implikationen untersucht anhand von Arztbriefanalysen. Lit. Wien.
Schmid, Hans Ulrich (2013): *Einführung in die deutsche Sprachgeschichte.* Metzler. Stuttgart.

Schmid, Hans Ulrich (2015): *Historische deutsche Fachsprachen.* Von den Anfängen bis zum Beginn der Neuzeit. Erich Schmidt. Berlin.
Schnell, Bernhard (2003): „Die deutsche Medizinliteratur im 13. Jahrhundert: Ein erster Überblick." In: Bertelsmeier-Kiers, Christa/Young, Christopher (Hrsg.): *Eine Epoche im Umbruch.* Volkssprachliche Literalitär 1200–1300. Cambridger Symposium. De Gruyter. Berlin, S. 249–266.
Searle, John R. (1982): „Eine Taxonomie illokutionärer Akte." In: Searle, John R.: *Ausdruck und Bedeutung.* Untersuchung zur Sprechakttheorie. Suhrkamp. Frankfurt a.M., S. 17–50.
Seibicke, Wilfred (2003): „Fachsprachen in historischer Entwicklung." In: Besch, Werner/Betten, Anne/Reichmann, Oskar/Sonderegger, Stefan (Hrsg.): *Sprachgeschichte.* Ein Handbuch zur Geschichte der deutschen Sprache und ihrer Erforschung. Band III. De Guyter. Berlin, S. 2377–2391.
Sontag, Susan (1990): *Illness and ist Metaphors, and AIDS and its metaphors.* Doubleday. New York.
Sowinski, Bernhard (1983): *Textlinguistik.* Eine Einführung. Kohlhammer. Stuttgart.
Spitzmüller, Jürgen/Warnke, Ingo H. (2011): *Diskurslinguistik.* Eine Einführung in Theorien und Methoden der transtextuellen Sprachanalyse. De Gruyter. Berlin.
Steen, Gerard (2008): „The paradox of metaphor: why we need a three-dimensional model for metaphor." In: *Metaphor and Symbol* 23, 4, S. 213–241.
Steen, Gerard (2015): „Develping, Testing and Interpreting Deliberate Metaohor Theory." In: Journal of Pragmatics 90, S. 1–6.
Steger, Hugo (1988): „Erscheinungsformen der deutschen Sprache. ‚Alltagssprache' – ‚Fachsprache' – ‚Standardsprache' – ‚Dialekt' und andere Gliederungstermini." In: *Deutsche Sprache.* Zeitschrift für Theorie, Praxis, Dokumentation. 16. Jahrgang. Erich Schmidt. Berlin, S. 289–319.
Steinhoff, Torsten (2007): *Wissenschaftliche Textkompetenz.* Niemeyer. Tübingen.
Strohner, Hans (1995): *Kognitive Systeme.* Eine Einführung in die Kognitionswissenschaft. Westdeutscher Verlag. Opladen.
Telle, Joachim (1981): „Die Schreibart des Paracelsus im Urteil deutscher Fachschriftsteller des 16. und 17. Jahrhunderts." In: *Medizinisches Journal* 14, S. 32–52.
Tomasello, Michael (2006): *Die kulturelle Entwicklung des menschlichen Denkens.* Zur Evolution der Kognition. Suhrkamp, Frankfurt a.M.
Warnke, Ingo (2000): „Diskursivität und Intertextualität als Parameter sprachlichen Wandels. Prolegomena einer funktionalen Sprachgeschichtsschreibung." In: Warnke, Ingo (Hrsg.): *Schnittstelle Text: Diskurs.* Lang. Frankfurt a.M., S. 215–222.
Warnke, Ingo (2009): „Die sprachliche Konstituierung von geteiltem Wissen in Diskursen." In: In: Felder, Ekkehard/Müller Markus (Hrsg.): *Wissen durch Sprache.* Theorie, Praxis und Erkenntnisinteresse des Forschungsnetzwerkes „Sprache und Wissen". De Gruyter. Berlin, S. 113–140.
Weimann, Karl Heinz (1999): „Paracelsus und der Fachwortschatz der Artes mechanicae." In: Hoffmann, Lothar/Kalverkämper, Hartwig/Wiegand, Herbert Ernst (Hrsg.) (1998): *Fachsprachen.* Ein internationales Handbuch zur Fachsprachenforschung und Terminologiewissenschaft. Band II. (Handbücher zur Sprach- und Kommunikationswissenschaft 14/2). De Gruyter. Berlin, S. 2361–2368.

Wittner, Renate (1993): „Medizin und Aufklärung." In: Neuhaus, Helmut (Hrsg.): *Aufbruch aus dem Ancient régime.* Beiträge zur Geschichte des 18. Jahrhunderts. Böhlaus. Köln, S. 245–266.

Zech, Claudia (2007): „Lehrbuchtexte - eine Textart der Wissenschaftskommunikation. Vorschläge zur Vermittlung." In: *Zielsprache Deutsch* 34, S. 47–69.

Danksagung

Dass wir alle auf den Schultern von Riesen sitzen, wurde mehrmals in dieser Arbeit explizit und implizit betont. Nicht alle Riesen, auf deren Schulter diese Arbeit ruht, sind jedoch auch in der Bibliografie zu lesen. Und auch bei solchen, die tatsächlich zitiert wurden, möchte ich mich nicht nur im Hinblick auf ihre Veröffentlichungen bedanken: Ohne sie wäre die vorliegende Arbeit entweder gar nicht entstanden oder ein unverwirklichtes Projekt geblieben.

In erster Linie möchte ich mich bei meinem Betreuer, Herrn Prof. Dr. Giancarmine Bongo, für die fortlaufende wissenschaftliche Unterstützung sowohl während des Doktorats als auch davor, die Empfehlungen nicht nur zur Verbesserung der vorliegenden Arbeit, sondern auch in Bezug auf die wissenschaftliche Arbeit an sich, ganz herzlich bedanken. Ein Teil dieser Dissertation wurde dank des PhD-Visiting Programms an der Universität Wien geschrieben, die eine entscheidende Rolle für meine Arbeit gespielt hat. Für diese Möglichkeit möchte ich Herr Prof. Dr. Stephan Müller danken. Der Forschungsaufenthalt war für diese Arbeit auch deswegen entscheidend, weil ich dort das Glück gehabt habe, nicht nur zu forschen, sondern auch an vielen sehr interessanten Lehrveranstaltungen teilnehmen zu dürfen, die mir wichtige Denkanstöße gegeben haben. Diesbezüglich möchte ich vor allem Frau Dr. Elke Krotz herzlich danken, deren Seminar über die mittelalterliche Arzneiliteratur sowie wissenschaftliche Hinweise einen grundlegenden Beitrag für meine Arbeit geleistet haben. Meiner damaligen Lektorin und mittlerweile guten Freundin, Frau Dr. Elisabeth Wippel, bin ich für vieles dankbar: Für ihren schönen und unterhaltsamen Deutschunterricht, das genaue und geduldige Lektorieren meiner Texte, aber vor allem für die gemeinsame Zeit in Wien, die meinen Arbeitsaufenthalt sehr bereichert hat. Für die wissenschaftliche und persönliche Hilfe in Wien möchte ich mich auch bei Frau Mag. Helga-Elisabeth Schabus-Kant herzlich bedanken. Im Laufe des Doktorats habe ich an vielen interessanten Tagungen teilgenommen, die mir stets wichtige Anregungen gegeben haben. Diesbezüglich möchte ich mich bei dem Arbeitskreis „historische Gelehrten- und Wissenschaftssprachen“ und insbesondere bei Herrn Prof. Dr. Michael Prinz und Frau Prof. Dr. Bettina Lindner für ihre Ratschläge zur Verbesserung dieser Arbeit bedanken. Einen großen herzlichen Dank möchte ich nicht zuletzt Herrn Prof. Dr. Klaus-

Dieter Baumann aussprechen, dessen Anmerkungen zu meiner Dissertation kurz vor dem Ende des Doktorats mir neue Anregungen gegeben, mich sehr geehrt und entscheidend ermutigt haben.

FORUM FÜR FACHSPRACHEN-FORSCHUNG

Die Bd. 1 bis 77 sind im Verlag Gunter Narr erschienen.

Bd. 78 Hartwig Kalverkämper: Textsortengeschichte und Fächertradition. Systeme im Wandel zwischen französischer Klassik und Aufklärung (1650–1750). ISBN 978-3-86596-175-4

Bd. 79 Jin Zhao: Interkulturalität von Textsortenkonventionen. Vergleich deutscher und chinesischer Kulturstile: Imagebroschüren. 392 Seiten. ISBN 978-3-86596-169-3

Bd. 80 Hartwig Kalverkämper/Klaus-Dieter Baumann (Hg.): Fachtextsorten – in – Vernetzung. 486 Seiten. ISBN 978-3-86596-160-0

Bd. 81 Henrike Täuscher: Fachlichkeit in der Werbung für Laien. Deutsche und französische Anzeigen im Vergleich. 262 Seiten. ISBN 978-3-86596-162-4

Bd. 82 Tim Peters: Macht im Kommunikationsgefälle: der Arzt und sein Patient. 212 Seiten. ISBN 978-3-86596-181-5

Bd. 83 Hans P. Krings/Felix Mayer (Hg.): Sprachenvielfalt im Kontext von Fachkommunikation, Übersetzung und Fremdsprachenunterricht. Für Reiner Arntz zum 65. Geburtstag. 530 Seiten. ISBN 978-3-86596-192-1

Bd. 84 Encarnación Tabares Plasencia/Vessela Ivanova/Elke Krüger (Eds.): Análisis lingüístico contrastivo de textos especializados en español y alemán. 258 Seiten. ISBN 978-3-86596-190-7

Bd. 85 Nancy Hadlich: Analyse evidenter Anglizismen in Psychiatrie und Logistik. 458 Seiten. ISBN 978-3-86596-380-2

Bd. 86 Eva Martha Eckkrammer (Ed.): La comparación en los lenguajes de especialidad. 302 Seiten. ISBN 978-3-86596-216-4

Bd. 87 Maria Mushchinina: Rechtsterminologie – ein Beschreibungsmodell. Das russische Recht des geistigen Eigentums. 396 Seiten. ISBN 978-3-86596-218-8

Bd. 88 Sylvia Reinart: Kulturspezifik in der Fachübersetzung. Die Bedeutung der Kulturkompetenz bei der Translation fachsprachlicher und fachbezogener Texte. 562 Seiten. ISBN 978-3-86596-235-5

Bd. 89 Radegundis Stolze: Fachübersetzen – Ein Lehrbuch für Theorie und Praxis. 3. Auflage. 420 Seiten. ISBN 978-3-86596-257-7

Bd. 90 Carmen Heine: Modell zur Produktion von Online-Hilfen. 318 Seiten. ISBN 978-3-86596-263-8

FORUM FÜR FACHSPRACHEN-FORSCHUNG

Bd. 91 Brigitte Horn-Helf: Konventionen technischer Kommunikation: Makro- und mikrokulturelle Kontraste in Anleitungen. 614 Seiten mit CD. ISBN 978-3-86596-233-1

Bd. 92 Marina Adams: Wandel im Fach. Historiographie von DaF als Fachsprachen-Disziplin in der DDR. 460 Seiten. ISBN 978-3-86596-269-0

Bd. 93 Carsten Sinner: Wissenschaftliches Schreiben in Portugal zum Ende des *Antigo Regime* (1779–1821). Die Memórias económicas der *Academia das Ciências de Lisboa*. 714 Seiten. ISBN 978-3-86596-277-5

Bd. 94 Laurent Gautier (éd.): Les discours de la bourse et de la finance. 186 Seiten. ISBN 978-3-86596-302-4

Bd. 96 Julia Neu: Mündliche Fachtexte der französischen Rechtssprache. 294 Seiten. ISBN 978-3-86596-351-2

Bd. 97 Mehmet Tahir Öncü: Probleme interkultureller Kommunikation bei Gerichtsverhandlungen mit Türken und Deutschen. 168 Seiten. ISBN 978-3-86596-387-1

Bd. 98/99 Klaus-Dieter Baumann (Hg.): Fach – Translat – Kultur. Interdisziplinäre Aspekte der vernetzten Vielfalt. 2 Bände im Schuber, zus. 1562 Seiten. ISBN 978-3-86596-209-6

Bd. 100 Hartwig Kalverkämper (Hg.): Fachkommunikation im Fokus – Paradigmen, Positionen, Perspektiven. 1040 Seiten. ISBN 978-3-7329-0214-9

Bd. 102 Anastasiya Kornetzki: Contrastive Analysis of News Text Types in Russian, British and American Business Online and Print Media. 378 Seiten. ISBN 978-3-86596-420-5

Bd. 103 Ingrid Simonnæs: Rechtskommunikation national und international im Spannungsfeld von Hermeneutik, Kognition und Pragmatik. 304 Seiten. ISBN 978-3-86596-427-4

Bd. 104 Svenja Dufferain: Tyronyme – zur strategischen Wortbildung französischer Käsemarkennamen. 140 Seiten. ISBN 978-3-86596-428-1

Bd. 105 Laurent Gautier (éd.): Figement et discours spécialisés. 158 Seiten. ISBN 978-3-86596-413-7

Bd. 106/107 Eva Martha Eckkrammer: Medizin für den Laien: Vom Pesttraktat zum digitalen Ratgebertext. 2 Bände im Schuber, zus. 1328 Seiten. ISBN 978-3-86596-312-3

Bd. 108 Lucia Udvari: Einführung in die Technik der Rechtsübersetzung vom Italienischen ins Deutsche. Ein Arbeitsbuch mit interdisziplinärem Ansatz. 316 Seiten. ISBN 978-3-86596-516-5

FORUM FÜR FACHSPRACHEN-FORSCHUNG

Bd. 109 Mehmet Tahir Öncü: Kulturspezifische Aspekte in technischen Texten. Eine Analyse deutsch- und türkischsprachiger Gebrauchsanleitungen. 212 Seiten. ISBN 978-3-86596-517-2

Bd. 110 Cornelia Griebel: Rechtsübersetzung und Rechtswissen. Kognitionstranslatologische Überlegungen und empirische Untersuchung des Übersetzungsprozesses. 432 Seiten. ISBN 978-3-86596-534-9

Bd. 111 Laura Sergo/Ursula Wienen/Vahram Atayan (Hg.): Fachsprache(n) in der Romania. Entwicklung, Verwendung, Übersetzung. 458 Seiten. ISBN 978-3-86596-404-5

Bd. 112 Birte Möpert: Die Fachsprache des Tanzes. 218 Seiten. ISBN 978-3-7329-0012-1

Bd. 113 Marina Brambilla/Joachim Gerdes/Chiara Messina (Hg.): Diatopische Variation in der deutschen Rechtssprache. 382 Seiten. ISBN 978-3-86596-447-2

Bd. 114 Christiane Zehrer: Wissenskommunikation in der technischen Redaktion. Die situierte Gestaltung adäquater Kommunikation. 406 Seiten. ISBN 978-3-7329-0032-9

Bd. 115 Tanja Wissik: Terminologische Variation in der Rechts- und Verwaltungssprache. Deutschland – Österreich – Schweiz. 394 Seiten. ISBN 978-3-7329-0004-6

Bd. 116 Larissa Alexandrovna Manerko/Klaus-Dieter Baumann/Hartwig Kalverkämper (eds.): Terminology Science in Russia today. From the Past to the Future. 460 Seiten. ISBN 978-3-7329-0051-0

Bd. 117 Georg Löckinger: Übersetzungsorientierte Fachwörterbücher. Entwicklung und Erprobung eines innovativen Modells. 322 Seiten. ISBN 978-3-7329-0053-4

Bd. 118 Kerstin Petermann: Verbale und nonverbale Vagheit in englisch- und deutschsprachigen Interviews. 418 Seiten. ISBN 978-3-7329-0061-9

Bd. 119 Encarnación Tabares Plasencia (ed.): Fraseología jurídica contrastiva español – alemán/Kontrastive Fachphraseologie der spanischen und deutschen Rechtssprache. 148 Seiten. ISBN 978-3-86596-528-8

Bd. 120 Klaus-Dieter Baumann/Jan-Eric Dörr/Katja Klammer (Hg.): Fachstile – Systematische Ortung einer interdisziplinären Kategorie. 216 Seiten. ISBN 978-3-7329-0105-0

Bd. 121 Jenny Brumme/Carmen López Ferrero (eds.): La ciencia como diálogo entre teorías, textos y lenguas. 348 Seiten. ISBN 978-3-7329-0130-2

Bd. 122 Ingrid Simonnæs: Basiswissen deutsches Recht für Übersetzer. Mit Übersetzungsübungen und Verständnisfragen. 202 Seiten. ISBN 978-3-7329-0133-3

FORUM FÜR FACHSPRACHEN-FORSCHUNG

Bd. 123 Silke Friedrich: Deutsch- und englischsprachige Werbung. Textpragmatik, Medialität, Kulturspezifik. 142 Seiten. ISBN 978-3-7329-0152-4

Bd. 124 Bernhard Haidacher: Bargeldmetaphern im Französischen. Pragmatik, Sprachkultur und Metaphorik. 368 Seiten. ISBN 978-3-7329-0124-1

Bd. 125 Chiara Messina: Die österreichischen Wirtschaftssprachen. Terminologie und diatopische Variation. 384 Seiten. ISBN 978-3-7329-0113-5

Bd. 126 Raimund Drommel: Sprachprofiling – Grundlagen und Fallanalysen zur Forensischen Linguistik. 338 Seiten. ISBN 978-3-7329-0158-6

Bd. 127 Krzysztof Nycz/Klaus-Dieter Baumann/Hartwig Kalverkämper (Hg.): Fachsprachenforschung in Polen. 328 Seiten. ISBN 978-3-7329-0211-8

Bd. 128 Peter Kastberg: Kondensation und Expansion in Fachtexten der Technik. 160 Seiten. ISBN 978-3-7329-0221-7

Bd. 129 Anja Centeno García: Textarbeit in der geisteswissenschaftlichen Lehre. 360 Seiten. ISBN 978-3-7329-0196-8

Bd. 132 Maria Mushchinina: Sprachverwendung und Normvorstellung in der Fachkommunikation. 450 Seiten. ISBN 978-3-7329-0293-4

Bd. 133 Agnes Goldhahn: Tschechische und deutsche Wissenschaftssprache im Vergleich. Wissenschaftliche Artikel der Linguistik. 226 Seiten. ISBN 978-3-7329-0332-0

Bd. 134 Natalya Zalipyatskikh: Didaktik der technischen Fachkommunikation. Methodologien, Konzepte, Evaluationen. 422 Seiten mit CD. ISBN 978-3-7329-0344-3

Bd. 135 Katja Klammer: Denkstile in der Fachkommunikation der Technik- und Sozialwissenschaften. Fakten und Kontraste im Deutschen und Englischen. 438 Seiten. ISBN 978-3-7329-0355-9

Bd. 136 Fabian Fahlbusch: Unternehmensnamen. Entwicklung – Gestaltung – Wirkung – Verwendung. 322 Seiten. ISBN 978-3-7329-0202-6

Bd. 137 Sabrina Brandt: Anglizismen – Sprachwandel in deutschen und norwegischen Texten der Informationstechnologie. 140 Seiten. ISBN 978-3-7329-0385-6

Bd. 138 Sascha Bechmann (Hg.): Sprache und Medizin. Interdisziplinäre Beiträge zur medizinischen Sprache und Kommunikation. 498 Seiten. ISBN 978-3-7329-0372-6

Bd. 139 Anastasia Mikhailova-Tucholke: Der französische Fachwortschatz im Bereich Solarenergie: Wortbildung und Lexikographie. 232 Seiten. ISBN 978-3-7329-0400-6

FORUM FÜR FACHSPRACHEN-FORSCHUNG

Bd. 140 Annikki Liimatainen/Arja Nurmi/Marja Kivilehto/Leena Salmi/Anu Viljanmaa/ Melissa Wallace (eds.): Legal Translation and Court Interpreting: Ethical Values, Quality, Competence Training. 398 Seiten. ISBN 978-3-7329-0295-8

Bd. 141 Rosemarie Buhlmann/Anneliese Fearns: Handbuch des fach- und berufsbezogenen Deutschunterrichts DaF, DaZ, CLIL. 714 Seiten. ISBN 978-3-7329-0013-8

Bd. 142 Agnieszka Błażek: Einheit in Vielfalt: der Bologna-Prozess. Fachlexikologische und fachkommunikative Aspekte. 406 Seiten. ISBN 978-3-7329-0470-9

Bd. 143 Katrin Josephine Wagner: Die Sprache der Jäger – Ein Vergleich der Weidmannssprache im deutsch- und englischsprachigen Raum. 82 Seiten. ISBN 978-3-7329-0455-6

Bd. 144 Stefania Cavagnoli/Laura Mori (eds.): Gender in legislative languages. From EU to national law in English, French, German, Italian and Spanish. 256 Seiten. ISBN 978-3-7329-0349-8

Bd. 145 Damaris Borowski: Sprachliche Herausforderungen ausländischer Anästhesist(inn)en bei Aufklärungsgesprächen. Eine gesprächsanalytische Studie zu „Deutsch als Zweitsprache im Beruf". 388 Seiten. ISBN 978-3-7329-0502-7

Bd. 146 Thomas Bartz: Texte sprachbewusst optimieren. Ein linguistisches Kategoriensystem für die computergestützte Revision qualitätsrelevanter sprachlicher Merkmale in Texten. 218 Seiten. ISBN 978-3-7329-0514-0

Bd. 147 Lenka Vaňková (Hg.): Fachlichkeit und Fachsprachlichkeit in varianten Kontexten. 266 Seiten. ISBN 978-3-7329-0530-0

Bd. 148 Eva Wiesmann: Der notarielle Immobilienkaufvertrag in Italien und Deutschland. Eine kontrastive diachronische Untersuchung zur Bedeutung von Norm und Konvention sowie zur Entwicklung der Textsorte. 476 Seiten. ISBN 978-3-7329-0511-9

Bd. 149 Ingrid Simonnæs/Marita Kristiansen (eds.): Legal Translation. Current Issues and Challenges in Research, Methods and Applications. 410 Seiten. ISBN 978-3-7329-0366-5

Bd. 150 Thorsten Dick: Fachlich kommunizieren mit sich selbst. Verständlichkeit und Optimierung von Recherchenotizen. 274 Seiten. ISBN 978-3-7329-0553-9

Bd. 151 Kristina Pelikan: Enhancing and analysing Project Communication. 296 Seiten. ISBN 978-3-7329-0564-5

Bd. 152 Miriam Behschnitt: Die Fachtextsorte Gesetz. Eine kontrastive stilistische Untersuchung anhand des deutschen Aufenthaltsgesetzes und britischer *Immigration Acts.* 162 Seiten. ISBN 978-3-7329-0548-5

Frank & Timme

FORUM FÜR FACHSPRACHEN-FORSCHUNG

Bd. 153 Irena Vassileva/Mariya Chankova/Esther Breuer/Klaus P. Schneider (eds.): The Digital Scholar: Academic Communication in Multimedia Environment. 344 Seiten. ISBN 978-3-7329-0569-0

Bd. 154 Ingrid Simonnæs/Øivin Andersen/Klaus Schubert (eds.): New Challenges for Research on Language for Special Purposes. Selected Proceedings from the 21st LSP-Conference 28–30 June 2017 Bergen, Norway. 392 Seiten. ISBN 978-3-7329-0420-4

Bd. 155 Franziska Toscher: Die Fachsprache der Geschichtswissenschaft. Wissenstransfer – Subjektivität – Übersetzung. 388 Seiten. ISBN 978-3-7329-0554-6

Bd. 156 Jana Schumacher: Wissenschaftliche Zeitschriftenartikel und Letters der Physik und Informatik. Eine Mehr-Ebenen-Differenzierung. 332 Seiten. ISBN 978-3-7329-0615-4

Bd. 157 Peter Kastberg: Knowledge Communication. Contours of a Research Agenda. 136 Seiten. ISBN 978-3-7329-0432-7

Bd. 158 Alexander Holste: Semiotische Effizienz interfachlicher Sprache-Bild-Textsorten. Schreibprozesse bei Pflichtenheften technischer Ausschreibungen. 488 Seiten. ISBN 978-3-7329-0300-9

Bd. 159 Lenka Vaňková (Hg.): Das Fachwort in der Tagespresse. 160 Seiten. ISBN 978-3-7329-0628-4

Bd. 160 Alessandra Zurolo: Deutsche medizinische Lehrtexte. Eine diachronische Perspektive. 258 Seiten. ISBN 978-3-7329-0682-6

Bd. 161 Marina Adams/Klaus-Dieter Baumann/Hartwig Kalverkämper (Hg.): Fachkommunikationsforschung im Spannungsfeld von Methoden, Instrumenten und Fächern. 416 Seiten. ISBN 978-3-7329-0783-0

Bd. 162 Giuliana Elena Garzone/Paola Catenaccio: Ethics in Professional and Corporate Discourse. Linguistic Perspectives. 202 Seiten. ISBN 978-3-7329-0806-6

Bd. 163 Ursula Wienen/Tinka Reichmann/Laura Sergo (Hg.): Syntax in Fachkommunikation. 550 Seiten. ISBN 978-3-7329-0821-9

Bd. 164 Marina Adams/Klaus-Dieter Baumann/Hartwig Kalverkämper (Hg.): Zukunftsformate der Fachkommunikationsforschung. Wissenstransfer – Bildung – Interlingualität. 350 Seiten. ISBN 978-3-7329-0800-4

Bd. 165 Harald Weinrich: Sprache, das heißt Sprachen. Plädoyer für die sprachliche Vielfalt. 520 Seiten. ISBN 978-3-7329-0879-0

